全国中医药行业中等职业教育"十二五"规划教材

护 理 心 理

（供护理、中医护理专业用）

主　　编　林国君（曲阜中医药学校）

副 主 编　（以姓氏笔画为序）

李光英（长春中医药大学附属医院）

陈　嵘（云南中医学院）

编　　委　（以姓氏笔画为序）

张　梅（四川省达州中医学校）

张淑萍（北京中医药大学）

夏晓辉（成都中医药大学附属医院针灸学校）

顾红霞（南阳医学高等专科学校）

郭纯娅（曲阜中医药学校）

U0346626

中国中医药出版社

·北 京·

图书在版编目（CIP）数据

护理心理/林国君主编.—北京：中国中医药出版社，2015.8
全国中医药行业中等职业教育"十二五"规划教材
ISBN 978 - 7 - 5132 - 2683 - 7

Ⅰ.①护…　Ⅱ.①林…　Ⅲ.①护理学－医学心理学－中等专业
学校－教材　Ⅳ.①R471

中国版本图书馆 CIP 数据核字（2015）第 160405 号

中国中医药出版社出版
北京市朝阳区北三环东路 28 号易亨大厦 16 层
邮政编码　100013
传真　010 64405750
天津市蓟县宏图印务有限公司印刷
各地新华书店经销
*
开本 787 × 1092　1/16　印张 15　字数 333 千字
2015 年 8 月第 1 版　2015 年 8 月第 1 次印刷
书　号　ISBN 978 - 7 - 5132 - 2683 - 7
*
定价　30.00 元
网址　www.cptcm.com

张美林（成都中医药大学附属医院针灸学校党委书记、副校长）

张登山（邢台医学高等专科学校教授）

张震云（山西药科职业学院副院长）

陈　燕（湖南中医药大学护理学院院长）

陈玉奇（沈阳市中医药学校校长）

陈令轩（国家中医药管理局人事教育司综合协调处副主任科员）

周忠民（渭南职业技术学院党委副书记）

胡志方（江西中医药高等专科学校校长）

徐家正（海口市中医药学校校长）

凌　娅（江苏康缘药业股份有限公司副董事长）

郭争鸣（湖南中医药高等专科学校校长）

郭桂明（北京中医医院药学部主任）

唐家奇（湛江中医学校校长、党委书记）

曹世奎（长春中医药大学职业技术学院院长）

龚晋文（山西职工医学院/山西省中医学校党委副书记）

董维春（北京卫生职业学院党委书记、副院长）

谭　工（重庆三峡医药高等专科学校副校长）

潘年松（遵义医药高等专科学校副校长）

秘 书 长　周景玉（国家中医药管理局人事教育司综合协调处副处长）

前　言

　　中医药职业教育是我国现代职业教育体系的重要组成部分，肩负着培养中医药多样化人才、传承中医药技术技能、推动中医药事业科学发展的重要职责。教育要发展，教材是根本，是提高教育教学质量的重要保证，是人才培养的重要基础。为贯彻落实习近平总书记关于加快发展现代职业教育的重要指示精神和《国家中长期教育改革和发展规划纲要（2010—2020 年）》，国家中医药管理局教材办公室、全国中医药职业教育教学指导委员会紧密结合中医药职业教育特点，适应中医药中等职业教育的教学发展需求，突出中医药中等职业教育的特色，组织完成了"全国中医药行业中等职业教育'十二五'规划教材"建设工作。

　　作为全国唯一的中医药行业中等职业教育规划教材，本版教材按照"政府指导、学会主办、院校联办、出版社协办"的运作机制，于 2013 年启动编写工作。通过广泛调研、全国范围遴选主编，组建了一支由全国 60 余所中高等中医药院校及相关医院、医药企业等单位组成的联合编写队伍，先后经过主编会议、编委会议、定稿会议等多轮研究论证，在 400 余位编者的共同努力下，历时一年半时间，完成了 36 种规划教材的编写。本套教材由中国中医药出版社出版，供全国中等职业教育学校中医、护理、中医护理、中医康复保健、中药和中药制药等 6 个专业使用。

　　本套教材具有以下特色：

　　1. 注重把握培养方向，坚持以就业为导向、以能力为本位、以岗位需求为标准的原则，紧扣培养高素质劳动者和技能型人才的目标进行编写，体现"工学结合"的人才培养模式。

　　2. 注重中医药职业教育的特点，以教育部新的教学指导意见为纲领，贴近学生、贴近岗位、贴近社会，体现教材针对性、适用性及实用性，符合中医药中等职业教育教学实际。

　　3. 注重强化精品意识，从教材内容结构、知识点、规范化、标准化、编写技巧、语言文字等方面加以改革，具备"精品教材"特质。

　　4. 注重教材内容与教学大纲的统一，涵盖资格考试全部内容及所有考试要求的知识点，满足学生获得"双证书"及相关工作岗位需求，有利于促进学生就业。

　　5. 注重创新教材呈现形式，版式设计新颖、活泼，图文并茂，配有网络教学大纲指导教与学（相关内容可在中国中医药出版社网站 www.cptcm.com 下载），符合中等职业学校学生认知规律及特点，有利于增强学生的学习兴趣。

　　本版教材的组织编写得到了国家中医药管理局的精心指导、全国中医药中等职业教育学校的大力支持、相关专家和教材编写团队的辛勤付出，保证了教材质量，提升了教材水平，在此表示诚挚的谢意！

我们衷心希望本版规划教材能在相关课程的教学中发挥积极的作用，通过教学实践的检验不断改进和完善。敬请各教学单位、教学人员及广大学生多提宝贵意见，以便再版时予以修正，提升教材质量。

国家中医药管理局教材办公室

全国中医药职业教育教学指导委员会

中国中医药出版社

2015 年 4 月

编写说明

本教材是在国家中医药管理局教材办公室、全国中医药职业教育教学指导委员会统一规划、指导下，依据《全国中等卫生职业教育护理专业教学计划和教学大纲》编写而成，为"全国中医药行业中等职业教育'十二五'规划教材"，供中等职业教育学校护理、中医护理专业使用，同时也适用于三·二连读、五年一贯制护理专业及护士继续教育使用。

在编写过程中我们充分考虑了全书整体知识结构的科学性与合理性，并将PBL教学理念与方式引用到教材编写中，从问题着手引申专业知识的阐述，采用大量具有典型性、知识性、针对性、启发性的案例，引导学生主动学习、主动思考，广泛查阅收集资料，积极进行社会调研，学会分工协作并承担责任，注重培养学生探究知识的精神和参与的态度，提高其分析问题、解决问题的能力。同时为了便于教学活动的开展，我们在每章前设置了导学案例，以思考题的形式引出每章的学习目标；每章中根据教学内容加入相关知识链接，激发学生的学习兴趣；每章后设有拓展阅读、实训项目和目标检测，旨在丰富、完善学生的知识结构，提高学生的综合素质和对知识掌握、运用的能力。

全书共分为十章，第一章绪论由林国君编写；第二章心理过程由夏晓辉编写；第三章人格由张淑萍编写；第四章心理卫生与心理健康由张梅编写；第五章心理应激与危机干预由林国君编写；第六章心身疾病由陈嵘编写；第七章心理评估由夏晓辉编写；第八章心理治疗由陈嵘编写；第九章护患关系与护患沟通由顾红霞编写；第十章患者心理与心理护理由李光英编写。

在教材编写过程中，我们参阅了大量的文献资料，主要参考资料和书籍信息附录于书后，在此，向有关作者表示衷心的感谢。同时我们还得到了国家中医药管理局教材办公室、全国中医药职业教育教学指导委员会及各参编单位领导的大力支持和帮助，中国中医药出版社的领导及编辑们更是为本书倾注了大量的心血，付出了艰辛的劳动，从而保证了本书编写的高标准和高质量。在此，向所有给予我们关心、支持和帮助的朋友们表示最诚挚的感谢！

本教材虽经多次修改和审阅，但疏漏和不足之处在所难免，敬请使用本教材的广大师生及护理界同仁多提宝贵意见，以期再版时修订提高。

《护理心理学》编委会
2015年2月

目 录

第一章 绪 论

【导学案例】

护理学的先驱佛罗伦萨·南丁格尔（Florence Nightingale）曾提出："护理工作的对象，不是冷冰冰的石块、木头和纸张，而是富有热血和生命的人类。"她指出："各种各样的人，由于职业、地位、阶层、信仰、生活习惯、文化程度等不同，所患疾病与病情也不同，要使千差万别的人都达到治疗或康复所需要的最佳身心状态，是一项最精细的艺术。"同时，她还提出，护士必须"区分护理患者与护理疾病之间的差别，着眼于整体的人"。然而，由于当时生物医学模式正处于统治地位，在医疗活动中普遍将患者当成"石块、木头和纸张"来护理，当成"机器"去维修，使护理学的发展逐渐偏离了南丁格尔的思想。

随着自然科学和社会科学的飞速发展，医学模式由原来的生物医学模式转变为生物－心理－社会医学模式，护理模式也相应地向整体护理模式转化，由"以患者为中心"的"整体护理"取代了以"疾病为中心"的责任制护理。护理工作从生物、心理和社会的整体观念出发，以满足人民群众身心健康的护理要求，护理学逐渐与心理学相互融合，形成了一门新的、专门研究护理工作中的心理学问题的应用学科——护理心理学。

思考问题

1. 心理的实质是什么？
2. 什么是护理心理学？
3. 护理心理学常用的研究方法有哪些？
4. 什么是现代医学模式？

【学习目标】

知识目标

1. 掌握　护理心理学、医学模式的概念。
2. 熟悉　护理心理学的研究对象与任务。
3. 了解　护理心理学的发展历程。

能力目标

　　1. 熟悉护理心理学常用的研究方法。

　　2. 充分理解生物－心理－社会医学模式的观点。

情感目标

　　1. 树立"以患者为中心"的整体护理理念。

　　2. 从总体上理解和把握护理心理学，为以后各章节的学习奠定基础。

第一节　心理学概述

一、心理学的概念

　　心理学，其英文"psychology"，是由两个希腊文字"psyche"和"logos"组成，前者的含义是"心灵""灵魂"，后者的含义是"话语"或"理法"，两者合在一起意思是关于灵魂的科学。这可以说是心理学最早的定义。但历史上心理学长期隶属于哲学，该定义也只具有哲学意义，并不具备科学内涵。直到1879年，德国学者威廉·冯特受到自然科学的影响，在德国的莱比锡大学建立了世界上第一所心理实验室。从此，心理学脱离哲学的范畴，成为一门独立的学科。在此后的一百多年里，心理学的概念随着其发展的各个时期而有所变更，直到20世纪80年代，人们对心理学的概念才达成共识：心理学是研究人的行为与心理活动规律的科学，以描述、解释、预测和调控人的行为为目的，通过研究分析人的行为，揭示人的心理活动规律。其任务是揭示人的各种心理现象的本质、阐明其特点和规律，从而使人类对自己的心理活动具有充分的科学认识，为完善和发展人的精神世界提供科学依据。

二、心理现象及其实质

（一）心理现象

　　心理现象是指个体随时体验着的心理活动，是人脑对客观现实的反应。根据心理现象的发展逻辑与内在联系，心理现象分为心理过程和人格两个方面（图1-1）。

　　1. 心理过程　包括认知过程、情绪和情感过程和意志过程（知、情、意）。它们三者之间相互联系、相互制约、相互渗透，彼此不是孤立的。当个体用感觉、知觉、记忆、思维等心理过程认识世界和改造世界时，会产生情绪和情感的体验，并引发相应的意志过程。

　　2. 人格　是构成一个人思想、情感及行为的特有统合模式，这个独特模式包含了一个人区别于他人的稳定而统一的心理品质。它既包括与先天遗传素质密切相关的、相对稳定的人格心理特征（如能力、气质、性格），又包括与后天环境及实践活动有关并随着环境变化而变化的人格倾向性（如需要、动机、兴趣、理想、信念、世界观），以及自我的调控系统——自我意识（自我认识、自我体验、自我控制）。

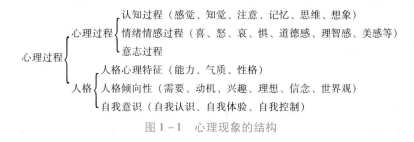

图1-1 心理现象的结构

（二）心理的实质

1. 心理是脑的机能，脑是心理的器官 正常发育的大脑为心理的发展提供了物质基础。从进化论看，心理现象是随着神经系统的产生而出现，又随着神经系统的不断发展、完善，逐渐由初级发展到高级的。无机物和植物没有心理，没有神经系统的动物也没有心理，只有具备神经系统的动物才有心理。

从个体发育看，人的心理发生、发展与脑的发育完善联系密切。有关大脑研究的资料表明，刚出生的婴儿脑重仅390g，大部分时间处于睡眠状态。他们主要依靠非条件反射来保证机体的适应性，大约在出生后2周出现条件反射。新生儿最初的条件反射常常是由母亲的喂奶姿势引起的。这种条件反射很低级，适应性很差，但却标志着儿童心理的发生。有研究认为，出生3~6天的新生儿已有对感觉刺激做出适应反应的能力，可作为心理发生的标志。随着年龄的增长，脑重量也在增加。八九个月大的婴儿脑重是660g，二三岁的幼儿脑重为990~1000g，六七岁的儿童脑重为1280g。随着脑重量的增加，个体的心理活动逐渐丰富起来，从最初仅有听觉、视觉、运动觉，到知觉和表象的产生，之后又发展出言语和思维，想象力日渐丰富；情绪情感方面由最初简单的哭与笑的反应，发展到较为复杂的情感体验的产生；其行动出现了随意性，自我意识也得到发展。十二岁时，儿童脑的平均重量是1400g，已达到成人的水平。此时心理发展基本成熟，逻辑思维占主导地位，并能运用道德观念来评价事物的是非与好坏。由此可见，脑的发展、完善是个体心理发展与成熟的物质前提。

2. 心理是对客观现实的主观能动的反映 健全的大脑为心理现象的产生提供了物质基础，但是，大脑只是从事心理活动的器官，有反映外界事物产生心理的机能，心理并不会凭空产生，而是客观事物作用于人的感觉器官，通过大脑活动而产生的。所以客观现实是心理的源泉和内容。离开客观现实来研究人的心理，心理就变成了无源之水、无本之木。对人来说，客观现实既包括自然世界，也包括人类社会，还包括人类自身。

人的心理反应带有主观性。人脑中所形成的客观事物的映象，虽然与客观事物相似，但却不是客观事物本身。人的心理活动的内容是客观的，但其形式是主观的，由于每个人的经验不同、世界观与人格不同，或者当时的心态不同，对同一事物的反映也不同。

人脑对客观世界的反映不是镜子似的机械的、被动的反映，而是一种积极的、能动的反映。心理反应具有选择性，人对客观世界的反映是根据主体的需要、兴趣、任务而有选择地进行的。人在改造客观世界的过程中，能主动地把客观现实反映到主观世界中来，又能通过实践活动使主观变成客观的现实，使之符合人的需要和意愿，并不断推动人类社会的发展和进步。

知识链接

狼 孩

1920 年，印度人辛格在狼窝里发现两个女性"狼孩"。大的有 8 岁，取名卡玛拉；小的不足 2 岁，取名阿玛拉。由于"狼孩"从小在狼群中长大，其行为习性与狼崽无异。她们被解救重返人类社会后，仍然使用四肢行走，以双手和膝盖着地歇息，不会用手进食、喝水，怕火惧光，夜间视觉极为敏锐，夜里会像狼一样嚎叫，拒绝穿衣服及盖被子。阿玛拉不久因病死亡，卡玛拉则存活到了 17 岁。经过辛格的照料和教育，她两年后学会站立，4 年后学会了 6 个单词，第 6 年学会直立走，到 17 岁临死时只学会了 54 个单词，其心理发育水平仅相当于人类 4 岁的儿童。由此可见，尽管卡玛拉有人脑这一物质基础，但因为她长期生活在狼群里，失去了在人类社会环境中成长的机会，因此也就不会形成人的正常心理功能。社会生活实践不仅会制约个体心理发展的速度，还会制约个体心理的水平，当然也会影响个体心理的差异。

个体反映客观现实的过程就是人的社会实践过程，可以说人的社会实践活动是心理产生和发展的基础。如果一个人脱离了社会生活，失去了社会实践的机会，就不可能有正常人的心理活动。

第二节　护理心理学概述

一、医学模式与护理心理学

医学模式是指从总体上认识健康和疾病及其相互转化的哲学观点。它是一个时期内各种医学理念的集中反映，包括心身观、健康观、疾病观和治疗观等，它直接影响这一时期的医学研究方法、对象、范畴和对策。护理心理学的发展正是符合了现代医学和护理学从传统的生物医学模式向现代生物－心理－社会医学模式转变的需要，从而使护理心理学与现代医学模式在健康和疾病的认识上达成一致。

生物－心理－社会医学模式，是由美国精神病学家、内科学教授恩格尔提出的，1977 年他在《科学》杂志上发表了《需要一种新的医学模式——对生物医学的挑战》一文，对生物－心理－社会医学模式的特点作了全面的分析和说明。这种医学模式认为，人的健康是生理、心理、社会适应和道德品质都处于良好状态。导致人类疾病的不仅有生物因素，而且还有心理行为因素和社会文化因素，因而治疗方法除了传统的生物学方法以外，还应当包括心理学和社会学方法。生物－心理－社会医学模式的研究对象不仅有自然的人，还有人的状态和其所处的环境；医学必须建立在人与生存环境的和谐适应基础上改善人的生存状态，而不仅仅是简单的防病、治病和促进健康。

生物－心理－社会医学模式强调从生物、心理、社会三轴系统综合看待健康和疾病。它是一种系统论和整体观的医学模式。其主要观点是：①人或患者是一个完整的系统，通过神经系统的调节保持全身各系统、器官、组织、细胞活动的统一。②人同时具有生理活动和心理活动，心、身是互相联系的，心理行为活动通过心身中介机制影响生理功能的完整性，同时生理功能也影响个体的心理功能。因此在研究疾病和健康的同时，应注意心、身两方面因素的影响。③人与环境是紧密联系的，人不仅是自然的人，也是社会的人，社会环境因素如文化、职业、家庭、人际关系，以及自然环境因素如气候、污染等都对人的身体和心理健康产生影响。④心理因素在人类调节和适应功能活动中有能动作用。人作为一个整体包括社会环境、自然环境和个体的内环境，会随时做出适应性调整，以保持健康状态。在这种适应性调整过程中，人可以通过认识和行为做出一些主动的适应性努力。

生物－心理－社会医学模式的核心在于心理学、社会学知识对医学的补充和有机结合，而护理心理学则是这种模式补充和结合的实践产物，是在现代医学模式的影响下形成和发展壮大的，同时护理心理学的产生、发展对推动和促进生物医学模式的转变，对人类健康的维护和疾病的防治将产生重要的促进作用。

现代护理学为适应医学模式的转变，已从功能制护理转变为系统化整体护理，即护理工作的重点从疾病护理转变为以人为中心的整体护理，实现了以服务对象为中心、以解决服务对象的健康问题为目标的护理功能，护理理论与实践扩展到了人的心理、行为、社会等方面，形成了护理心理学的完整理论体系和实践内容，从而极大地促进了护理科学的发展。

在生物－心理－社会医学模式的指导下，护理工作表现出以下特点：①护理是以服务对象和人的健康为中心；②护理对象不仅是患者，而且包括健康人；③护理工作的着眼点是人的整体；④护理服务的范畴由医院扩展到社区和家庭；⑤医护关系是既独立又需要与医生合作的关系；⑥护理方式是以护理程序为核心的整体护理；⑦护士的角色是多方面的，如护理的提供者、决策者、管理者、沟通者、代言人、教育者、督导者及研究者等。

二、护理心理学的概念

（一）护理心理学的学科性质

护理心理学是在心理学应用研究向各领域渗透发展及现代护理学迅速发展的基础上建立起来的一门独立的新兴学科。从研究范围来看，护理心理学涉及多学科知识和技术，属交叉学科；从基础和应用的角度来看，护理心理学既是护理学的一门基础学科，也是一门临床应用学科。

护理心理学的相关学科

1. 神经心理学　是研究大脑与心理活动的具体关系。神经心理学为护理心理学提供了许多基础理论知识。

2. 生理心理学　是研究心理现象的生理机制。生理心理学的部分知识构成护理心理学的基本知识。

3. 心理生理学　是研究心理或行为如何与生理学的变化相互作用。心理生理学研究成果为护理心理学的心身中介机制提供了许多基本理论依据。

4. 变态心理学　是研究行为的不正常偏离，揭示异常心理现象的种类、原因、规律及机制。变态心理学的研究成果是护理心理学某些理论和证据的重要来源。

5. 心理诊断学和心理测验　心理诊断学主要是指心理测验和评估；心理测验就是测量和诊断心理现象的个别差异。心理测验在护理心理学中有举足轻重的地位。

6. 心理治疗学　是指应用心理学的理论和技术治疗各种心理行为障碍的方法。心理治疗在护理心理学中具有重要的应用价值。

7. 心理卫生　研究心理疾病的预防、治疗和康复。心理卫生涉及良好心理状态的保持和心理疾病的预防等问题，是护理心理学的基础。

8. 康复心理学　是研究解决伤残、慢性病患者和老年人存在的心理行为问题，促使他们适应工作、适应生活和适应社会，从而尽可能降低其残废程度的一门学科。康复心理学对护理心理学特别是康复护理工作具有重要意义。

9. 临床心理学和咨询心理学　临床心理学主要研究和直接解决临床问题，包括智力和个性的评估、对心理生理疾病及精神疾病的心理诊断和治疗，以及咨询、会谈等具体工作。咨询心理学是对正常人处理婚姻、家庭、教育、职业及生活习惯等方面的心理学问题进行帮助，也对心身疾病和恢复期精神障碍患者及其亲属就疾病的诊断、护理、康复问题进行指导。临床心理学和咨询心理学的工作有许多与护理心理学重叠和交叉。

10. 心身医学　是研究心身疾病的发生、发病机制、诊断、治疗和预防，研究生理、心理和社会因素相互作用对人类健康和疾病的影响。不论上述何种情况，都与护理心理学密切相关。

11. 行为医学　是研究有关健康和疾病的行为科学和生物医学的知识和技术，并将这些知识和技术应用于疾病的预防、诊断、治疗和康复。行为医学的研究内容与护理心理学的发展密切相关。

1. 交叉学科　护理心理学与许多医学课程，包括基础医学、临床医学、预防医学和康复医学等课程有交叉联系。

首先，护理心理学与许多基础医学课程如生物学、神经生理学、神经生物化学、神经内分泌学、神经免疫学、病理生理学，以及人类学、社会学、普通和实验心理学等普通基础课程有密切联系或交叉。

其次，护理心理学与临床医学的内、外、妇、儿、耳鼻喉、眼、皮肤、神经精神等各科也均有密切联系，存在着许多交叉的研究课题和应用领域。

2. 基础学科　护理心理学揭示护理工作中的行为生物学和社会学、心理活动和生物活动的相互作用，以及它们对健康和疾病的发生、发展、转归、预防的作用规律，寻求人类战胜疾病、保持健康的基本心理途径，为整个医学事业提供心身相关的辩证观点和科学方法，因而是护理专业学生的一门必修的基础理论课程。护理专业的学生掌握护理心理学知识，能扩大自己的知识面，能从心理学和生物学两个角度全面地认识健康和疾病，在今后临床护理中能自觉地遵循心理行为科学规律，更好地为患者服务。

3. 应用学科　护理心理学同时也是一门临床护理工作的重要课程。护理心理学是将心理行为的系统知识，包括理论和技术，结合护理工作实践，应用到临床护理工作的各方面。

（二）护理心理学的定义

护理心理学是研究护理人员和护理对象心理活动的规律及特点，解决护理实践中的心理问题，以实施最佳护理的一门应用科学。实施过程中要注意以下几个问题：

1. 强调个体的内在心理因素　心理学主要是研究个体的心理活动及其规律的科学，所以护理心理学也要强调个体的内在心理因素。相同护理情境下，个体可因心理因素不同，发生不同的心理反应。

2. 注重护理情境的探讨　心理活动是人的一种普遍而复杂的活动，是人与客观现实相互作用时人脑对客观现实的反映过程，如认知、情绪、意志。不同护理情境，对个体心理活动的影响不同。

3. 注重护理情境与个体之间的相互作用　研究个体心理活动的规律，必须注重护理情境与个体的相互作用。

三、护理心理学的研究对象与任务

（一）护理心理学的研究对象

1. 患者和亚健康人群　患者和亚健康人群的心理是指他们的感知觉、注意、记忆、思维、性格、情绪等各种心理现象。研究和掌握他们的心理状态和心理活动规律，如各年龄期和不同性别者的心理特点，不同系统疾病、不同疾病阶段、不同职业、不同地域、不同民族患者的心理活动规律，这将有助于护理人员了解患者，有效地帮助患者进行自我心理调节；有助于护理人员针对各类患者的个性特点，采取有效的心理护理措施。

2. 护理人员　护理人员作为护理主体，其心理活动的状况、个性心理的特征和心理护理技能的熟练程度等均对心理护理的成效产生决定性作用。护理人员与患者接触最多，护理人员的一言一行、一举一动都在患者的感受之中，都会引起患者复杂的心理反应。护理人员的思想、言语、情绪、行为都会直接影响患者的情绪，影响治疗效果及患者的身心健康。因此，研究护理人员的心理，关心护理人员的心理健康，指导护理人员进入护士角色，帮助护士提高自我修养，具备护士职业所需的心理素质乃是非常重要的。

（二）护理心理学的任务

在护理实践中存在着许多心理方面的问题，概括起来主要有两大方面，一是护理对象心理活动的规律及特点，二是护理人员的心理活动对护理对象的心理影响。因此，护理学的任务主要有以下几个方面。

1. 研究心身交互作用对身心健康的影响　护理心理学必须深入研究人们的心理活动对躯体生理活动的影响，从而揭示疾病与心理因素之间的内在联系。护理人员只有认识并掌握其中的规律，才能自觉地采取恰当措施进行心理护理。

2. 研究患者的心理活动特点　深入研究患者的一般心理活动规律和特殊的心理表现，并依据其心理需要，采取恰当措施实施最佳心理护理是护理心理学需要研究的主要内容。

3. 研究干预患者心理活动的理论与技术　患者对疾病和其他事物都有主观见解，有些甚至很难改变，但是，采取恰当的方法又是可以干预患者心理活动的。因此，护理心理学不仅要研究患者的心理活动规律，还要在此基础上进一步研究干预患者心理活动的理论与技术。

4. 研究护理人员的心理品质及培养　护理人员通过治疗和护理为患者减轻疾苦，并使之获得安全与舒适，这是一项崇高的职业。要做好这项工作，就要求护理人员必须具备良好的心理品质。

四、护理心理学的研究原则与方法

由于个体的心理现象极为复杂，因此必须遵循一定的原则，运用科学的方法，才能避免研究过程和结果的主观性和片面性。

（一）护理心理学的研究原则

1. 科学性原则　护理心理学研究中，常因心理变量和因变量难以精确定量分析而出现偏离科学方向的问题。因此，研究工作应当尽量做到定性与定量结合，遵循科学性原则，在取得可靠的、可以重复的证据之后再下结论。

2. 客观性原则　对心理现象的观察、分析和解释要遵循客观原则，不要盲目地做主观臆测。在揭示心理活动的发生、发展和变化规律过程中，必须坚持客观性的原则。

3. 整体性原则　人的心理活动是一个统一的整体，心理活动与外界环境又是相互联系、相互影响的统一体。因此，护理心理学的研究既要特别注意心理因素各部分、各层次之间的联系，又要注意心理因素与外界环境之间的相互影响。

4. 发展性原则 从心理学的研究历史看，人类对心理活动的认识是逐步发展、不断深入的，个体在不同环境和条件下，其心理活动也是不同的。因此，对护理心理学的研究就必须用发展的观点进行探究，善于总结和分析以往的研究成果，注意观察，敢于提出新观点、科学预测其未来前景。

5. 理论联系实际原则 护理心理学的研究目的，一方面是探索心理现象发生、发展和变化的规律；另一方面是运用心理学的知识为医学临床提供服务，解决医学临床中的实际问题。因此，只有坚持理论联系实际的原则，护理心理学才有价值和生命力。

6. 伦理性原则 护理心理学研究中存在着伦理学内涵，涉及道德、权益、尊严、隐私等内容。因此，护理心理学的研究和实践应当严格遵循伦理和道德的原则，任何可能对研究对象造成损害的研究都必须严格禁止。

（二）护理心理学的研究方法

1. 观察法 观察法是指研究者通过直接观察、记录研究对象（个体或团体）的行为活动，从而揭示心理行为活动规律的方法。观察法是科学研究史上最原始、应用最广泛的一种方法，也是护理心理学研究中比较常用的方法之一，被广泛应用在心理评估、心理咨询、心理治疗中。

根据是否预先设置情境，可将观察法分为自然观察法和控制观察法。

（1）自然观察法：是在自然情境中对个体的心理行为进行直接或间接观察、记录，然后综合分析并做出科学解释的研究方法。

（2）控制观察法：是指将研究对象置于预先设置好的一定情境中进行直接或间接观察的研究方法。如将研究对象带入预先设置好的刺激情景房间中，通过单向玻璃来观察、记录其进入房间后的行为活动表现，并分析其心理、行为或生理反应。

2. 调查法 调查法是指通过问卷或晤谈等方式获得资料并加以分析研究的方法。

（1）问卷法：是指使用事先设计好的调查表或问卷，采用当面或邮件的形式由研究对象填写，然后对回收的问卷内容进行分析的研究方法。问卷法的研究质量取决于设计者事先对问题的内容、目的、性质和要求的明确程度，也取决于问卷内容设计的技巧性，以及研究对象的合作程度。

（2）晤谈法：是指根据预先设定好的问题，通过与研究对象面对面地会谈，收集其心理信息，同时观察其在交谈过程中的行为反应，以此分析和推测其心理特点及心理状态的研究方法。晤谈法是护理心理学研究中最基本、最常用的方法之一。晤谈不同于一般的交谈，它具有很强的目的性，强调对谈话内容和谈话氛围的把握和调节，其效果取决于问题的性质和研究者的知识水平，以及晤谈技巧。

3. 测验法 测验法是指使用经过信度、效度检验的标准化的测量工具或量表，按照规范的程序，对研究对象的心理和行为特征做出量化结论的研究方法。测验法通常用来测量研究对象的人格、智力、行为和症状等。作为一种有效的定量手段，它是护理心理学研究中较为常用的一种方法。测验法的有效性在很大程度上取决于测验工具的可靠性，同时对主测人员要求较高，必须接受过专门的训练。

4. 实验法　实验法是指在控制的情境下，系统地操作某一实验变量，使相应的心理行为现象产生或改变，进而对其进行分析研究的一种方法。它是科学研究中进行因果研究的最主要的方法。根据研究目的和手段的不同，可分为自然实验法和实验室实验法两种。

（1）自然实验法：是指在日常生活、工作环境中，对某些条件进行控制或加以改变，以引起研究对象产生心理行为活动，进而分析其心理行为反应的研究方法。

（2）实验室实验法：是指在特定的心理实验室条件下，借助相关的仪器设备，通过人为控制相应实验变量，来研究心理行为变化规律的方法。实验法是公认的科学研究方法中最严谨的方法，因为只有实验法才能完整地体现出陈述、解释、预测、控制这4个层次的科学研究目的。其研究的质量在很大程度上取决于实验的设计。

现代护理心理学研究中还有很多其他的研究方法，在实际工作中，各种方法常常配合使用，并在实践中不断提高、不断创新。

五、学习护理心理学的意义

（一）有助于适应医学模式的转变

护理工作与其他医疗工作一样，也是受一定的医学模式制约的。回顾我国护理科学的历史，考察护理界的现状，可以看出，我国的护理工作基本上是在生物医学模式的规范之中实行的功能制护理。

按不同功能进行分工操作的护理制度渊源于工业上的流水作业分工制，有的负责量体温、有的负责数脉搏、有的负责打针、有的负责送药等。这种做法确实可以节省人力，而且有益于提高某一功能护理质量。但是，却忽视了人的社会因素和心理活动。目前护理界所倡导的整体护理，就是要求医护人员在临床实践中不仅要看到疾病，注意到功能，而且要把患者视为完整的身心统一的活生生的人；不仅看到患者这一单一个体，还要了解与他所患疾病有关的社会关系。不难看出，这正是新的医学观点向生物医学模式的挑战，是护理科学的巨大发展。随着医学模式的转变，责任制护理应运而生，逐渐发展并推广开来。所谓责任制护理，就是责任护士对所护理的患者做到全面负责，即从生理、心理与社会诸方面进行全面护理。其特点是以患者为中心，由责任护士对患者的身心健康实施有计划、有目的的整体护，即患者从入院到出院由专人负责全面计划和实施护理。护理人员不是医嘱的机械执行者，护理也不仅是对患者机体的护理，而是强调心身整体护理，要对患者的生理、心理、社会和家庭生活等全面了解，以调动患者主观能动性，使之在生理、心理方面都处于接受治疗的最佳状态。

护理心理学是医学心理学的重要分支，它不仅推动了而且正推动着医学模式的转变，并在护理制度的变革中发挥着举足轻重的作用。在责任制护理的护理程序中提出了以下三项护理内容：一是要以患者为中心，与患者建立相互信任的关系；二是对患者的态度要和蔼可亲，对患者提出的任何问题都能耐心地解释；三是要善于做好患者的思想工作。可以看出，上述三项护理内容与护理心理学的指导思想是完全一致的。在护理全程中，实施心理护理，使患者处于有利于治疗与康复的最佳状态。这些也正是护理心理学的指导思想和最终目标。因此，可以说护理心理学是现代医学－护理模式的需要，也可以说护理心理学推动着护理学、护理事业的发展。

（二）有助于提高护理服务质量

学习护理心理学，能使护理人员了解患者心理活动发生、发展的规律，心理状态对疾病演变过程的影响，以及针对各种不同心理状态采取的护理措施。护理人员了解掌握了这些规律，就可以预测患者的各种心理变化，把工作做得主动、有针对性，使患者心理、生理上的需求得到及时的满足。护理人员认识了心理状态对疾病的产生和发展有着重大影响，便会在护理工作中重视患者良好心理状态的重要性，认真实施心理护理，为患者消除或规避各种不良刺激因素，努力为患者创造有利于健康的心理环境，使患者感到舒适愉快，保持良好的情绪。患者良好的心理状态可以促进良好的生理状态，良好的生理状态又能促进良好的心理状态，形成身心之间的良性循环，促进疾病向健康方向发展，从而大大提高护理质量。只有护理心理学发展起来，普及开来，护理人员才能了解患者的心理活动规律，进而采取相应技术进行心理护理。只有全面地认识疾病和患者，并以此为依据进行全面恰当的护理，才能使患者感到生理上舒适、心理上舒畅，从而大大提高护理质量。

（三）有助于培养良好的心理素质

护理人员服务的对象是社会各阶层的民众，特别是患病的人，他们既有一般人的心理特点，又有疾病后病态的特殊表现，且因人而异。有的情感脆弱，有的性情暴躁，有的直爽，有的沉默寡言，有的冷漠挑剔，甚至为一点小事而愤怒发脾气。面对患者千姿百态的心理表现，以及复杂烦琐的护理需求，护理人员应具备良好的心理素质，如稳定而宁静的心境、谦和而文静的风度与气质；敏锐的感知观察力、准确快速的记忆力、敏捷的思维力与丰富的想象力、精确的语言表达能力、丰富的情绪感染力，以及良好的沟通能力等。然而，护理人员也是生物的人、社会的人，有性格特征，同样受其自身生理、心理变化的影响，同样因工作环境、家庭、社会信息的刺激而出现各种心理变化及情绪反应。若处置不当，一定程度上会对护理工作及其质量带来负面影响。因此，为了人类的健康事业，从事与适应护士职业，做好护理工作，护理人员必须有意识地调节和改变自我，不断注重培养和优化自己的职业心理素质。在护理心理学的理论指导下，在实践中刻苦磨炼，强化训练，努力使自己成为业务技术精湛、心理素质优良、知识结构合理的护理工作者。

第三节 护理心理学的发展概况

一、护理心理学发展简史

（一）护理心理学的萌芽

以现代心理学和护理学为基础，护理心理学逐步形成并快速发展。19 世纪中叶南丁格尔在英国创立了第一所护理学校，标志着护理工作从此走上科学发展之路。之后直至 20 世纪 40 年代，实验科学快速发展，与之相应的科学实验技术成为自然科学各领域研究的基本方法。生理学、生物学、微生物学、病理学等基础医学研究日新月异，最终促成生物医学模式及其指导下护理学的形成。期间广泛实施以疾病为中心的功能制护理，主要协助医生诊断和执行医嘱。但南丁格尔早已认识到环境对患者的影响，她指出："护理工作的对象，不是冷冰冰的石块、木头和纸片，而是有热血和生命的人类。"她认为消极的环境可以影响患者的情绪状态，应通过丰富的刺激让患者从情绪上得到恢复，此为心理护理的最早萌芽。但由于受生物医学模式的局限，护理心理学始终处于潜性的朦胧状态。

（二）护理心理学的形成

20 世纪 40~70 年代是生物医学模式走向顶峰并开始逐渐衰退，被生物－心理－社会医学模式所取代的阶段，也是护理心理学逐渐形成并得到认可的阶段。1948 年世界卫生组织（WHO）提出健康的定义是："健康不仅是没有身体上的疾病和虚弱状态，还要有良好的心理状态和社会适应能力"，即生物、心理、社会的现代医学的观点。为人们提出了一个重新认识人类健康与心理、生理、社会环境之间关系的观点。生物－心理－社会医学模式提出以后，在护理领域进一步强化了人是一个整体的观念。它要求医学把人看成是一个多层次、完整的连续体，在健康和疾病问题上，要同时考虑生物、心理和社会各因素的综合作用。在现代医学模式的指导下，临床护理工作也适应医学模式的转变由功能制护理转变为系统化整体护理，改变了以往护理只注意局部而忽略整体；只注意患者的生理变化而忽视患者的心理变化；只注意疾病生物性而忽略身心的统一性；将护理对象视为生物体而忽略护理对象的社会性。护理模式的转变与现代心理学理论和技术的高速发展促进了护理心理学的形成，并为其发展奠定了基础、创造了条件，使心理护理在整体护理模式中占有了重要位置，成为整体护理的重要组成部分。但是，这一时期心理护理工作主要还是针对患者，工作范围仅局限于医院，护理心理学还隶属于医学心理学范畴。

（三）护理心理学的发展

进入 20 世纪 80 年代以后，随着人类物质文明的发展，人们不仅对身体舒适的要求不断提高，而且要求心理上的舒适和健全。1980 年美国护理学会将护理概念更新为"护理是诊断和处理人类现存的和潜在的健康问题的反应"。这里的"反应"既有生理的又有心理的，是发生在整体的人身上的。同时又提出了护理任务是"促进健康、预防疾病、协助康复、减轻痛苦"，提出护理对象包括已经患病的人；尚未患病，但可能会患病的人；未患疾病但有"健康问题"的人。这一切不仅反映了现代护理的进展，更推动了护理心理学的建设和发展。在护理临床中，广大护理人员学习心理学知识、研究人的心理与行为、参与心理护理实践、探索心理援助方法的积极性空前高涨。此阶段是护理心理学全面、快速发展的时期。

二、国外护理心理学的发展现状

南丁格尔针对传统护理观念的弊端，最早提出了心理护理。在此之后，一些专家学者逐渐认识到加强患者的健康教育，以及让患者保持生理和心理平衡的重要意义。他们先后提出：护理包括"健康教育、对患者及其环境、家庭、社会的保健"；护理是给需要的人们"提供解除压力的技术，使其恢复原有的自我平衡"；"护理就是帮助"等新型护理观念，改变了护理学领域只看重技术操作的状况。20 世纪 50~60 年代，美国的护理学家率先提出了"护理程序"的概念，以"应重视人是一个整体，除生理因素以外，心理、社会、经济等方面的因素都会影响人的健康状态和康复程度"的新观点来重新认识护理工作的对象，进一步提出了"在疾病护理的同时，重视人的整体护理"的专业发展新目标。在临床护理实践中，以护理程序为核心，对患者生理、心理、社会等方面资料进行全面评估，进而做出护理诊断，制订将患者心身视为整体的护理计划并付诸实施。

为了提高护理专业人才适应人类健康事业发展需要的能力，欧美一些发达国家的护理教育，在课程设置中显著增加了心理学课程的比重。美国四年制专科护理教育的课程体制中平均有近百学时的心理学课程内容，包括普通心理学、生理心理学、社会心理学、变态心理学、临床心理治疗学等，培训中特别强调护患关系及治疗性沟通对患者心身康复的重要性，以及护理人员的沟通技能训练。

知识链接

治疗性沟通

1. 概念　治疗性沟通是以患者为中心，护理人员帮助患者进行身心调适，使患者从疾病状态向健康方向发展，能应对应激、调整适应，并与他人和睦相处的技巧。

2. 目的　建立互相信任的、开放的良好护患关系；收集患者的有关资料，进行健康评估，向患者提供必要的知识和教育；通过观察非语言性行为，以了解患者的情绪和态度。或通过护理人员的非语言行为表示对患者的支持，使患者感到安全与欣慰；与患者共同讨论确定需要解决的问题；与患者合作，制定目标明确、行之有效的计划，从而达到预期目标。

3. 特点　护患双方围绕与健康有关的内容进行有目的的、以患者为中心的沟通。

护理学科的迅速发展和护理实践的不断变革，使得作为护理学重要组成部分的护理心理学也得到了前所未有的发展。国外护理心理学的发展主要有以下特点：

（一）强调心身统一，心理学融入护理学实践

以人的健康为中心的整体护理的核心就是心理护理。2005 年，北美护理协会通过的 172 种护理诊断中，有一半以上的护理诊断与心理社会功能有关。国外护理心理学主张：把疾病与患者视为一个整体；把"生物学的患者"与"社会心理学的患者"视为一个整体；把患者与社会及其生存的整个外环境视为一个整体；把患者从入院到出院视为一个连续的整体。这种整体护理思想带来了护理实践领域的一系列变化，护理实践中融入了大量心理学内容，表现为：护理工作的主动性增加，从被动的疾病护理转变为护理人员围绕患者的需求，运用护理程序系统地从生理、心理、社会及文化等方面对患者实施整体护理；护理工作除了执行医嘱和各项护理技术操作之外，还要注意心理、社会和文化对患者疾病转归和健康的影响，从而帮助患者最大限度地达到生理与心理新的平衡与适应；护理人员的角色不仅仅是患者的照顾者，更多的是担当患者的教育者、咨询者和患者健康的管理者；患者有机会参与对其治疗和护理方案的决策等。

（二）应用心理疗法开展临床心理护理

国外护理心理学研究的一个重要特点是将心理疗法应用于临床心理护理实践。常用的方法有：音乐疗法、松弛训练法、认知行为疗法等。在应用心理疗法进行心理护理的过程中，国外还非常重视应用的效果，很多研究采用心理量表进行对照测验，取得了肯定的效果。

（三）开展量化和质性研究

运用量化研究揭示患者及其家属和护理人员自身的心理特点、心理干预策略和心理护理效果评价，是国外护理心理学的主要研究方法。此外，质性研究也广泛地应用于心理护理理论与实践研究，研究方法以参与观察、无结构访谈或深度访谈为主。分析方式以归纳法为主，强调研究过程中护理人员的自身体验，主要以文字化描述为主。这些研究的开展提高了护理心理学的科学性和实践价值。

三、国内护理心理学的发展现状

20 世纪 80 年代初期，责任制护理开始引入我国并逐步推广和实施，对我国护理教育的发展产生了深刻的影响。1981 年刘素珍撰文提出"应当建立和研究护理心理学"，之后，我国护理心理学的研究逐步深入，其科学性以及在临床护理工作中的重要性受到人们的普遍认识和接受，并引起学术界及卫生管理部门的高度重视。从此，各层次护理教育中逐步增加了护理心理学内容，并由最初的知识讲座很快过渡为系统讲授的必修课程。同时，国内各种类型研讨会、学习班的举办，各护理期刊开设心理护理栏目，刊登具有指导意义的学术文章，《护理心理学》教材及学术专著陆续出版，为护理心理学的

普及和专业教学提供了基本保障。经过多年教学、临床实践和专题研究，一支心理学理论扎实、临床实践经验丰富、科研学术水平较高的专业人才队伍已初步形成。国内护理心理学的发展呈现以下特点：

（一）学科建设日趋成熟和完善

1991年，人民卫生出版社出版的高等医学院校教材《医学心理学》，将护理心理学归为医学心理学的一个分支学科。1995年11月，中国心理卫生协会护理心理学专业委员会在北京成立，护理心理学从此有了最高层次的学术机构。1996年，全国高等教育护理学专业教材编审委员会将护理心理学从医学心理学中分离出来，正式命名为《护理心理学》，并将其列为"九五"国家重点教材，由此护理心理学成为护理学专业教育中一门独立的学科。护理心理学作为一门具有心理学本质属性、应用于护理实践的新兴独立学科，在进一步确定学科发展目标、构建独特理论体系、改革实践应用模式的过程中逐渐走向成熟，从此我国护理心理学的学科建设步入了新的历史发展时期。

（二）科研活动广泛开展

随着生物－心理－社会医学模式的确立，临床护理已由单纯的躯体护理转变为心身整体护理，护理心理学的地位和作用日益突出。广大临床护理人员积极开展临床心理护理的应用研究，患者的心理活动共性规律和个性特征的各类研究设计，取代了以往千篇一律的经验总结。前瞻性研究逐渐增多，对心理诊断、心理护理程序、心理评估体系，以及护理人员人才选拔和培养的研究也得到了进一步重视和加强。

（三）临床常用心理评定量表的应用

临床常用心理评定表的应用是目前护理心理学研究的热点，通过心理卫生评定量表对群体、个体心理和社会现象进行观察，并对观察结果以数量化的方式进行评价和解释，是心理卫生工作者客观准确地评估被测群体和个体的心理特征和行为特点的手段之一。心理评定量表在心理护理评估中的广泛应用，使心理护理临床工作和理论研究更加快速和简便，研究更具有科学性，用客观量化替代主观评价并借此作为制定干预对策的依据，关注干预质量与效果，已成为我国临床心理护理的一个发展方向。

（四）临床心理护理突出个性心理特征

随着护理心理学理论及心理护理方法研究的不断深入，近年来逐步开展了临床心理护理个案研究，认识到了个性心理特征在心理护理中的重要性。不同气质、性格的患者对疾病承受能力、反应方式及在病房里的表现不同；社会角色和社会经历不同，疾病的心理活动规律也有极大差异。护理人员在掌握了患者一般心理活动规律后，对千差万别的个体应实施有针对性的个性化护理。

本章知识结构导图

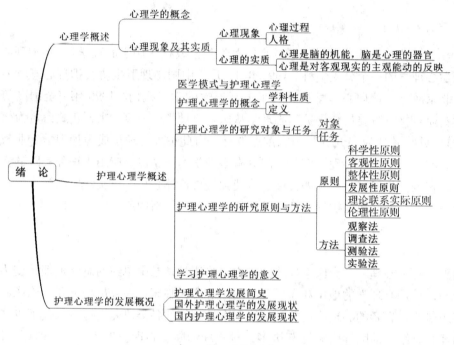

拓 展 阅 读

医学模式转变的原因

1. 生物医学的发展使那些由生物因素导致的疾病发病率和死亡率明显下降，而那些与心理社会文化因素相关的疾病，如心脑血管疾病、恶性肿瘤等心身疾病已取代生物性疾病，成为当前人类死因的主要原因，这一点在临床疾病谱和死亡谱上可以明显地观察出来。

2. 大量的临床研究证明，很多疾病都直接或间接地与个体的人格特征、行为模式、活性物质滥用，以及对社会压力的不良反应等现代生活方式有关，即所谓的"行为危险因子"。同时还证明，心理、社会文化因素是各种行为危险因子的直接或间接原因。

3. 随着生活、工作节奏的明显加快，社会竞争的日渐激烈，个体承受的心理社会压力也越来越多、越来越大，这也是某些躯体疾病，包括心理障碍和心理疾病发病率升高的另一重要原因。

4. 生物行为科学研究证明，个体的心身是密切联系、相互作用的，诸如生物反馈、自我放松训练、认知行为矫正等行为技术取得了长足发展；其他在心理学理论指导下的各种心理行为干预技术的应用也产生了很好效果，这些都从实验和临床角度证明，心理活动的操作和调节对维持健康具有十分重要的作用。

5. 随着社会经济的不断发展和文化水平的逐步提高，人们对健康的认识和要求也发生了显著变化，现在人们迫切需要医护人员在解决躯体疾病对其造成的威胁和痛苦的同时，也要帮助他们减轻精神上的负担和折磨。人们在追求生活质量提高的同时，也要求心理上的舒适和健全，这些为医学提出了新的研究课题和任务。

以上种种因素使人们逐渐认识到，传统的生物医学模式已不足以阐明人类健康和疾病的全部本质，疾病的治疗也不能单纯依靠药物或手术，人们对于健康的要求已不再仅仅停留在躯体上的健康，而是更追求心身的舒适和协调。因此，医学模式的转变乃为大势所趋。

目 标 检 测

一、名词解释

1. 心理现象
2. 护理心理学
3. 医学模式

二、填空题

1. 护理心理学的研究任务有：_____，_____，_____，_____。
2. 心理现象分为_____和_____两个方面。
3. 人格主要由_____、_____和_____三部分构成。
4. 美国精神病学家、内科学教授_____于_____年在《科学》杂志上撰文提出了现代医学模式。
5. 现代医学模式是指从_____、_____、_____三轴系统综合看待健康和疾病的模式。

三、单项选择题

1. 关于心理学的研究目的，下列说法不正确的是(   )
   A. 描述　　　　　　　　　B. 管理　　　　　　　　C. 解释
   D. 预测　　　　　　　　　E. 控制
2. 心理的源泉是(   )
   A. 客观现实　　　　　　　B. 认识过程　　　　　　C. 反映活动
   D. 记忆内容　　　　　　　E. 感觉与知觉
3. 关于护理心理学表述不正确的是(   )
   A. 交叉学科　　　　　　　B. 边缘学科　　　　　　C. 思想教育学科
   D. 心理学的重要分支　　　E. 护理学的重要分支
4. 下列不属于护理心理学研究方法的是(   )

    A. 晤谈法   B. 观察法   C. 测验法

    D. 实验法   E. 行为疗法

5. 护理心理学的研究对象不包括(　　　)

    A. 患者   B. 亚健康人群   C. 健康人

    D. 社会工作者   E. 护理人员

四、简答题

1. 护理心理学的研究任务是什么?

2. 学习护理心理学的意义是什么?

3. 现代医学模式的主要观点是什么?

第 二 章　　心 理 过 程

【导学案例】

　　64 岁的王大爷罹患阿尔茨海默病（Alzheimer Disease，AD）。就诊时，家属描述：3 年多前，原本做事很有条理的王大爷开始丢三落四，家人都以为是老年人正常的表现而没有重视，之后逐渐出现记不住熟人电话、姓名，即便在家人的提醒下准备了备忘录，还是会出错。面对女儿的一再提醒，王大爷虽然能够意识到问题，但总是极力否认。之后越来越严重，连家人的姓名也记不住，刚说完的话、做完的事转眼即忘；经常刚放下碗筷又要求要吃；找不到家中厕所的位置，走错自己的卧室，外出散步后常常迷途不知返；问其时间也不知道今天是何年何月何日；思考问题时常常自相矛盾、缺乏逻辑性，如认为母亲84 岁，而自己82 岁等；看着窗外大雪纷飞却坚持认为处于盛夏；阅读时不能理解意思；交流时，找词困难、语句颠倒；最近更是要么不知所云，要么缄默不语；睡眠昼夜颠倒；行动刻板、笨拙，如毫无目的地反复开关抽屉、转动门锁。

　　阿尔茨海默病是一种病因尚未完全阐明的神经退行性疾病，主要表现为不可逆的记忆力减退、认知功能障碍、行为异常、智力衰退、人格改变。多发于60 岁以上的老年人，80 岁以上人群的患病率高达25% ~ 30%，占老年性痴呆的50% ~ 60%。随着中国进入老龄化社会，其发病率更是逐年增加。医护工作者需要思考：阿尔茨海默病患者的心理过程与正常人有何不同？

思考问题

　　1. 何谓心理过程？

　　2. 认知过程是怎样的？

　　3. 什么是感知觉和思维？

　　4. 什么是记忆？记忆的基本过程是怎样的？

【学习目标】

知识目标

　　1. 掌握　感觉、知觉、注意、记忆、思维、想象、情绪情感、意志的概念；记忆的基本过程；遗忘进程及其影响因素；思维的主要形式；情绪与情感之间的区别和联系。

2. 熟悉 认知过程；知觉的特性；情绪与情感的分类；意志品质及其与健康的关系。

3. 了解 感觉、记忆、思维的种类；情绪理论；情绪情感与健康之间的关系。

能力目标

1. 能用认知过程的基本知识解释生活及临床相关现象。

2. 在学习中，应用记忆的相关知识提高记忆效果。

情感目标

1. 正确处理情绪情感对工作的影响。

2. 能分析自己与他人，特别是患者的心理过程，做出准确、科学的判断，有效解决护理工作中遇到的问题。

第一节 认知过程

一、感觉

（一）感觉的概念

人脑对直接作用于感觉器官的客观事物的个别属性的反映称为感觉（sensation）。例如：人类通过眼反映光波，产生视觉；通过耳反映声波，产生听觉；通过鼻反映气味，产生嗅觉；通过皮肤反映所接触物体的温度、软硬等，产生皮肤觉……感觉虽然简单，但是却很重要，不仅提供了内外环境的丰富信息，保证机体正常活动，而且还是认识事物的开端和知识的源泉。因而，一切较高级、复杂的心理活动都需要在此基础上进行。

（二）感觉的种类

根据获取信息的来源不同，感觉可以分为外部感觉和内部感觉。

1. 外部感觉 即人对外部信息的觉察。包括远距离感觉和近距离感觉。远距离感觉包括视觉、听觉和嗅觉，能提供身体以外具有一定距离的事物的信息，对人类的生存意义重大，是发展较为完善的感觉。近距离感觉能提供身体表面或接近体表的信息，包括味觉和皮肤觉。皮肤觉又分为触觉、温度觉和皮肤痛觉。护士在打针、输液、穿刺等操作之前需要注意患者的感觉。接触患者皮肤前保持手的温暖，动作尽量轻柔，并提醒患者操作可能造成的不适感，让其有一定的心理预期。因为患者的良好依从性往往受各种感觉的影响。

2. 内部感觉 即人对内部信息的觉察。包括运动觉、平衡觉和内脏觉。内脏觉反映机体内部各器官、组织所处的状态，如饥、渴、内脏痛等，如临床上，患者常常因内脏痛就诊。运动觉感受身体运动、肌肉和关节的位置。平衡觉由位于内耳的感受器向神经中枢传达关于身体平衡和旋转的信息。

（三）感受性及其意义

刺激无处不在，但是感觉器官只能对一定范围内的适宜刺激做出反应。感觉器官对刺激的感觉能力称为感受性，常用感觉阈限予以度量。感觉阈限指能引起感觉发生的最小刺激量或刺激强度。感受性与感觉阈限呈反比关系：感觉阈限越小，感受性越强；感觉阈限越大，感受性越弱。有心理问题者或精神障碍患者常常表现感受性异常，即感觉异常，如感觉过敏、感觉减退、感觉丧失等。社会实践活动在不同程度上提高人的感受性，对维持正常心理、生理功能非常重要。因此，某种感官缺陷的患者可在医护人员的指导下，进行其他正常感官的补偿性康复训练，例如训练盲人对声音细节的辨别力，可以提高其适应能力。

二、知觉

（一）知觉的概念

知觉（perception）是客观事物直接作用于感觉器官并在人脑中产生的对事物整体属性的反映。任何一种感觉仅反映事物的个别属性，但是这些个别属性经过头脑的综合与分析，便可产生对事物整体的认识，并了解其意义，这就是知觉现象。

孤立的感觉很少被人意识到，因为人们对事物的认识是一个动态的信息加工过程。意味着这种加工并非个别感觉信息的简单相加，而是应用既往形成的经验进行综合分析。例如：护士看到病人身体上的红色，要么是某种食物的红色，要么是血液的红色，要么是红墨水的红色，需要与一定的具体事物相联系；护士对一个脓肿的知觉，不是颜色、硬度、大小、波动感的简单总和，而是应用知识经验将其作为一个整体并理解其意义。随着个体知识经验的积累，知觉逐渐变得更丰富、更精确、更富有理解性。而且，知觉在很大程度上依赖于人的主观态度，从而具有一定的倾向性。因此，感觉是知觉的基础，二者存在差异却又不可分割。

（二）知觉的种类

根据知觉对象的特性，可以把知觉分为空间知觉、时间知觉和运动知觉。

1. 空间知觉 是对物体空间关系的知觉。反映物体的大小、形状、方位、空间定向和距离等信息。正常的空间知觉是人与环境良好互动的前提，否则便无法生存。近年来，有研究发现海马所投射的大脑皮质中存在空间定位的"网格神经元"，可能是人体产生空间知觉的主要部位，因此，临床上相关神经元受损或发生退行性改变者，往往表现空间知觉障碍。

2. 时间知觉 是对客观事物和时间延续性与顺序性的知觉。主要反映事件发生的前后顺序、具体时间点、起止时间等信息。临床上中枢神经系统严重受损或发生退行性改变的患者，也可能无法准确分辨时间。

　　3. 运动知觉　是物体的运动特性直接作用于人脑并被认识的知觉。反映物体在空间的位移和移动速度。

（三）知觉的特性

　　1. 知觉的选择性　人们在知觉丰富多彩的客观世界时，总是有选择地把少数事物当作知觉的对象，其他事物作为知觉的背景，以便能区分并清晰感知一定事物，称为知觉的选择性。两歧图（图2-1）显示了知觉对象和背景既互相转换又相互依赖的关系。

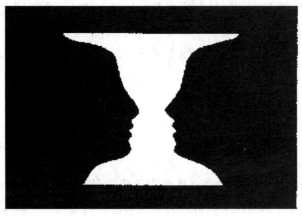

图2-1　两歧图

　　2. 知觉的整体性　人的知觉系统具有把个别属性综合成为整体的能力，从而反映客观事物整体与部分相互依存的关系，此即知觉的整体性。如图2-2。这幅图从客观物理的角度看，图形由一些不规则的线和面堆积而成，并不完整，但是我们可以从整体上将其视为一个黑色的三角形与一个白色边框的三角形重叠，然后又部分覆盖于三个白色的圆圈上。

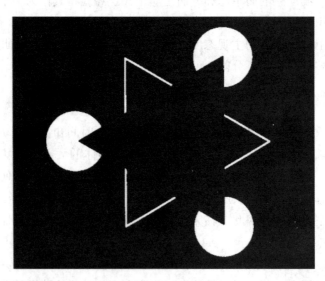

图2-2　知觉的整体性

3. 知觉的理解性　人的知觉与思维、记忆等高级认知活动密切联系，总是主动地应用曾经的知识经验对知觉的事物进行某种解释，赋予某种意义，此即知觉的理解性。如图 2-3 由不规则的点、线构成不完整的图形，但既往的知识经验却能将其赋义为"马"；又如影像专业的医生可以很快认识 X 线片上的病灶，而一般人却仅能看到单纯的黑白图像。

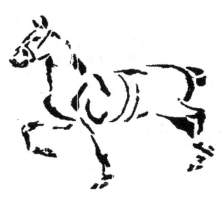

图 2-3　知觉的理解性

4. 知觉的恒常性　知觉的客观条件在一定范围内变化时，人对该对象的知觉在相当程度上仍保持相对不变的特性，称为知觉的恒常性。主要包括了大小恒常性、形状恒常性、颜色恒常性和亮度恒常性。图 2-4 是一扇从关闭到打开的门，尽管它们在视网膜上的投影形状各不相同，但看上去都是长方形的，体现了知觉的形状恒常性。知觉的恒常性有利于人正确而相对稳定地认识事物、适应不断变化的外界环境。

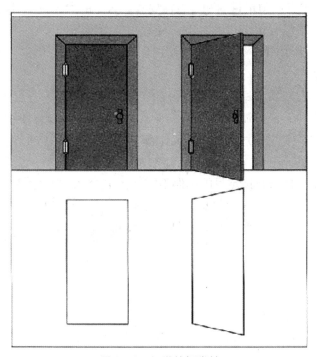

图 2-4　知觉的恒常性

三、注意

（一）注意的概念

注意（attention）指人的心理活动或意识对一定对象的指向和集中。注意是意识的一个属性，但不等同于意识。意识是觉醒状态下的觉知；是一种高级的心理功能；是由思想、幻想、梦、回忆等构成的心理状态。但目前尚无统一、完善的意识定义。注意就像意识的聚光灯，使感觉更清晰；作为外部信息进入主观世界的阀门，使中枢神经系统做好对各种刺激进行反应的准备。因此，注意是高级心理活动的必要条件之一。

指向性和集中性是注意的基本特性。指向性指心理活动具有选择某一事物为对象而忽略其他对象的特性。心理活动指向某一对象时，保持一定强度或紧张性称为集中性，即全神贯注。如护理人员进行心肺复苏的操作时，心理活动高度集中于病人的心率、呼吸和自己的动作上，与操作无关的其他人和物便被排除在意识中心之外。因此，人的注意力保持高度集中时，指向的范围同时缩小。可以说，指向性和集中性密不可分。

正是因为人有了注意力，所以对信息具备了选择能力，使之处于心理活动或意识的中心，以便能有效记录、加工和处理各种内外信息。

（二）注意的种类

根据注意过程中有无预定目的和是否需要意志努力的参与进行分类。

1. 无意注意 指没有预定目的、不需要意志努力参与的注意。无意注意一般是在外部刺激物的直接作用下，个体不由自主地给予关注的结果，因而不一定产生疲劳感。

2. 有意注意 指有预定目的、需要意志努力参与的注意。有意注意是一种积极主动、服从于当前活动、任务需要的注意，属于注意的高级形式，但因其需要持久意志努力的参与而常常导致疲劳感。我们工作和学习中的大多数心理活动都需要有意注意。

3. 有意后注意 指虽有预定目的，但不需要意志努力参与的注意。它是在有意注意的基础上发展起来的。有意后注意是一种更高级的注意，既有一定的目的性，又因为不需要意志努力参与而使个体不容易感到疲倦，对完成长期、连续的工作意义重大。

（三）注意的品质

1. 注意广度 注意的范围即注意广度，指的是人在同一时间内所能清楚把握注意对象的数量。一般成人在 0.1 分钟内只能注意到 8~9 个黑色圆点，或 4~6 个互不联系的外文字母。影响广度的因素主要有：注意对象的特点、活动的性质和任务、个体的知识经验。一般情况下，知觉对象越集中，相互联系的规律性越强，注意范围越大；反之则越小。个体知识面越广、经验越丰富，从事专业性工作者注意范围更大，如有经验的护士其注意广度大于刚进临床实习者。

2. 注意的稳定性　在一定时间内相对稳定地保持在注意对象上的特性称为注意的稳定性，是注意在时间上的特征。可以用一定时间内工作效率的变化来表示。影响注意稳定性的因素有三个方面：注意对象的特点、个体的精神状态和意志力水平。

3. 注意的分配　指在同一时间内把注意指向不同的对象和活动的能力。注意的分配在人的实践活动中有重要的现实意义。如教师边讲课边注意学生的课堂反应；学生边听课边记笔记。事实证明，注意的分配是可行的，人们在生活中可以做到"一心二用"，甚至"一心多用"。

注意的分配是有条件的：同时进行的几种活动至少有一种应是高度熟练的，同时进行的几种活动必须有内在联系。

4. 注意的转移　指根据活动任务的要求，主动地把注意从一个对象转移到另一个对象上。它不同于注意的分散。前者是根据任务需要，有目的地、主动地转换注意对象，为的是提高活动效率，保证活动的顺利完成。如上完一堂录像教学课，及时地把注意力转移到下节课的课程内容上来。后者是由于外部刺激或主体内部因素的干扰作用引起的，是消极被动的。注意的分散违背了活动任务的要求，偏离了正确的注意对象，降低了活动效率。

四、记忆

（一）记忆的概念

记忆（memory）是在头脑中积累和保存个体经验的心理过程。从信息加工的角度，记忆是人脑对外界输入的信息进行编码、存储和提取。人们感知过的事物、思考过的问题、体验过的情感或从事过的活动都可能在头脑中留下不同程度的印象，其中一部分作为经验可以保留相当长的时间，并在一定条件下复现。

（二）记忆的分类

1. 根据记忆的不同内容分类

（1）形象记忆：以被感知事物的形象为内容的记忆。

（2）逻辑记忆：以概念、公式、规律等为内容的记忆。

（3）情绪记忆：以体验过的某种情绪、情感为内容的记忆。

（4）运动记忆：以曾经的运动或活动为内容的记忆。

2. 根据记忆材料保持时间的长短分类

（1）瞬时记忆：当客观刺激停止作用后，感觉信息在一个极短的时间内被保存下来，也被称为感觉记忆或感觉登记。作为记忆的开始阶段，存储时间在 1 秒以内，形象鲜明、储存容量大，却容易消退。经过注意可转入短时记忆（图2-5）。

（2）短时记忆：是感觉记忆和长时记忆的中间阶段。在没有复述的前提下，大约保持15~30秒。其信息容量有限，大约7±2个单位。进行有意义的精细复述既是短时记忆存储的重要条件，也是转入长时记忆的方法，因为语义编码是长时记忆信息编码的主要形式（图2-5）。

（3）长时记忆：指信息保存时间在1分钟以上，甚至终生的记忆。其容量几乎无限大，信息的来源大部分是对短时记忆内容的加工，也可由于印象深刻而一次性获得（图2-5）。

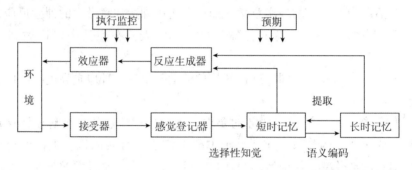

图2-5　三种记忆类型关系图

知识链接

内隐记忆

内隐记忆是近三十年来记忆研究领域最引人瞩目的成就。内隐记忆是指个体在无法意识的情况下，过去经验对当前任务与活动产生的无意识影响，又称为自动的无意识记忆。内隐记忆概念的提出是相对外显记忆而言的。所谓外显记忆是在意识控制下的记忆。

1974年，Warrington和Weiskrantz通过对遗忘症病人的研究发现，患者虽然不能回忆刚学过的词，但这些词仍然可以影响特殊测验任务的成绩。也就是说，人们既没有意识到自己的经验，也并未有意识地去提取，但这些经验却在特定的任务中表现出来。多项研究结果证实，学习的任务类型不影响内隐记忆的加工深度；随时间延长而发生的消退比外显记忆慢得多。

（三）记忆的基本过程

记忆过程包括识记、保持和再现三个基本环节，与大脑颞叶、海马、前额叶等及其神经回路有关。临床上，相关不同区域受损、退行性病变等都可能影响记忆的各个环节，表现不同形式的记忆障碍。被破坏的区域越大，记忆丧失越严重。

1. 识记　是个体识别和记住客观事物的过程，也就是外界信息输入大脑并进行编码的过程。识记是记忆的初始环节，要提高记忆效果，首先要有良好的识记，否则便无法保持或再现。根据有无明确目的，识记又可以分为以下两种：

（1）无意识记：是没有明确目的、不需要意志努力参与而形成的识记。主要用于积累个体的日常生活经验。

（2）有意识记：是有明确目的、需要意志努力参与而形成的识记。个体掌握系统的科学文化知识主要依靠有意识记。但近年来的心理学研究结论并不否认内隐记忆中的无意识记忆对学习、工作等社会实践的重要意义。

2. 保持 是对识记的进一步巩固，也就是把输入的信息牢固地贮存在大脑里的过程。保持是记忆的中间环节，有着重要的作用。没有保持也就没有记忆，但保持并不像保险柜里存放文件那样原封不动，而是富于变化的动态过程，其最大的变化是遗忘。

3. 再现 包括再认和回忆，是信息的提取过程，是记忆的最后环节。识记、保持材料的目的就是为了在需要时能够再认或回忆。再认是指识记过的事物或材料再次出现时能够准确辨认，是记忆成功的初级表现。回忆是指识记过的事物或材料不在眼前时能够在头脑中重现，是记忆成功的高级表现。例如选择题测试护理专业学生的再认，而问答题则测试知识能否被再现。

（四）遗忘

1. 遗忘的概念 遗忘和保持是一对矛盾。遗忘是指记忆的内容不能保持，以至于在一定条件下不能再认、回忆，或者再认和回忆时发生错误的现象。

2. 遗忘的进程及其影响因素 德国心理学家艾宾浩斯（H. Ebbinghaus）最早研究了遗忘的规律，绘制出了著名的遗忘曲线（图 2-6）。目前认为，影响遗忘进程的因素主要有以下几个方面：

（1）时间因素：艾宾浩斯提出，遗忘在学习之后立即开始，最初进展快，以后逐渐减慢。例如在学习 20 分钟之后遗忘就达到了 41.8%，而 31 天之后为 78.9%（图 2-6）。

（2）识记材料的数量与性质：在学习能力相同的前提下，识记材料越多遗忘越快；无意义的材料较有意义的材料遗忘快。因此，学习时应加强理解，并根据材料的性质确定学习的数量，勿贪多求快。

（3）学习程度：对识记材料没有一次能无误背诵称为低度学习；如果达到背诵之后再学习一段时间则为过度学习。低度学习遗忘较快，但要适度，否则造成时间和精力的浪费，还要注意学习的方法。减少遗忘的首要条件是及时复习，根据识记材料的性质、数量确定复习间隔的时间，进行分散复习比持续的集中复习遗忘慢。同时，阅读和重现交替进行可减慢遗忘进程、减少遗忘。

（4）识记材料的系列位置效应：最先与最后呈现的材料在回忆时较容易回忆，遗忘少，中间部分遗忘快。因此要加强对中间材料的学习和复习。

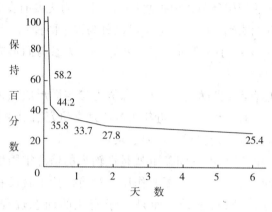

图2-6 艾宾浩斯遗忘曲线

五、思维与想象

(一)思维的定义

思维(thinking)是指借助语言、表象或动作实现的对客观事物概括的间接的认识,是认识的高级形式。通过思维可以揭示事物的本质特征、内部联系及其规律性,并主要表现在概念形成和问题解决的活动中。

(二)思维的形式

思维的基本形式包括概念、判断和推理。通过思维形式可以对事物进行分析、综合、比较、分类、抽象、概括等心智操作。

1. 概念 指人脑反映事物一般的和本质的特征与联系的思维形式。概念是人类在社会历史发展进程中逐渐形成的。随着社会的发展和实践范围逐步扩大,概念也在不断地发展和变化。人们掌握了概念,认识就能超越感知觉,透过现象认识其本质。例如:护理学生通过学习,掌握了某种疾病的相关概念,便能认识该类患者的病因、诊断、防治和护理。

2. 判断 指对思维对象做出肯定或否定结论的思维形式。往往由概念组成,以语词形式进行表达。包括肯定判断和否定判断,直接判断和间接判断等。判断不仅反映思维过程,而且也表现出人对事物的评价、愿望,并伴随一定的情绪、情感体验。例如,经验丰富的临床护士可以根据疾病的相关概念,界定某位患者的个体情况,做出是否采用某种护理方法的评判。

3. 推理 指在头脑中根据已有的判断,经过分析、综合获得新判断的过程。必须包含前提和结论两个部分。前提是人在推理过程中所运用的判断;结论则是人在头脑中经过推测、验证得到的新判断。因此,推理本质上属于问题解决的范畴。例如:某位患者对治疗存在疑虑,护士通过沟通可能得出判断,主要因为其对该病缺乏认识,这就是前提,然后推测,通过耐心、通俗的解释可以消除其内心矛盾,进而得出新的判断,也就是结论。

（三）思维的种类

1. 根据思维的凭借物分类

（1）动作思维：指通过实际操作解决直观、具体问题的思维过程。例如，护士为患者穿刺静脉时，看到静脉较细且塌陷，就会用手轻拍或者另寻一根静脉进行操作。

（2）形象思维：指个体利用头脑中具体形象（表象）来解决问题。形象思维主要表现在学龄前期，这个时期的儿童主要运用具体形象进行思考，思维活动受具体知觉情景的影响。如儿童计数时要通过手指或者桌上的水果来进行。

（3）抽象思维：也称逻辑思维，是指个体运用抽象的概念、理论知识，经过逻辑推理解决问题。它是人类特有的复杂而高级的思维类型。较发达的抽象思维能力往往在青年后期确立。哲学家、科学家总结出规律，推导出法则定理等都是抽象思维。

2. 根据解决问题时的思维方向分类

（1）聚合思维：又称为求同思维。指思维朝一个方向聚敛前进，从而形成唯一的、确定的答案。

（2）发散思维：又称为求异思维。指思维朝各种可能的方向扩散，不拘泥于一种方法，得到多种合乎条件与逻辑的答案。

3. 根据思维的创新性分类

（1）常规思维：指用惯常的方法来解决问题的思维。常规思维有利于解决经常出现的相似问题，可以减少时间和精力的消耗。但这种思维缺乏创造性，在解决新问题时往往存在阻力。

（2）创造性思维：指打破常规、创造新条件与新方法解决问题的思维。创造性思维在科学发明、社会改革中有极为重要的作用，能够解决那些没有固定方法、没有现成答案的新情况、新问题。

（四）想象

1. 想象的概念 想象（imagination）是人对头脑中已有表象（具体形象）进行加工改造，形成新形象的过程。想象的基础是表象，但不同于表象，是一种高级的认识活动。

2. 想象的种类 根据想象活动是否具有目的性，可以把想象分为无意想象和有意想象。

（1）无意想象：也称为不随意想象，是一种没有预定目的、不自觉地产生的想象。它是在某种刺激作用下，不由自主地想象某种事物的过程。梦是无意识想象的特殊形式，是个体在睡眠状态下的一种漫无预定目的、不由自主的奇异想象。

知识链接

梦的基本事实

1. 所有的人都做梦吗？

答案似乎是肯定的。有些人尽管做过梦，但醒来就记不得了。对脑电图的研究记录表明，每个人在睡眠中都会有快速眼动阶段，这一阶段通常和梦境相联系。那些通常认为自己不做梦的人，如果在快速眼动阶段叫醒他，通常都会报告正在做梦。

2. 梦的时间有多长？

很多人认为，梦只是一瞬间的事。事实上在你做梦时，你觉得有多长它就有多长，梦持续的时间和你感觉的时间是一致的。

3. 身外之事能否成为梦的一部分？

能。当志愿者处于快速眼动睡眠时，如果将水洒到他的身上，在醒来后他会报告说梦到了水。

4. 梦能预示未来吗？

也许能，不过没有证据支持这一观点。

5. 梦是潜意识愿望的表达吗？

很多人认为是这样的，但是现在还没有令人信服的科学依据支持这一观点。

(2) 有意想象：是按一定的预定目的，自觉进行的想象。在有意想象中，根据想象内容的新颖程度和形成方式的不同，可将有意想象分为：①再造想象，即根据言语的描述或图样的示意，在人脑中独立地创造出新形象的过程；②创造想象，即根据一定的目的、任务，运用已积累的表象，在头脑中独立地创造出新形象的过程；③幻想，即指向未来，并与个人愿望相联系的想象，是创造想象的特殊形式。

第二节　情绪与情感过程

一、情绪与情感概述

情绪和情感（emotion and feeling）是个体对客观事物的主观体验及其反应，这种反应主要包括外部表现和生理唤醒。

情绪的外在表现形式是表情，包括面部表情、言语声调表情和身段姿态表情，其中又以面部表情为主。面部表情是通过面部肌肉运动向脑提供感觉信息，引起皮层皮下中枢的整合活动，产生情绪、情感体验。表情对儿童的认知和社会性发展，以及对成人的人际交往意义重大。

新生儿一个月内就有了愉快、痛苦的面部表情，这种最初的反应具有反射的性质。

例如，母亲哺乳引起婴儿食欲满足的情绪反应；爱抚引起欢快、享受的情绪反应等。随后发生的社会性情绪反应就带有体验的性质，且逐步形成情感。例如，婴儿对母亲产生依恋感。但是，情感常常需要通过具体的情绪表现出来。如护理人员热爱医疗事业的情感，常常通过治愈病人后的欢欣鼓舞、获得患者认可时的欣慰愉悦等情绪进行表达；而每当这些情绪出现时，又体验着爱岗敬业的情感。总之，情绪和情感既有区别又有联系（表2-1）。

表2-1　情绪和情感的区别与联系

区别与联系		情绪	情感
区别	与需要的关系	与生理性需要相联系	与社会性需要相联系
	形成特点	发生较早，是与生俱来的，为人类和动物所共有	发生较晚，是个体在社会化过程中逐渐发展起来的，是人类独有的
	具体表现	带有情景性、暂时性和冲动性，往往随情境改变或需要满足而减弱或消失	具有较大的稳定性、深刻性和持久性，是对事物稳定态度的反映
联系		相互依存、相互影响。情绪是情感的基础和表现形式，情感是情绪的深化和本质内容	

二、情绪情感的分类

（一）情绪的分类

1. 根据情绪性质分类

（1）快乐：指目标达到或需要获得满足后，紧张焦虑感解除时的主观体验。往往愿望满足的意外程度越大，体验到的快乐程度越高。

（2）愤怒：指目的和愿望不能达到，或者反复受挫、动机受阻而导致紧张感积累到一定程度的体验。

（3）恐惧：指企图摆脱、逃避某种危险情景时所产生的情绪体验。

（4）悲哀：指个体丧失重要客体（对象）之后所出现的主观体验。这些重要的客体包括渴望、追求的事物、人物或目标等。例如，临床上的癌症患者失去健康，家属因意外事故失去亲人等。

人类的情绪体验较动物更为丰富，以上四种基本情绪往往相互影响、叠加，派生出厌恶、羞耻、悔恨、嫉妒、喜欢、同情等诸多复杂情绪。

2. 根据情绪状态分类

（1）心境：人比较平静而持久的情绪状态称为心境（mood）。可持续几个小时、几周或几个月，甚至一年以上，且具有弥散性。弥散性是指人以同样或相似的态度体验对待一切事物，而非针对某一事物的特定体验。例如，人伤感时往往见花落泪、对月伤怀，即所谓"忧者见之则忧，喜者见之则喜""感时花溅泪，恨别鸟惊心"。例如，心态平和、愉悦的人，常常体验到成功、喜悦；倾向于紧张、忧虑的人，常常会焦虑、抑郁。心境产生的原因除了性格因素外，还受到事业成败、工作顺利与否、人际关系、机体健康程度、睡眠情况等的影响。保持积极、平和、愉悦的心境对护理人员顺利工作、实现自我十分重要。

（2）激情：激情（excitement）是一种强烈的、爆发性的、为时短促的情绪状态。这种情绪状态通常由对个人有重大意义的事件引起。激情状态下，人的认识活动范围往往缩小，仅仅指向与激情体验有关的对象，削弱理智而难于约束自身行为，无法准确、客观地评估行为的意义、后果，表现为冲动、鲁莽，生理唤醒程度也较高。但是，激情并非都是消极的。例如，护理人员经过艰苦卓绝的努力获得重大奖励时，可能兴高采烈、欣喜若狂，这种激情体验成为激励人上进的强大动力。

（3）应激：人对某种意外刺激所做出的适应性反应称为应激（stress）。应激的情绪反应主要为震惊和紧张焦虑，应对困难或持续时间较长则可能出现情绪低落。其主观体验形式、程度与人面临的情景刺激、对自己能力的评估有关。详见第五章第一节"心理应激"。

（二）情感的分类

情感与人的社会性需要密切相关，因此人的社会性情感主要有道德感、理智感和美感。

1. 道德感 指用一定的道德标准去评价人的思想、意图和行为时所产生的主观体验。道德标准具有历史性与社会性，如我国崇尚爱国主义、集体主义、见义勇为和互帮互助等。道德标准是经过家庭教养、学校教育与社会塑形作用而逐步内化为稳定、持久的道德观念，反映着人们的世界观、人生观和价值取向，并对人的行为产生持久而强大的推动力。当一个人的行为符合自己的道德标准时，就会感到自尊、自重，产生自豪感；当一个人的所作所为违背自己所秉持的道德标准时，就会矛盾痛苦，甚至丧失自尊感。显然，这种情感体验具有明显的自觉性，能对自己的行为产生调控和监督作用。

2. 理智感 指人在智力活动中，认识和评价事物时所产生的情感体验。例如：人们在探索未知事物时表现出的兴趣、好奇心和求知欲；在科学研究中面临新问题时的惊讶、怀疑、困惑和对真理的确信，以及问题得以解决并有新创见时的喜悦感和成就感，都属于理智感。强烈的理智感与积极参与智力活动密不可分，是人们从事学习和探索活动的动力。优秀的护理人员首先应具备对生命科学的探索欲望与兴趣，伴随治病救人的成功体验和掌握医学知识、护理技术后的愉悦感，进而树立追求真理的理智感，才能最大限度地从工作中感受到幸福。

3. 美感 指人用一定的审美标准来评价事物时所产生的情感体验称为美感。一方面，这种体验可以由客观景物引发。例如，桂林山水的秀丽、内蒙古草原的苍茫等使人体验到大自然之美；另一方面，人的容貌举止和道德修养也常能引发美感。例如，善良、纯朴、包容、豁达的品性使人体验到人性之美。美感往往伴随愉快的主观体验，进而形成对美的客体强烈的倾向性，所以，美感能驱动人的行为。但是，美感产生的前提是客观事物符合个体所秉持的审美标准。在现实生活中，由于人的价值追求和审美情趣多样化，界定美的标准多有不同。例如，有的人认为花好月圆是美，有的人却以丑木、怪石为美，有的人喜欢绚丽精致的美，有的人却喜欢悲壮苍凉之美。

三、情绪理论

（一）詹姆斯－兰格情绪理论

情绪可以激发行动，因此有学者提出，哭泣是因为难过，逃跑是因为害怕。但美国心理学家詹姆斯（W. James）却根据观察和实验指出，情绪就是对身体变化的知觉，即先有机体的生理变化，而后才产生情绪。当刺激作用于感官时，立刻引起身体变化，经由神经冲动传至中枢神经系统，最终导致某种情绪。例如，悲伤因哭泣而起，愤怒由打斗而生，恐惧乃战栗之果，高兴是因发笑而来。丹麦生理学家兰格（C. Lange）也认为，情绪是内脏活动的结果，并且特别强调情绪与植物（自主）神经系统、血管变化的关系。血管运动混乱、血管宽度改变，以及各个器官中血液量的变化是激情产生真正的最初原因。

总之，詹姆斯－兰格的情绪理论认为，刺激引发自主神经系统活动、产生生理状态的改变导致了情绪，这一结论获得了部分实验的支持。例如，人为操纵受试者的表情，受试者可以感受到相应的情绪。应用于心理治疗，形成大笑疗法、舞蹈疗法等。该理论揭示了情绪与机体的直接关系，但片面强调了自主神经系统的作用，忽视了中枢神经系统的调节功能，因此，后人将其称为情绪的外周理论。

（二）坎农－巴德理论

美国生理学家坎农（W. B. Cannon）对詹姆斯－兰格理论提出了三点疑问：①机体的生理变化在各种情绪状态下差异不大，据此难于分辨各种不同的情绪；②机体的生理变化受植物性神经系统的支配而变化缓慢，不足以说明情绪瞬息变化的事实；③机体的某些生理变化可由药物引起，但药物（如肾上腺素）只能使生理状态激活，而不能产生情绪。因此，坎农提出，外界刺激引起感觉器官的神经冲动，通过传入神经系统到达丘脑；再由丘脑同时向上传至大脑，产生情绪的主观体验，向下传至交感神经，引起机体的生理变化，如血压升高、心跳加快、瞳孔放大、内分泌增多和肌肉紧张等。这一结论获得巴德（Bard）的支持和发展。总之，该理论认为，情绪的中心不在外周神经系统，而在中枢神经系统的丘脑。

（三）情绪的认知理论

随着认知心理学的发展，从认知的角度解释情绪受到广泛关注。出现了阿诺德（M. B. Arnold）评定－兴奋学说、沙赫特（S. Schachter）－辛格（J. Singer）学说、拉扎勒斯（Lazarus）认知－评价学说。

20世纪50年代，美国心理学家阿诺德提出，情绪的产生是大脑皮层和皮下组织协同活动的结果，大脑皮层的兴奋是情绪行为的最重要的条件，因此，刺激情景并不直接决定情绪的性质；从刺激出现到情绪的产生，要经过对刺激的估量和评价；情绪产生的基本过程是刺激情景－评估－情绪。他认为，同一刺激情景因个体的评估不同，会产生不同的情绪反应：①评估结果有利则引起肯定的情绪体验，并企图接近刺激物；②评估结果有害则引起否定的情绪体验，并企图躲避刺激物；③评估结果无关则予以忽视。

20世纪60年代初，沙赫特和辛格指出，三个因素是特定情绪产生必不可少的因素：①个体必须体验到高度的生理唤醒；②个体必须对生理变化进行认知性的唤醒；③相应的环境因素。70年代，拉扎勒斯进一步把认知评价分为初评、次评和再评三个层次。

各种情绪理论假定了情绪的不同成分，试图从不同的角度阐释情绪产生的机制，这也成为心理学研究的热点。除了上述经典理论外，自1976年以来，也有以伊扎德（C. E. Izard）为代表的情绪动机－分化理论，他认为情绪是人格系统的组成部分，是人格系统的核心动力，并与认知、行为等建立联系，相互作用，保持人格各系统的平衡。

四、情绪与健康

情绪与心身健康关系密切。大量研究证实，情绪可以通过大脑影响认知、意志和生理功能。情绪对心率、血压、呼吸、肠蠕动、血管舒缩等生理活动有显著影响。正性的积极情绪，能保持人体神经、内分泌、免疫系统的动态平衡与协调，反之，则易导致各种心身问题或疾病。详见第六章"心身疾病"，兹不赘述。因此，我国古代医学早已提出"情志致病"理论，认为喜伤心、怒伤肝、思伤脾、忧伤肺、恐伤肾，临床防治疾病需从情绪入手。目前，在临床护理的心理诊断、心理治疗、康复心理和心理护理等各个环节均重视情绪，有心理学家把情绪称为"生命的指挥棒""健康的晴雨表"。

第三节　意志过程

一、意志的概念

意志（volition），指人自觉地确定目的，有意识地支配、调节行为，克服困难，实现预定目的的心理过程，可以通过行为表现出来，受意志支配的行为称为意志行动。意志具有引发行为的动机作用，是人类特有的高层次动机。一般可以把意志分为三个阶段：①确立目标；②制定计划，包括整体规划和实施细则；③执行计划，即采用一定的行为，同时进行必要的调整和修正，最终达成目标。

二、意志品质及其与健康的关系

意志力的强弱存在个体差异。一般情况下，具有优秀意志品质者目标明确、心态平和，遇到困难、挫折常常采取更为积极的态度，坦然面对、努力克服。这是维护身心健康、适应社会、人格完善的重要保障。

（一）意志的自觉性

意志的自觉性又称为独立性，是指个体不屈服于环境压力、不随波逐流，能根据目标要求、自我认识与信念独立做出决定、采取行动、执行决定、达到目的的品质，使意志的首要品质，贯穿于意志行为的始终。独立性与武断不同，能够广泛听取、吸收各种有益的意见、建议，并进行合理取舍。在执行阶段对各种反馈信息进行综合分析与反思，不断调整和修正。具有这种品质者独立自主但不盲目，具有较强的自我调控能力，对心身健康有利。

易受暗示性与独断性是与自觉性相反的意志品质。每个人都有受暗示性，但过度的易受暗示性导致人的决定和行动缺乏主见和信心，在他人的暗示下摇摆不定，难以达到目的。独断则导致人盲目自信，对他人的意见，即便是合理的建议、劝告也一概不理，一意孤行、固执己见。具有这两种品质者往往容易遭遇挫折，长此以往可能形成心理问题，甚至疾病。

（二）意志的果断性

意志的果断性表现为有能力及时采取有充分依据的决定，并且在深思熟虑的基础上去执行，往往更善于审时度势，对问题情境与是非真伪做出正确的分析、判断。具有这种品质者既果断又灵活机变，往往效率较高。而更多成功的体验可以增强自我效能感和自尊感，成为发展的强大动力。

优柔寡断和草率决定是与果断性相反的意志品质。优柔寡断让人遇事犹豫不决、患得患失、顾虑重重，因其在认识上常常分不清轻重缓急、过于矛盾纠结，即使执行决定也易三心二意。过于草率则相反，在没有辨明是非、不具备充分主客观条件的时候，便冲动决定而不负责任。这两种品质都是意志薄弱的表现，伴随明显的焦虑情绪、强烈的挫败感，对身心健康不利。

（三）意志的自制性

意志自制性又称为自制力，是指能够较少受到外界干扰而控制、支配自己行为以达成目标的品质，表现于意志行动的全过程。自制性体现为有效调控情绪、认知与行为，能清晰分辨并回避对达到目的有干扰的各种诱因。古往今来，成功者都具有一定的自制力。但是过于克制，容易自我压抑而过度焦虑、抑郁，有损身心健康，宜采取恰当的方式及时疏泄和调整，同时又保持趋近目标的动力。

任性和怯懦是与自制性相反的意志品质。任性意味着自我约束力差，不能有效调节自己的言行和情绪，行为冲动且常常受情绪支配。怯懦的人胆小怕事，遇到困难或突发状况便立刻惊慌失措、畏缩不前。这些意志薄弱的表现导致该类人要么焦躁不安，要么情绪低落，或者在两种情绪之间摇摆不定，形成人际关系困扰和各种心身问题。

（四）意志的坚定性

意志的坚定性又称为顽强性，即能够长时间坚信自己判断的合理性并坚持不懈地执行决定的品质，是最能体现人类意志的一种品质。所谓"锲而不舍，金石可镂"正是这种品质的体现。但坚定性伴随有身心的紧张状态，这种过分的或持续时间较长的紧张、焦虑对健康很不利。其实放松身心与坚定性并不矛盾，应学会以放松的心态从生活中积蓄能量，再投入到紧张的工作、学习中。

顽固执拗和见异思迁是与坚定性相反的意志品质。顽固执拗意味着有偏执的倾向，对自己的决定与行为不作理性评价，不考虑主客观条件而执迷不悟。见异思迁者动机、决定、目标容易动摇，常常跟着感觉随意更改，最终无所作为，导致自我评价降低，影响身心健康。

本章知识结构导图

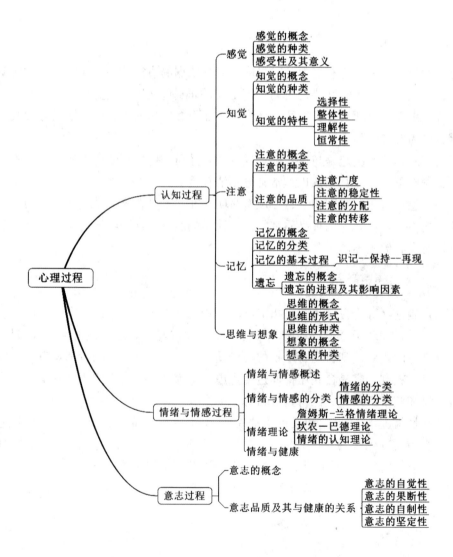

拓 展 阅 读

情 商

一、情商的概念

情商（Emotional Quotient）简称 EQ，又称为情绪智力。主要是指人在情绪、情感、意志、耐受挫折等方面的品质。情商通过测验可以量化评定，但目前尚无系统、权威、成熟的测试方案，通常根据个人的综合表现进行判断。

个体之间的情商并无明显的先天差异，更多受后天因素的影响。有研究发现，控制情绪的边缘系统受损者，虽然可以清晰并符合逻辑地推理和思维，但所做出的决定都非常低级。据此推断，大脑的思维部分与情感部分相分离时，大脑不能正常工作，健康的心理行为需要情感和逻辑部分协同活动。因此，情商伴随人的一生，与人际交往、社会适应、个人发展与成就息息相关，是近年来提出的与智力和智商相对应的概念，且已成为研究热点。有学者认为，情商的高低与童年期的教育培养方式密切相关。因此，培养较高的情商宜早不宜晚。

二、情商的表现

（一）高情商的表现

高情商意味着尊重所有人的人权和人格尊严，不将自己的价值观强加于他人。其主要表现有：①具有自动自发性；②目光远大；③情绪控制好，乐观、幽默；④积极认识自我；⑤有良好的人际交往技巧，能站在对方的立场和角度换位思考；⑥对自己有清醒的认识，能承受压力，能知难而上；⑦自信而不自满；⑧人际关系良好，与朋友或同事能友好相处；⑨善于处理生活中遇到的各方面的问题；⑩认真积极地对待每一件事情。

（二）低情商的表现

一般情况下表现为：易受他人暗示和影响，自己的目标不明确；善于自我原谅，能控制行为；能应付较轻的焦虑情绪；把自尊建立在他人认同的基础上；缺乏坚定的自我意识；人际关系较差。严重表现为：自我意识差，没有自信；无确定的目标，也不打算付诸实践；严重依赖他人，说话和做事时从不考虑别人的感受，经常大发脾气，处理人际关系能力差；应对焦虑能力差，生活无序，习惯抱怨；常常为自己的失败找借口，推卸责任，做事怕困难，胆小怯懦；心理承受能力差，受不了任何打击和挫折，悲观绝望。

三、提高情商的策略

(一) 培养处理消极情绪的能力

这是提高情商最基本的策略。最根本的方法是改变对于某件事情和特定人物的认知方式。不合理信念和负性自动化想法等是导致不良情绪的主要原因。详见第八章第二节"心理治疗的主要方法"。

(二) 提升有效应对心理压力的能力

体验、应对各种心理压力，处理现实问题就是完成适应与发展这一人生主题的过程。没有压力是不可能也无法想象的。Moos 和 Schaefer 在 1993 年首先提出了认知性与行为性应对，以及之后发展出的四大类八个亚型（表 2-2），其中认知与行为探索性有利于提高应对能力。

表 2-2 应对方式及其亚型

基本类型		亚型（询问方式举例）
认知应对	认知探索型	逻辑分析型（考虑过不同处理问题的方法吗?）
		择代型（遇到和别人同样的问题，怎样比别人做得更好?）
	认知回避型	忘记事件型（试图忘却整个事情吗?）
		转换目标型（想过另一个目标会有转机和希望吗?）
行为应对	行为探索型	寻求指导和支持型（与朋友谈论过这个问题吗?）
		采取行动型（制定计划并执行吗?）
	行为回避型	寻求新欢型（参加过其他新的活动吗?）
		情绪释放型（试过不停地喊叫直到筋疲力尽吗?）

(三) 训练解读暗示的能力

暗示是普遍存在于社会交往中的现象。对方的想法、情绪、动机常常通过语言的内容和说话的方式进行表达，对于外显的谈话内容容易辨识，但通过肢体语言、动作、表情等传递出来的态度信息往往较为隐晦，如对方目光游离、搓手可能意味着所交流的话题引起了对方的紧张、焦虑等尴尬反应。这种暗示是选择或改变交流方式的重要信息。

(四) 增强表达情绪的能力

人与人之间既相互联系又必须建立恰当的心理与现实界限。

1. 学会拒绝 当感觉十分痛苦、难于应付时，要让别人明白自己最在意什么、能做什么或不能做什么。如对方提出自己不能做或者违反规则、意愿的要求时，要明确说"不"，曲意逢迎只会增加自己的心理负担和他人的困扰。但是，向承受能力脆弱的人表达拒绝时，要注意态度和方式方法，从弱到强逐步递进，给对方足够的心理缓冲。

2. 在亲密关系中学会表达爱 在维护、增进母子、父子、伴侣、夫妻等亲密关系时，需要通过语言和行为直接表达。隐晦暗示、羞于启齿都是低情商的表现。

3. 在沟通中学会尊重 尊重意味着表达关心、共情、理解，但不强加于人。体现为对真理求同，对情绪、情感体验存异，首先接纳自己和对方的所有情绪反应，保持协商、温暖、同感的态度，在此基础之上再摆事实、讲道理，就容易达成共识。

（五）适度宣泄、升华不良情绪

每个人都有不良情绪，在遭遇挫折、遇到困难的时候都会感觉痛苦。精神分析心理学认为，这些不良情绪具有能量，不能被长时间压抑，终是需要出口。一个人痛哭、找信任的亲朋倾诉都是表达。有必要时，可以求助精神科和心理咨询师，在专业人员的引导下进行宣泄，同时进行一定的升华，详见第八章第二节"心理治疗的主要方法"。

目 标 检 测

一、名词解释

1. 感觉
2. 知觉
3. 注意
4. 记忆
5. 情绪和情感
6. 思维
7. 想象
8. 意志

二、填空

1. 根据获取信息来源的不同，感觉分为：_____，_____。
2. 注意的特征包括：_____，_____。
3. 根据记忆材料保持时间的长短，记忆可分为_____，_____，_____。
4. 根据注意过程中有无预定目的和是否需要努力的参与，可以把注意分为_____，_____，_____。
5. 记忆的三个基本环节是：_____，_____，_____。
6. 根据情绪的状态可以把情绪分为：_____，_____，_____。
7. 情感包括：_____，_____，_____。

三、单项选择题

1. 度量感受性大小的指标是(   )

A. 适应性   B. 感受阈限   C. 稳定度

D. 对比度   E. 灵活度

2. 儿童需要通过数手指来计算属于（　　）

A. 形象思维   B. 抽象思维   C. 逻辑思维

D. 动作思维   E. 以上都不是

3. 对某个应用题进行一题多解属于（　　）

A. 常规思维   B. 创造思维   C. 聚合思维

D. 想象   E. 发散思维

4. "感时花溅泪，恨别鸟惊心"属于（　　）

A. 认知   B. 应激   C. 心境

D. 激情   E. 推理

5. 提出情绪评定–兴奋学说的学者是（　　）

A. 阿诺德   B. 沙赫特和辛格   C. 拉扎勒斯

D. 坎农   E. 詹姆斯

6. 下列哪一项不属于知觉的特性（　　）

A. 整体性   B. 理解性   C. 恒常性

D. 适应性   E. 概括性

四、简答题

1. 简述思维的形式。
2. 简述影响遗忘进程的因素。
3. 简述情绪和情感的区别。
4. 简述意志品质及其与健康的关系。

第三章 人 格

【导学案例】

　　一贯做事风风火火而又细致耐心的小周以优异的成绩从卫生学校毕业，进入医院从事护理工作已经 3 年有余。她因为工作积极、认真细致、效率很高，获得领导、同事和患者的一致好评。小周从小接受严格的教育，自我要求较高，凡事都要查根究源，不容许自己有任何差错，学习中偶有失误便会自责不已。由于家庭贫困，她不得不放弃考理想医科大学的机会而选择就读卫生学校，这样提早工作可以减轻家庭负担。她每次想起颇感遗憾，但也没有太多怨愤之情。因此，即便她工作成绩突出，仍想重新去考本科，但是又舍不得离开自己最喜爱的临床护理工作，同时也考虑到辞职读书后断了经济来源，加之现在社会就业压力大，毕业后不一定能找到理想的工作岗位。左右为难近 1 个月之后，小周决定还是参加成人高考，在职攻读本科较为实际。但天有不测风云，最近，她父亲患病住院，既要照顾父亲又要轮班工作，晚上还要赶到考前辅导班听课，遂感力不从心，常常在课堂上打瞌睡，更加担心无法通过成人高考。有人劝她暂时放弃学习或者向单位请假，但小周不甘心，无法做出决断。最近，两门课测验不及格，工作中走神而差点导致医疗事故，遭到护士长的批评。明知不可能但还是常常幻想要是能够分身就好了，最后她出现烦闷苦恼、难于入睡、头昏、头痛，还数次因琐事与患者发生冲突，甚至对原来感兴趣的事物也逐渐没有了兴趣，时常垂头丧气，觉得自己真是失败。小周遭遇到了什么？表现出怎样的心理行为？与其人格是否有关？

　　思考问题

　　1. 什么是挫折和动机？

　　2. 内心冲突有哪些类型？

　　3. 什么是人格？人格与挫折反应有怎样的关系？

【学习目标】

　　知识目标

　　1. 掌握 人格、气质、性格、能力、需要、动机的概念，人格的形成、发展及其影响因素，挫折与内心冲突，气质类型的意义。

2. **熟悉** 马斯洛的需要层次理论，气质的类型及其特征，性格的结构。

3. **了解** 人格的特征，需要的分类，动机的种类，能力，自我意识。

能力目标

1. **熟悉** 能力及其发展的相关知识。

2. **熟练** 应用需要的相关知识理解患者的动机。

情感目标

1. 能够正确识别患者不同的人格类型，从而为其提供优质护理。

2. 能够应用心理学知识提高自我认识和应对能力，完善人格，正确对待挫折，有效处理各种不良反应。

第一节 人格概述

一、人格的概念

人格（personality），指一个人的整体精神面貌，是具有一定倾向性的心理特征的总和。人格主要由人格倾向性和人格心理特征两部分组成。人格倾向性主要反映人对事物的稳定的心理倾向和行为倾向，包括需要、动机、兴趣、理想、信念和世界观等，核心是需要。人格心理特征是人在心理过程中经常表现出来的稳定的心理特点，包括气质、性格和能力。

二、人格的特征

（一）整体性

人格是由各种稳定的心理特征和心理倾向组成的有机整体，其各个组成部分相互制约、相互联系。如果其中某一部分发生改变，其他部分也将随之发生改变。

（二）稳定性与可塑性

稳定性是指个体的人格特征具有跨时间和空间的一致性。但是人格绝不是终身不变的，当生活中遭遇一些重大事件或挫折后，往往在一定程度上会造成人格的变化，这就是人格的可塑性。因此，人格是稳定性和可塑性的统一。

（三）独特性与共同性

独特性是指构成人格的各种因素在每个人身上的组合方式和侧重点各不相同。如有的人知觉事物较全面，善于分析；有的人知觉事物较粗略，善于概括；有的人情感较丰富，而有的人情感较冷淡等。虽然如此，但人格也具有共同性。人格的共同性是指某一群体、某个民族或某个阶级在一定的环境中形成的共同心理特点。每个人正是因为独特性和共同性兼具，才构成了复杂的心理活动。

（四）社会性和生物性

人格是在先天的生物基础上，通过后天的社会作用逐渐形成起来的。因此，人格所具有的生物性是人格形成的物质基础，同时，在很大程度上又受到社会文化、教育和环境的影响，是生物性与社会性的统一。

三、人格的形成、发展及其影响因素

人格的形成与发展离不开先天遗传与后天环境的共同作用。人格形成的过程是在一定的社会文化背景下，通过与环境的相互作用，由自然人转化为社会人的过程。综合来看，后天环境主要通过家庭、学校、社会对人格产生影响。

（一）家庭因素

家庭是人所接触的第一个环境，是最早向儿童传播社会经验的场所。家庭的各种因素，例如家庭氛围、结构、教养方式、子女出生顺序及其在家庭中的作用等对人格的形成具有重大的塑形作用。

1. 家庭氛围 在家庭中，父母和子女关系最为密切，是婴幼儿接触和认识社会的桥梁。如果父母对子女是慈爱的，孩子就有安全感，生活愉快，待人和善，其心理就能正常发展；如果父母对子女的态度是冷淡的、敌意的，孩子就可能缺乏安全感，情绪不稳定，容易紧张和焦虑，产生情绪与行为问题。

2. 家庭教养方式 家庭教育方式可以分为三类。第一类是权威型教养方式，这类父母习惯支配孩子的一切。成长在这种教育环境下的人容易形成消极、被动、服从、做事缺乏主动性的人格特征。第二类是放纵型教养方式，这类父母习惯于溺爱孩子，长大后多表现出任性、自私、独立性差、唯我独尊等人格特征。第三类是民主型教养方式，这类父母更尊重孩子，给孩子一定的自主权，并进行积极正确的指导。成长在民主型教育环境下的人可以形成活泼、自立、善于交往、富于合作等一些积极的人格特征。

3. 家庭结构 家庭结构主要包括几代同堂的传统大家庭、核心家庭和破裂家庭。其中，破裂家庭对孩子的人格发展危害极大。研究发现，破裂家庭中的孩子常因幼时的情感缺失，以及缺少合理教育，而在人格发展上出现障碍。

4. 出生顺序 家庭中子女出生顺序及其在家庭中的地位和作用也会影响孩子人格的形成和发展。艾森伯格的研究认为，长子或独子具有更多的优越感。儿童在家庭中越受到重视，其人格发展越倾向于自信、独立。反之，则会形成盲从、依赖、优柔寡断、不善交际的人格特征。

（二）学校因素

儿童接受学校教育的时期是人格形成的关键阶段。在学校中不仅可以掌握一定的科学文化知识，而且也能掌握一定的道德标准，学会为人处事的方式，并形成自己的人格。通过学校的课堂教学，学生一方面掌握知识，另一方面培养良好的学习习惯、严密的组织性和纪律性。其次，班集体的互动合作对儿童人格的发展十分必要。在班集体中感受到温暖、被尊重的学生，往往更积极乐观，对生活充满信心；相反，遭到排斥、否定会形成敌意、自卑感等。

教师的榜样作用、期望和对学生的管理方式均影响学生的人格发展。勒温（K. Lewin）等人把教师管理学生的方式划分为三种类型：放任型、专制型和民主型。在放任型的管理方式下，教师不控制学生行动，不指导学生学习方法，并且经常迁就学生的要求，学生可能表现出无组织、无纪律的倾向。在专制型管理方式下，包办学生的一切学习活动，采取专制作风，全凭个人好恶对学生赞誉、诋毁，学生则可能表现出情绪紧张、冷漠或带有攻击性，教师在场时毕恭毕敬，不在场时秩序混乱缺乏自制性。在民主型的管理方式下，尊重学生的自尊心，重视学生集体的作用，根据客观情况进行表扬或批评，学生则更容易情绪稳定、积极、态度友好。另外，保持良好的同伴关系能够促进人格的健康发展。班级内人际交往正常的学生往往情绪更稳定，充满幸福感而乐于助人；反之，被孤立、疏远的学生因无法与大家融洽相处而感到失意，可能形成一定的人格问题或缺陷。

（三）社会实践

任何个体在社会中都能获得生存，因此在社会生存过程中不可避免地要从事一定的社会实践活动。而且，社会实践活动对个体人格的形成和发展起到重要作用。如登山活动可以培养个体顽强、坚毅的人格；抢险活动可以塑造个体敏捷、沉稳的人格；田间活动则可以锻炼个体勤俭、耐劳的人格等。长时间从事某种特定的实践活动，个体会按照社会对这种实践活动的要求不断强化自己的角色行为，从而相应地形成这种实践活动所对应的人格特征。

第二节　人格倾向性

一、需要

（一）需要及其意义

需要（need）是机体内部的一种不平衡状态，表现为个体对内部环境或外部生存条件的一种稳定要求。任何个体为了生存和发展，必须获取一定的事物、条件，如食物、睡眠、交往等，这种诉求反映在头脑中即成为心理和生理的失衡状态。当需要获得满足，这种不平衡状态暂时被消除；当出现新的不平衡时，新的需要便会产生。因此，需要是个体活动积极性的源泉，是人进行活动的基本动力。在一定范围内，需要越强烈，由它所引起的活动动机就越强烈。

（二）需要的种类

1. 按需要的起源分类 包括生理性需要和社会性需要。

（1）生理性需要：作为人类最原始的需要，又称为自然需要。主要由机体内部某些生理的不平衡状态所引起的对维持生命、繁衍后代有重要意义的需求。如饮食、睡眠、排泄、运动、休息等。

（2）社会性需要：是人类后天习得的，对维系社会生活、推动社会进步具有重要作用的需求。如劳动、交往和成就等。社会性需要反映了人类社会的要求，并随着社会生活条件的不同而有所不同。

2. 按需要对象的性质分类 包括物质需要和精神需要。

（1）物质需要：指物质产品，如衣、食、住、行等，并以占有这些产品而获得满足的需要。

（2）精神需要：指各种精神产品，如知识、道德、审美等，并以占有这些产品而获得满足的需要。

（三）马斯洛的需要层次理论

1954年，美国著名社会心理学家、人本主义心理学的创始人之一马斯洛（A. H Maslow）提出了需要层次理论，认为人类的基本需要可以分为5种：生理、安全、爱和归属、尊重与自我实现的需要。需要层次越低，力量越强，潜力越大，因此随着需要层次的上升，其力量逐渐减弱。

1. 生理的需要 包括空气、食物、水、休息和性。生理需要是人类最基本、最强烈的需要。如果生理需要得不到满足，人类将无法生存。

2. 安全的需要 包括对于稳定、安全、受保护、免受恐吓等的需要。如果生理需要相对充分地得到了满足，就会出现安全需要。

3. 归属和爱的需要 如需要朋友、爱人或孩子，渴望在团体中与同事间有深厚的友谊关系等。如果生理需要和安全需要都得到了很好的满足，归属和爱的需要就会产生。

4. 尊重的需要 包括自尊和受别人尊重两个方面。这类需要一旦不能满足，就会使人产生自卑感、受挫感、无能感。

5. 自我实现的需要 是个体不断地发挥自己的潜能，完成和自己的能力相称的一切事物的需求。自我实现是人类最高层次的需要。

二、动机

（一）动机的含义

动机（motivation）是促使个体从事某种活动或行动的原因。人从事任何活动都需要一定的原因，这个原因就是人的行为动机。动机的产生是内因和外因相互作用的结果。内因是人的各种需要，外因是那些能够满足需要的事物，又被称之为诱因。任何行为的动机都是在内因的基础上产生的，但仅有需要还不足以产生动机，只有在内因和外因（诱因）同时存在时，动机才会产生并付诸行动。

（二）动机的功能

动机的产生是为了满足某种需要或者实现某个目的。一般来说，动机具有三种功能：引发功能、指引功能和激励功能。

1. 引发功能　机体对某些刺激，尤其当这些刺激和当前的动机有关时，其反应更易被引发。例如，患者对医疗及其环境的相关刺激特别敏感，易引发个体寻求优质护理与治疗的活动。

2. 指引功能　动机使机体的活动针对特定的目标或对象。例如，在成就动机的支配下，南丁格尔放弃舒适优越的生活条件和婚姻而到艰苦的地方去从事护理工作。动机不同，活动的方向和它所追求的目标也不同。

3. 激励功能　当活动产生以后，需要动机针对特定目标维持这种活动，并调节活动的强度和持续时间，即对活动起到维持和加强的作用。如果活动达到了目标，动机促使有机体终止这种活动；如果活动尚未达到目标，动机继续发挥对活动的维持作用，或调整、转换活动方式以达到某种目标。

（三）动机的种类

1. 根据动机的起源分类　可分为生物性动机和社会性动机。前者与人的生理需要相联系，后者与人的社会需要相联系。

2. 根据动机内容的性质分类　可分为高尚的动机和卑劣的动机。这是从社会道德规范的内容上来分的，前者符合社会道德规范，后者违背社会道德规范。从国家的、民族的利益出发的动机是高尚的，而损人利己、损公肥私的动机是卑劣的。

3. 根据动机的影响范围和持续作用时间分类　可分为长远的动机和短暂的动机。前者影响范围广，持续作用时间久；后者只对个别的具体行动暂时起效。例如，一位护理院校的学生毕业后想成为一名优秀的护士，为救死扶伤做贡献。这个动机促使他努力学习护理专业的知识和技能，这种动机是长远的。如果仅仅为了考试得高分数、获得奖学金而努力学习，则是短暂的。

（四）挫折

动机受到干扰，被迫暂时放弃或完全受阻碍而体验到紧张并引起各种心理行为反应称为挫折，是生活、工作、学习过程中常见的心理现象。经历挫折，既导致人紧张焦虑、烦躁不安，甚至情绪低落、影响社会功能，又可以磨炼意志，培养良好的品质，提高适应能力。

1. 挫折后的内心冲突　形成动机的基础是需要，因此遭遇挫折意味着需要无法获得满足，常伴随内心冲突。主要包括四种类型：

（1）双趋冲突：即"鱼与熊掌不可兼得"，同时存在具有相同或相似吸引力的目标，但由于条件限制个体只有放弃其中一个才能解除矛盾。

（2）双避冲突：即同时面对两种威胁，只有接受其中一个才能避免另一个。

（3）趋避冲突：即同一目标的达成既可以满足个体的需要，但又具有一定的威胁性而进退维谷。

（4）双重（或多重）趋避冲突：即两个或者多个目标既有吸引力又分别存在排斥力。

2. 挫折后的反应

（1）焦虑：是最常见的挫折后反应。指没有客观现实对象，即目前威胁还未发生，却出现担心、紧张的不适体验。具有自我要求高、忧虑等人格特征者遭遇挫折后更易表现出焦虑。

（2）攻击：遭受挫折后出现愤怒情绪，会出现攻击行为。包括直接攻击和间接攻击。直接攻击的目标为导致挫折的人或物。一般情况下，对自己才能、权力、容貌等较自信者，多采用直接攻击。间接攻击为受挫后由于种种原因迫不得已把目标转向第三者（替代物），或者惩罚自己。一般情况下，对自己要求过高或自卑者，多采取间接攻击。

（3）退行：再现童年的心理与行为，主要表现以幼稚的方式应对挫折。如盲从、无主见、幻想等。个性懦弱、依赖者常常有此表现。

（4）固着：反复进行某种无效的活动却效率低下，明知行为无意义却控制不了，于是更加痛苦。固着和习惯不同，习惯往往会因行为无效而主动改变。个性固执、刻板者常常有此反应。

（5）冷漠：长期存在内心冲突、现实困难无法克服易导致无助、沮丧、失望，进而对外界事物和人物漠不关心、无动于衷，常常伴有自我效能感降低、兴趣减退、情绪低落、自责。具有自我要求高、抑郁倾向等人格特征的人常常在挫折后表现冷漠。

三、兴趣

（一）兴趣的含义

兴趣（interest）是指人们探究某种事物或从事某种活动的心理倾向。如果指向某种活动而非认识对象时，又称为爱好，如体育、绘画、书法等。兴趣以认识和探索外界的需要为基础，表现出积极的情绪反应和选择性态度，在个体的社会实践活动中发挥非常重要的作用，可以使人集中注意力，形成紧张并愉快的心理状态。

（二）兴趣的种类

兴趣的种类是多种多样的，一般从以下三个方面进行分类。

1. 物质兴趣和精神兴趣 物质兴趣主要指个体对物质生活（如衣、食、住、行等方面）的兴趣和追求；精神兴趣主要指个体对精神生活（如文学、艺术、自然科学，知识等方面）的兴趣和追求。

2. 直接兴趣和间接兴趣 直接兴趣是指个体对活动过程的兴趣。例如，有的护理专业的学生动手能力强，富于操作方面的创新性，喜欢实践各种护理操作，在操作的过程中，能够做到集中精力，表现出浓厚的兴趣，并有可能发现新技术。间接兴趣主要指个体对活动结果的兴趣。例如，有的护理专业的学生在实验室开放的时候练习各种护理操作，每当做完一项操作后，都会对自己取得的成果表现极大的兴趣。直接兴趣和间接兴趣是相互联系、相互促进的，如果没有直接兴趣，练习护理操作的过程就很枯燥、乏味；如果没有间接兴趣的支持，也就没有目标，护理操作的过程就很难坚持，因此，只有把直接兴趣和间接兴趣有机结合起来，才能充分发挥个体的积极性和创造性。

3. 个人兴趣和社会兴趣 个人兴趣是个体以特定的事物、活动及人为对象，所产生的积极而带有选择性的态度和倾向性。如在所有的基本护理操作中，有的护理专业的学生主要对注射情有独钟，认为练就高超的注射技术能够体现其价值。社会兴趣指社会成员对某一领域的普遍兴趣，反映了社会某一领域对社会成员的普遍需求。如男性对足球、驾驶比较感兴趣，而女性对服饰、居家、亲子教育比较感兴趣。

（三）兴趣的品质

一般来说兴趣有四种品质。

1. 兴趣的倾向性 如倾向于精神还是物质的内容，或者是倾向于高尚还是卑劣的内容等。

2. 兴趣的广度 有的个体兴趣狭隘，有的个体兴趣宽广。一般情况下，具有相对专一的兴趣，如护理工作，容易取得职业成就，但并不排斥兴趣宽广。因为兴趣宽广能获得广阔的视野和渊博的知识，能使工作更有创新性和创造力。

3. 兴趣的稳定性 个体可将兴趣长时间的保持在某些或某个对象上。只有具备了兴趣的稳定性，个体才可能在兴趣广泛的背景上形成焦点兴趣，使兴趣获得一定的深度。

4. 兴趣的效能 指兴趣对活动作用的大小。凡是对实际活动作用大的兴趣，其效能作用也大；而对实际活动作用小的，其兴趣的效能作用也小。

第三节 人格心理特征

一、能力

（一）能力的含义

能力（ability）是个体顺利完成活动所必须具备的，并直接影响活动效率的人格心理特征。个体要进行某项活动或完成某项任务，必须拥有相应的能力。如护理操作能力需要具备分析患者病情与心身条件的逻辑思维能力、器官组织定位的空间知觉力、操作步骤与动作的记忆力和人际交流沟通力等心理条件，不具备这些心理条件就难以从事护理活动，也就是不具备护理能力。为成功地完成某种活动，多种能力的完备结合称为才能。

（二）能力的分类

1. 按适用范围分类 可分为一般能力和特殊能力。一般能力是个体在不同种类的活动中都会表现出来的必备的基本能力，如抽象概括力、记忆力、观察力、注意力、思维力、想象力等。人类完成任何一种活动都离不开一般能力的发展。其核心是抽象概括力，如护理人员既可以在工作中抽象概括出护患沟通的一般规律，也能在生活中建立人际交往的必要法则。特殊能力又称为专门能力，是指个体仅在完成某种专门活动中才体现出来的必备能力，如数学家的微积分计算能力，护士的静脉穿刺能力等。

2. 按创造性分类 可分为模仿能力和创造能力。模仿能力是仿效他人的言行举止，并用与之相似的行为进行活动的能力，如护士需要观察、模仿教师的规范操作步骤与动作姿势，并能独立重现标准化操作行为，才能正式走上工作岗位。创造能力是创造新产品、新事物的能力，如文学创作、技术改进等。虽然护理工作有统一、系统的标准流程，但是细心观察，创立新观点、发展新技术，开展科学研究，既能提高自我能力又有利于推动护理事业的发展。

3. 按功能分类 可分为认知能力、操作能力和社交能力。认知能力是个体学习、理解、分析和概括的能力。它是完成各种活动所必备的心理条件，所以任何合格的护理人员都需要经过系统化的科学教育与考核。操作能力是个体操纵、制作和运动的能力。如护理人员的实践操作、科研实验能力等。社交能力是与他人相互交往、参加社会生活的能力，如管理能力、言语感染力等。因为有效的高质量护理以护患关系为基础，因此要求护士从学校、生活、工作、家庭的各个方面培养具备人文素养与科学严谨的表达、沟通态度和技巧。

（三）能力发展的个体差异

1. 能力发展类型的差异 能力是由多种不同的因素构成的，但是各种因素的发展具有不平衡性，因此人的能力发展存在一定差异。如有的人语言表达能力较强，有的人运动能力比较突出。另外，能力类型差异在性别上也有表现。研究发现，女性在机械记忆能力、模仿能力和形象思维能力等方面占有优势，而男性在空间想象力、创造能力和抽象逻辑思维能力等方面占有优势。护理人员应对自己与他人的能力差异有客观、准确的认识，并根据工作特点取长补短，不断发展自身能力。

2. 能力发展水平的差异 能力发展的水平差异主要是指智力发展的差异。对一般人群进行抽样调查和统计分析结果显示，智力在全人口中的表现呈正态分布：两侧超常智力和弱智的人少，中间的中等或接近中等智力者较多。

3. 能力表现早晚的差异 个体能力发展有早有晚。有些人在童年期就表现出某方面优异的能力，被称为"神童"。有些人的才能表现较晚，常被称为"大器晚成"。人的能力表现虽有早晚差异，但就多数人而言，中年时期是成才或出成果的最佳年龄。

（四）影响能力发展的因素

1. 遗传因素 遗传因素对能力发展有极为重要的影响，是能力发展的物质前提。研究表明，遗传关系越近智力越相似。

2. 环境因素 环境是存在于人的周围而不依赖于意识的客观现实。大多数人的遗传素质相差不大，能力发展的差异主要受后天环境的影响。如个体早期经验、家庭和学校教育等。

3. 实践活动 实践活动是能力发展的重要基础。人的能力是在主体的实践活动中得到发展的。实践活动的性质不同、广度和深度不同，形成的能力不同。

4. 自我效能感 自我效能感是个人对自己从事某项工作所具有的能力的主观评价。它是影响能力发展的一个重要的主观因素。自我效能感强的人认为只要努力，能力就能发展；自我效能感差的人，常低估自己的能力，不敢尝试，阻碍其能力的发展。

5. 人格品质 优良的人格品质是能力发展的重要心理因素。许多研究表明，高尚的动机、浓厚的兴趣、顽强的意志等是促进能力发展的重要条件。

二、气质

（一）气质的含义

气质（temperament）是指心理活动表现在强度、速度、稳定性和灵活性等动力性质方面的心理特征。气质相当于我们日常生活中所说的脾气、秉性或性情。

心理活动的动力特征既表现在人的感知觉、记忆、思维等认识活动中，也表现在人的情感和意志活动中，特别是在情感活动中的表现更为明显。如一个人言谈举止的敏捷性、思维的灵活性、注意力集中的程度、情绪产生的快慢和强弱程度、情绪的稳定性和变化的速度、意志努力的强度等，都是个体心理活动动力特征的表现。

（二）气质的生理基础

自古以来，人的气质问题就受到普遍关注，许多学者先后研究了气质的生理基础。如我国古代学者分析了气质与"气"的关系；古希腊和古罗马医生将气质和人的体液联系在一起；德国精神病学家和美国心理学家认为，人的气质和体型之间有着某种联系；伯曼（I. Berman）则认为，人的气质特点由内分泌活动决定，等等。现代心理学则认为，气质与高级神经活动类型关系密切，并以俄罗斯生理学家巴甫洛夫的高级神经活动类型学说作为气质的主要生理基础。

1. 高级神经活动的基本特性 高级神经活动有两个基本过程：兴奋过程和抑制过程。兴奋过程用来发动和加强有机体的某些活动，而抑制过程正好相反，用来停止或减弱某些活动。这两个神经过程有三个基本特征：神经活动过程的强度、平衡性和灵活性。

（1）神经活动过程的强度：指神经细胞能接受的刺激强弱程度以及神经细胞持久

工作能力。神经活动兴奋过程强者，在强烈刺激的作用下仍能形成条件反射，并能保持已经形成的条件反射；兴奋过程弱者，在强刺激作用下难以形成条件反射，甚至抑制或消除已经形成的条件反射。抑制过程强者可长时间忍受持续不断的内抑制，而抑制过程弱者只能忍受较短时间的内抑制。

（2）神经活动过程的平衡性：指兴奋和抑制两种过程的力量是否均衡，有平衡和不平衡之分，且不平衡又有兴奋占优势和抑制占优势两种情况。

（3）神经活动过程的灵活性：指兴奋和抑制两种过程相互转化的难易程度，有灵活和不灵活之分。

2. 高级神经活动的基本类型　高级神经活动的两个基本过程及它们的三个不同特性可以有不同的组合，如神经活动的强、平衡、灵活的组合；强、平衡、不灵活的组合等等。这些组合构成了高级神经活动的不同类型。巴甫洛夫通过大量实验确定构成高级神经活动的四种基本类型：

（1）强而不平衡型（兴奋型）：这种类型的人容易兴奋、易怒且难以自制。

（2）强而平衡、灵活型（活泼型）：这种类型的人活泼、反应较快，能很快适应变化的环境。

（3）强而平衡、不灵活型（安静型）：这种类型的人沉静而行动迟缓。

（4）弱型（抑制型）：这种类型的人经受不了强烈刺激，但有较高的感受性，是一种胆小而神经质的类型。

3. 高级神经活动与气质类型

高级神经活动的四种基本类型分别对应四种气质类型，即兴奋型对应胆汁质，活泼型对应多血质，安静型对应黏液质，抑制型对应抑郁质（表3-1）。

表3-1　高级神经活动与气质类型

神经过程的基本特性			高级神经活动类型	气质类型
强度	平衡性	灵活性		
强	不平衡	灵活	兴奋型	胆汁质
强	平衡	灵活	活泼型	多血质
强	平衡	不灵活	安静型	黏液质
弱	不平衡	不灵活	抑制型	抑郁质

（三）气质的类型及主要特征

1. 胆汁质　具有很高的兴奋性，心理活动能快速爆发。在情绪方面，无论是高兴或悲伤都表现得非常强烈、突发，但能很快平息下去。脾气暴躁冲动，好挑衅，态度直率，精力旺盛，行为外向，但思维不太灵活，理解问题有粗心大意、不求甚解的倾向。总体而言，其最主要的特点是反应迅速但准确性欠佳，性格直率但易粗暴，为人热情但易冲动。

2. 多血质　表情生动，容易变化，情感肤浅。思维反应灵活敏捷，但理解问题往往表面化。善于交往，易于接近，活泼好动，爱好广泛，但注意力和兴趣容易转移，工作热情并有效能，有一定的自制力。总体而言，其最主要的特点是敏捷灵活但持久性差，情感丰富但不深刻，接受能力强但常浅尝辄止。

3. 黏液质　平和安静，较少有情绪波动，很难看到大发脾气或开怀大笑，面部表情不生动，行为举止镇定而缓慢，沉默少语，不爱与人交谈。思维的灵活性较低，但考虑问题细致，很难改变旧习惯而快速适应新环境，注意力稳定，不容易改变其兴趣，有耐心，能自制。总体而言，其最主要的特点是反应缓慢但具有稳定性，沉着冷静但缺乏生机，踏实稳重但刻板淡漠。

4. 抑郁质　具有高度的敏感性，容易多愁善感，观察细心，感受性高，能体验和觉察一般人觉察不到的细节，容易疲劳，不能经受强刺激，很少在集体活动中表现自己，不喜欢抛头露面的工作，但工作起来非常细致，外表沉稳，不喜欢交际，有些孤僻，反应不够灵活，动作迟缓而显得无力。总体而言，其最主要的特点是外表温柔谦和但懦弱缄默，行动踏实谨慎但孤僻迟缓，情感体验深刻但敏感多疑。

现实生活中完全属于上述四种典型气质类型中任何一种的人较少，大多数人是中间型或混合型。因此，不要对任何人都对号入座，应该从实际出发，认真分析，区别对待。

（四）气质类型的心理指标

现代心理学通常在高级神经活动类型的基础上，用以下6个反映心理活动动力特征的指标来鉴定人的气质类型。

1. 感受性　指人的感觉器官对内外刺激的感觉能力，通常用感觉阈限的大小来衡量。它是神经过程强度特性的一种表现。

2. 耐受性　指人对客观刺激在强度和时间上的耐受能力。它通常表现在长时间保持高效率地从事某种活动时，心理活动的稳定性和坚持性等方面。它也是神经过程强度特性的表现。

3. 敏捷性　指心理过程和心理反应的速度，如反应时的快慢、思维、言语、动作、记忆的速度、注意转移的灵活程度等。它主要是神经过程灵活性的表现。

4. 可塑性　指个体根据外界环境的变化来改变自己适应性行为的程度，如人适应外界环境变化的难易，采取适应性行为的快慢等。它也是神经过程灵活性的表现。

5. 兴奋性　指情绪活动的易感性和情绪表露的程度，如情绪活动是否易于激起，情绪表露是否强烈等。它既是神经过程的强度特性的表现，也是神经过程平衡特性的表现。

6. 倾向性　指个体的心理活动和言行反应是表现于外还是表现于内的特性。向外者为外倾性，向内者为内倾性。外倾性的人心理活动常随外界刺激而变化，内倾性的人心理活动常随自己的心理状态而转移。外倾性是兴奋性占优势的表现，内倾性是抑制过程占优势的表现。

根据上述6种心理特性的不同，可对不同气质类型进行鉴定（表3-2）。

表 3-2　心理特性和气质类型

	胆汁质	多血质	黏液质	抑郁质
感受性	-	-	-	+
耐受性	+	+	+	-
敏捷性	+	+	-	-
可塑性	+	+	-	-
兴奋性	+	-	-	+
倾向性	+	+	-	-

注:"＋"表示关联程度高,"－"表示关联程度低。

(五)气质类型的意义

1. 气质的稳定性　每个人的气质类型主要由个体的高级神经系统所决定,而高级神经活动类型是先天形成的,因此气质具有天赋性。遗传素质相近则气质类型比较接近。个体的气质类型在一生中相对比较稳定,难以改变,"江山易改,禀性难移"就是这个道理。

2. 气质类型没有好坏之分　不同的气质类型仅使个体的行为带有某种心理动力的特征,而就心理动力特征而言无所谓好与坏。实际上,每一种气质类型都有其积极的一面,也有其消极的一面,不能武断地判断哪一种气质类型更好。如胆汁质类型的人精力旺盛,为人热情豪爽,但其脾气却很粗暴;多血质类型的人敏捷活泼,善于交际,但却容易缺乏耐心,难以全神贯注;黏液质类型的人做事认真,有条不紊,但缺乏激情;抑郁质类型的人细心敏锐,却敏感多疑。气质类型对于任何个体而言都是先天赋予的,没有选择的余地,重要的是充分了解自己,自觉地展示自己气质中的积极面,努力克服气质中的消极面。

3. 气质类型与个人成就无关　气质类型无好坏之分,不决定一个人智力发展的水平,也不能决定一个人成就的高低。这在现实生活中有大量的实例,如我国著名的文学家郭沫若属于多血质,数学家陈景润属于抑郁质。俄国诸多著名的文学家中,普希金是胆汁质,克雷洛夫是黏液质,而果戈理是抑郁质。因此,不同气质类型的人都有可能创造一番成就。

4. 气质类型与人才选拔　不同领域的工作任务对人的要求不同,特定职业或工作与人的高级神经类型及心理活动的动力特征之间有一定的适应性。因此,在人才选拔过程中,如能适当考虑气质类型与职业要求之间的关系,既有利于个人综合素质的发挥,又能提高工作效率。

5. 气质类型与健康的关系　心身医学认为,心理状况和身体健康之间相互联系、相互影响、相互制约、相互转化。一般来说,积极愉快的情绪能提高高级神经系统活动的能力,增强个体对生活和工作的兴趣和信心;消极不良的情绪会让人的心理活动失去平衡,甚至会导致疾病。

知识链接

不同气质类型与职业的关系

一般来说，胆汁质类型的人适合从事反应敏捷、热情豪放、突发性强和危险度高的工作，不适合做细心稳重的工作；多血质类型的人适合从事反应灵活、交际广泛而多样化的工作，不适合做踏实精细的工作；黏液质类型的人适合从事踏实稳重、细致刻板的工作，而不适合做灵活多变的工作；抑郁质类型的人适合从事操作精细、持久耐心的工作，而不适合从事反应灵活、处事果断的工作。

如果一个人的气质类型正好适合该工作的要求，工作起来会让人感觉得心应手，顺畅流利。如果气质类型与工作极端不适应，将有可能增加心理负担，带来烦恼，影响工作效率。

三、性格

（一）性格的含义

性格（character）是一个人在稳定的态度和习惯化了的行为方式中表现出来的人格心理特征。

性格是在社会生活实践中逐渐形成的，一旦形成就相对较为稳定，可以在不同的时间和情况下表现出来。但这种稳定性是相对的，具有一定的可塑性，并非形成之后就一成不变。随着生活经验的逐渐丰富、接受教育或者生活环境发生重大变化等，性格也会在一定程度上发生变化。

性格在人格的三个心理特征中，具有核心意义。相对而言，能力反映的是个体完成某种活动的可能性，其本身只有高低或大小之分；气质反映的是个体心理活动的动力特征，其本身只有积极或消极之分；而性格则反映个体"做什么"和"怎么做"，受到社会规范制约和评价，有好坏或善恶之分。日常生活中所说的"好人"或"坏人"，就是针对其性格来说的。同时，性格受社会历史文化的影响，有明显的社会道德评价意义，直接反映了一个人的道德风貌。因此，气质主要体现了人的生物属性，性格则更多地体现了人的社会属性。个体之间人格差异的核心是性格差异。

（二）性格的结构

一般认为性格的结构分为态度、理智、情绪和意志特征四个方面。

1. **性格的态度特征**　主要指一个人如何处理社会各方面关系的性格特征。人对外界客观现实总要给予一定的态度反应，而客观现实的多样性决定了人对现实的态度也是多种多样的。它包括对社会、集体、他人、自己、学习、劳动、工作以及生活等方面所表现出来的性格特征。有人热爱祖国，关心集体，具有社会责任感与义务感；有人假公济私，崇洋媚外，甚至卖国求荣；有人乐于助人，待人诚恳；有人冷漠、自私、虚伪；有人认真谨慎，勤劳节俭，富有创造精神；有人马虎粗心，拈轻怕重，奢侈浪费；有人严于律己，自强自尊；有人骄傲自大，自以为是；有人热爱生活，充满希望；有人意志消沉，得过且过等。

2. 性格的理智特征　指人在感知、记忆、思维、想象等认知过程中表现出来的性格特征。例如，主动观察或者被动观察；观察敏锐或者观察迟钝；善于独立思考或者人云亦云；善于分析、抽象或者善于综合、概括；记忆敏捷、过目不忘或者需反复记忆方能记住；想象丰富、奇特、富有创造性或者想象贫乏；想象主动、富有情感色彩或者想象被动、平淡寻常等。

3. 性格的情绪特征　指一个人的情绪对其活动的影响，以及对自己情绪的控制能力。主要表现在强度、稳定性、持久性以及主导心境等几个方面。强度主要表现为个体受情绪的影响程度和人的情绪受意志控制程度，如有人情绪体验强烈、易感情用事，有人体验微弱、易自制；稳定性主要表现为个体情绪的起伏和波动程度，如有人不论面对什么样的事情，都能沉着应对、泰然处之，有人在小事面前也会惊慌失措；持久性主要指情绪对个体身心各方面影响的时间长短，如有人情绪体验深刻、较难恢复平静，有人情绪变化较快、转瞬即逝；主导心境指的是个体长期、稳定的情绪体验状态，如有人乐观、有人悲观，有人受主导心境支配时间长，有人受主导心境支配时间短。

4. 性格的意志特征　指一个人对自己的行为自觉进行调节的特征。它主要表现在确定行动目标、对待困难以及调控行为等方面。如在确定行为目标时是独立的还是易受暗示的；是有纪律性的还是自由散漫的；是果断的还是优柔寡断的；是民主的还是刚愎自用的。或者在长期行动中面临困难时，是沉着镇定还是惊慌失措；是勇敢还是怯懦；是持之以恒、坚韧不拔还是见异思迁、半途而废。在对行为自觉调控方面，是自制性还是冲动性；是自觉主动还是盲目被动；是沉思性还是意气用事等。

第四节　自我意识

一、自我意识的概念

自我意识（self-consciousness）是指自己对自己的认识，包括自己的身高、体重等生理状况，能力、气质、性格等心理特征，自己与他人的关系以及自己在集体中的作用等方面的认识。

二、自我意识的特征

一般来说，自我意识具有以下四个方面的特征：

（一）意识性

指个体对自己与周围世界关系的理解和判断，是清晰且明确的。

（二）社会性

自我意识的产生离不开社会实践活动，因此自我意识的内容是个体社会属性的反映。自我意识到个体的社会角色，意识到个体在一定的社会和人际关系中的地位和作用，这是自我意识发展到成熟的标志。

（三）能动性

主要体现在个体能根据周围人的反映、社会的评价和自己实践所获得的信息形成自我意识，而且还能进一步的根据自我意识来调控自己的心理和行为。

（四）同一性

个体在不断发育发展的过程中，青年时期会形成相对稳定、成熟的自我意识，这种稳定的自我意识一旦形成，个体会对自己的基本认识和态度保持同一性，不会因个体实践的成败和他人的评价的改变而发生变化，从而使自己与其他人的个性区别开来。

三、自我调控系统

自我调控是自我意识里面的意志成分。自我调控主要表现为个人对自己的态度和行为的调控。它包括自我监督、自我检查、自我控制等。自我监督是个体以其良心或内在的行为准则对自己的言行采取监督的过程；自我检查是个体将自己的活动结果与活动目的加以比较的过程；自我控制是个体对自己的心理与行为主动掌握的过程；自我调控是自我意识中直接作用于个体行为的环节，它是一个人自我教育、自我发展的重要体现。

本章知识结构导图

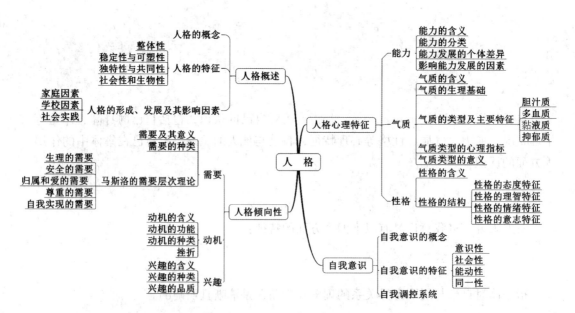

拓 展 阅 读

性格的类型

性格类型是指一类人身上所共有性格特征的独特集合。为了更有效地把握人的性格本质，可以按照某种分类原则和标准把人的性格分成几种不同的类型。但是由于性格自身的复杂性，对于性格分类的标准和原则尚未达成共识，以下介绍几种常见的性格类型学说。

一、以心理机能优势分类

英国的培因（A. Bain）和法国的李波特（T. Ribot）根据理智、情绪、意志三种心理机能在性格结构中所占优势不同，把人的性格分为理智型、情绪型、意志型。理智型的人常以理智对待周围发生的一切，用理智支配和控制自己的行为；情绪型的人常用情绪来体验一切，易受情绪左右，感情用事；意志型的人行动目标明确，积极主动，有较强的自制力。其实在生活中大多数人是属于混合型的。

二、以心理活动的倾向性分类

瑞士心理学家荣格（Carl G. Jung）根据个体力比多（详见第八章第二节"心理治疗的主要方法"）的流向来划分性格类型；力比多指向外部则属于外向型，其特点是活泼开朗，情感外露，善于交际，独立性强，容易适应环境的变化；力比多指向内部则属于内向型，其特点是沉默寡言，孤僻，交际面窄，反应缓慢，适应环境能力差。在现实生活中，绝大多数人都是兼有外向型和内向型的中间型。这种划分方式虽然过于简单，但在国外已被广泛地应用于教育、医疗、职业指导、管理等实践领域。

三、以价值观分类

德国教育家和哲学家斯普兰格（E. Spranger）根据人对待社会生活的价值取向，把性格类型划分为 6 种：①理论型的人以追求真理为目的，总是冷静而客观地观察事物，力图把握事物的本质，情感退到次要地位；②经济型的人以经济的观点看待一切事物，视经济价值高于一切；③审美型的人总是从美的视角来评价事物的价值，对实际生活不大关心；④社会型的人重视社会价值，有献身精神，以爱他人为人生的最高价值；⑤权利型的人有强烈的支配和命令他人的欲望，重视权利，以掌握权力为最高价值；⑥宗教型的人坚信宗教，富有同情心，以慈悲为怀，以信仰宗教为最高价值。

四、以行为模式进行分类

研究者根据某一类人群的性格特征和患病的关系，提出了三种行为模式，并以此将人的性格分为 A、B、C 三种类型。详见第六章第二节"心身疾病的发病机制"，兹不赘述。

实 训 项 目

气质类型问卷的使用

实训目的

1. 熟悉气质类型问卷的内容，掌握该问卷的测量、统计方法。
2. 能够熟练运用气质类型问卷对患者进行气质类型的分类。

实训用具

1. 气质类型问卷若干份。
2. 纸、笔、计算器。

实训评价

1. 教师根据学生参与度进行点评。
2. 教师根据学生对该问卷使用的掌握程度进行评价。

目 标 检 测

一、名词解释

1. 人格
2. 气质
3. 性格
4. 能力
5. 需要
6. 动机
7. 挫折

二、填空题

1. 人格倾向性包括：_____，_____，_____。
2. 人格心理特征包括：_____，_____，_____。
3. 气质的类型包括：_____，_____，_____，_____。
4. 性格的结构包括：_____，_____，_____，_____。
5. 兴趣的品质包括：_____，_____，_____，_____。

三、单项选择题

1. 首先提出需要层次理论的学者是(　　　)
   A. 弗洛伊德　　　　　　　B. 罗杰斯　　　　　　　C. 霍尔姆斯
   D. 塞里　　　　　　　　　E. 马斯洛

2. 不属于物质需要的是(　　　)
   A. 衣物　　　　　　　　　B. 食品　　　　　　　　C. 住房
   D. 交通　　　　　　　　　E. 知识

3. 不属于家庭对于个体人格影响的因素是(　　　)
   A. 家庭教养方式　　　　　B. 家庭结构　　　　　　C. 出生顺序
   D. 家庭氛围　　　　　　　E. 家庭所在城市

4. 不属于自我意识特征的是(　　　)
   A. 感受性　　　　　　　　B. 意识性　　　　　　　C. 社会性
   D. 能动性　　　　　　　　E. 同一性

5. 最常见的挫折后反应是(　　　)
   A. 固着　　　　　　　　　B. 冷漠　　　　　　　　C. 攻击
   D. 退行　　　　　　　　　E. 焦虑

四、简答题

1. 内心冲突包括哪几种类型？各有何特点？
2. 简述挫折后的反应。
3. 简述各种气质类型的主要特征及其意义。
4. 简述人格的形成、发展及其影响因素。
5. 简述性格的结构。

第四章　心理卫生与心理健康

【导学案例】

　　2013 年 4 月，上海复旦大学发生一起投毒案件，在社会上引起轩然大波。2010 级硕士研究生林森浩因琐事与室友发生纠纷，采用在饮水机内投毒进行报复，致室友黄洋中毒身亡。案发后，林森浩因故意杀人罪被判处死刑。

　　林森浩正在接受高等教育，是免试进入复旦大学医学院读研的"天之骄子"。为何会沦为杀人犯？更何况他与被害人并无深仇大恨。心理专家分析认为：林森浩存在明显的不健康心理。其投毒的行为与嫉妒、自卑、敏感、脆弱的性格缺陷、处理人际关系及情绪调节能力低下有关。具有该类特征的人在生活中一旦遭遇挫折便产生愤怒、怨恨、敌视等消极情绪，且长时间难以自行排解。一旦积累到一定程度，即使受到小事情或轻微的刺激，也很容易情绪爆发而行为失控。这个年龄阶段的人有怎样的心理特征？如何进行心理卫生指导？

　　思考问题

　　1. 什么是心理健康和心理卫生？

　　2. 心理健康的标准有哪些？

　　3. 各年龄阶段的心理特征和心理卫生是怎样的？

【学习目标】

　　知识目标

　　1. 掌握　心理健康的概念及其标准。

　　2. 熟悉　各年龄阶段的心理特征和心理卫生。

　　3. 了解　心理健康的影响因素。

　　能力目标

　　1. 熟悉各年龄阶段的常见心理卫生问题。

　　2. 熟练运用心理卫生知识，对各年龄段的人进行心理卫生指导。

　　情感目标

　　1. 提高面对心理卫生问题时进行正确指导的能力。

　　2. 能够正确面对护理工作中不同年龄阶段个体的心理问题，调整自己的心理状态，为患者提供优质护理。

第一节 心理卫生

一、心理卫生的概念

心理卫生（mental hygiene）又称为精神卫生，是维护、增强人心理健康的心理学原则与方法。通过心理卫生工作可以保持心理健康、陶冶情操，促进心理发展，培养健全的人格，最大限度地预防心理问题、心身疾病和精神疾病。

二、心理卫生的基本原则

（一）生理与心理统一原则

人是生理、心理的统一体，二者相互联系、相互影响。研究表明，长期不良的心理刺激会引起机体功能失调，甚至导致躯体疾病。同时，疾病又会明显导致心理行为方面的症状，如紧张、焦虑、恐惧等。因此，心理指导与躯体卫生保健应同时进行。

（二）个体与群体协调原则

个人生活于群体之中，自我发展和社会适应看似相互矛盾，其实并不冲突。虽然社会环境在一定程度上制约个人的发展水平，但也为个人提供丰富的物质与精神资源。而个体较高的心理健康水平与能力又能为良好社会环境的建构做出贡献。因此，既要提高家庭、学校、单位等群体的心理健康水平，又要重视个人心理保健，最大限度地促进二者的协调发展，这也是现代卫生工作的重要原则。

（三）理论与实践结合原则

心理卫生的原则与方法来源于人们的生活实践，而系统、完善的理论又为工作开展提供有力的保障和科学的指导。二者密不可分，因此仅有理论研究没有实践，或者在实践中缺乏理论依据，都不利于提高心理健康水平。

（四）防治与发展并重原则

早期的心理卫生工作重视精神疾病的矫治，随着心理学科理论研究逐步深入，应用领域不断扩展，心理发展、人格完善在预防疾病中的重要性得到了大家的普遍认可。

三、心理卫生的研究范畴

心理卫生研究范围随着社会的发展和科学技术的进步不断扩大，当前中国心理卫生的研究范畴主要包括以下四个方面：

（一）研究优生优育

从现代优生学和系统论的角度探索与怀孕、生育、教养密切联系的婚恋、家庭结构和关系，阐明其中的各种心理现象和心理动力，为心理卫生指导提供完善的理论和方法。

（二）研究各年龄阶段的心理卫生特点

探索人在各年龄阶段的心理特点、心理危机、发展需求及活动规律，建构关于人格健康发展的科学理论；实践并建立一套针对不同年龄阶段个体及环境的心理卫生方法，并在工作中不断修改、调整，促使情绪、认知、行为的指导原则和技术日趋完善。

（三）研究社会群体的心理卫生问题

探索群体性的心理卫生问题，分层次、针对性地为人们制定心理健康的标准、原则和方法，并以此为指导，采用科学、有效的方法构建良好的医疗、家庭、学校、工作环境，保障人们的心身健康与人格发展。

（四）研究心理卫生中个体的心理动力及其机制

心理卫生以个体积极参与、主动探索、努力实践为前提，否则一切探索终将成为空中楼阁。因此，研究个体的心理需求及其所激发的动机，阐明人们追求心理健康的心理动力机制，建立、健全激发自主性、主动性与积极性的方法，才能为心理卫生工作提供有力保障。

第二节 心理健康

一、心理健康的概念

20世纪以前，人们对健康的认识是没有躯体疾病。1948年，联合国世界卫生组织（WHO）定义健康为：不仅仅是没有疾病和虚弱现象，而且是一种身体上、心理上和社会上的完好状态。1989年，该组织进一步补充：健康不仅是没有疾病，而且包括了躯体健康、心理健康、社会适应良好和道德健康。

基于以上对健康的认识，将心理健康（mental health）定义为：心理内容正常、形式协调、反应与现实一致、社会适应良好、人格健全而相对稳定的状态。其包括三个层次：①最低层次的基本要求，即没有精神障碍；②较高层次，即能够有效地学习、生活、人际交往；③最高层次，即发挥自身潜能、促进自我价值实现、追求全面发展、健全人格。

二、心理健康的标准

心理健康的标准具有动态性和相对性，在不同的历史和时代背景下，不尽相同。

（一）我国学者提出的心理健康标准

1. 智力正常 智力低下导致学习、生活、工作和社会交往功能障碍而使发展受阻、难以适应环境，因此智力正常是心理健康最基本的条件和首要的标准。包括人的观察力、注意力、想象力、思维和实践活动能力等。

2. 人格完整 培养健全的人格是心理健康的最终目标，前提是气质、能力、性格、需要、兴趣和人生观等各要素完整齐备、统一协调。人格完整还意味着与多数相同年龄者保持相对一致，心理行为也与其扮演的社会角色相符合。

3. 情绪健康 情绪健康的主要标志是情绪愉悦、平和而稳定。表现为乐观开朗、充满希望、善于控制和调节自己情绪的能力。意味着情绪反应正常，既能克制约束又能适度宣泄而不过分压抑。

4. 人际关系和谐 人们在社会生活中，为寻求需要的满足而建立起来的彼此间心理关系，称为人际关系。心理健康的人乐于与人交往，能充分认识到人际交往的重要性及其作用，能够爱人也能被爱；能用尊重、信任、友爱、宽容、赞美等积极态度与人合作、分忧解愁、共同奋斗；既重视团体需要又兼顾个人价值的实现。

5. 有良好的意志品质 健康的意志品质主要表现为自觉性高、果断性强、自控力好等。详见第二章"心理过程"。

（二）心理健康的其他标准

美国心理学家马斯洛（Maslow）和密特尔曼（Mittelman）提出心理健康的10条标准：①有充分的安全感；②有良好的人际关系；③充分了解自己，并对自己的能力做恰当的估计；④生活的目标能切合实际；⑤与现实环境保持接触；⑥有从经验中学习的能力；⑦适度的情绪表达与控制；⑧在不违背团体要求的前提下，能进行有限度的个性发挥；⑨在不违背社会规范的情况下，能适当获取个人基本需要的满足；⑩能保持人格的完整与和谐。

知识链接

世界卫生组织提出的身心健康八个标准

五快：①食得快：有良好的食欲，能快速吃完一餐饭而不挑剔食物，这证明内脏功能正常；②便得快：一旦有便意时，能很快排泄大小便，且感觉轻松自如，在精神上有一种良好的感觉，说明胃肠功能良好；③睡得快：上床能很快熟睡，且睡得深，醒后精神饱满，头脑清醒；④说得快：语言表达正确，说话流利，表示头脑清楚，思维敏捷，心、肺功能正常；⑤走得快：行动自如而敏捷，证明精力充沛、旺盛。

三良好：①良好的个性：性格温和，意志坚强，感情丰富，具有坦荡的胸怀与达观的心境；②良好的处世能力：看问题客观现实，具有自我控制能力，适应复杂的社会环境，对事物的变迁能始终保持良好的情绪，能保持对社会外环境与机体内环境的平衡；③良好的人际关系：待人接物能大度和善，不过分计较，能助人为乐，与人为善。

三、心理健康的影响因素

(一) 心理因素

1. 认知　个体对事物的看法、评价、态度等认知方式是情绪反应与行为的最主要中介因素。详见第八章"第二节　情绪与情感过程"。

2. 情绪　认识世界的同时必定伴随各种情绪体验。持续的或剧烈波动的不良情绪损伤身心健康与社会适应。例如，长期消极、压抑的状态可导致心境低落、紧张焦虑而耗竭机体能量，而身体衰弱又反过来加重情绪困扰；激情状态所造成的意识缩窄常常造成行为失控、处置失当。因此，稳定而良好的情绪状态促使人感觉愉悦、应对积极。

3. 应对方式　应对方式指个体采用不同的方法处理各种应激源所导致的压力。若能准确估计自己的能力、采取积极应对方式，则能够克服困难，顺利度过危机而适应良好。若缺乏足够的心理准备或信心，消极应对，则易反复受挫而精神过度紧张，甚至失落、绝望。

4. 性格　不同的性格特征耐受挫折的能力也不尽相同，性格是影响认知、情绪反应和行为方式的最重要因素。性格开朗、意志坚强者时刻充满希望，对自己和前途有信心、情绪稳定、身心较为健康。性格敏感孤僻、意志薄弱者时刻充满焦虑紧张，对自己持负性评价，对前途感到迷茫而对健康不利。

(二) 环境因素

1. 自然环境　地震、泥石流、洪水等重大自然灾害，噪音、水体变质、空气污染、气候恶化等环境变化，会使人遭遇创伤性应激或丧失安全感，形成恐惧、焦虑、抑郁，甚至人格改变、心身障碍、精神疾病。

2. 社会环境　社会环境对人的影响是多方面的：①早年成长环境影响人格发展，对成年人的心理健康有重大影响；②文化变迁与价值取向的多元化易导致内心冲突，详见第六章"第二节心身疾病的发病机制"，兹不赘述；③社会动荡（如暴动、战争）、生活事件（如亲人死亡、失恋、家庭破裂）导致应激反应，详见第五章"第一节心理应激"；④面对挫折和困难，个人常常需要从亲朋、家人、同事那里获取一定的物质和精神帮扶，可以说，具备并能从这些社会支持中获得资源是应对压力、维护心理健康的重要基础，否则容易导致无助、绝望。

(三) 生物因素

1. 遗传　心理发展受遗传因素影响。有研究表明，精神疾病患者的亲属中发生同类疾病的概率明显高于正常人群，而且血缘关系越近发病率越高。

2. 生化　细菌或病毒感染、营养缺乏、放射线损害等可直接或间接损害大脑的结构与功能，引起心理异常。研究表明，孕期受到有害生物、化学因素的刺激可引起胎儿畸形，表现为智力发育迟滞、人格发展异常等。

3. **年龄**　不同年龄阶段有不同的心理健康问题，但青春期和更年期因生理上的剧烈变化而倍感不适，导致心理问题多发。如青春期同一性混乱、更年期心理失调等，严重影响人际关系和心理健康。

4. **性别**　不同性别的情绪问题有所不同。部分女性相对易受暗示，情绪可能摇摆不定；部分男性在社交过程中更爱面子，可能导致心理失衡。

第三节　各年龄阶段的心理特征和心理卫生

一、优生与胎教

采用各种措施预防缺陷儿，生育出心身健康的下一代，称为优生。优生是人类心身健康的基础，往往受多方面因素的影响。

（一）优生的基本条件

1. **正确选择配偶**　禁止近亲结婚。近亲婚育可导致下一代罹患脑发育障碍、遗传性疾病等，且血缘关系越近风险越大。

2. **婚前检查**　婚前检查是保证优生的措施之一。罹患遗传性疾病或缺陷者不宜生育，避免遗传。

3. **生育年龄的选择**　最佳生育年龄是 23～28 岁，受孕胎儿的生存率最高，流产率、死胎率、早产率、畸形率最低。因此，须避免因年龄过小生殖细胞发育不健全或年龄过大生殖细胞衰退而影响胎儿生长发育。

4. **孕前准备**　包括受孕前进行健康检查、调整环境、戒烟戒酒、储备合理的营养、增强体质等。

（二）妊娠期心理卫生

妊娠期母亲的生理、心理变化直接影响胎儿的发育。因此，母亲要积极创造有利于胎儿生长发育的良好生理、心理状态及其环境。

1. **合理膳食**　保证足够且合理的营养，防止营养不足或过剩。孕前三个月及孕早期适当补充叶酸可预防胎儿畸形。

2. **情绪稳定、心情愉悦**　孕妇的情绪对胎儿的生长发育有明显的影响。孕妇长期心理冲突、紧张焦虑易导致严重妊娠反应，甚至早产、流产、难产等。而且胎儿即便出生也可能易激惹、好哭闹，甚至出现消化功能紊乱。

3. **孕期四禁**　禁止滥用激素、四环素、磺胺等药物；禁烟酒；避免接触 X 线、农药等有害物质；防止严重感染。

4. **定期进行产前检查**　定期进行全面检查有助于掌握胎儿的生长发育状况，并及时发现各种遗传性疾病，为早期、及时干预提供必要的信息和依据。

（三）胎教

胎教（maternal impression）是有针对性地、积极主动地给予胎儿适当、合理的信息刺激，使之建立起条件反射，促进神经系统、躯体运动、感觉器官机能发育的方法。科学胎教对孩子出生后的心理适应、智能发育十分有利。

1. 常用的胎教方法

（1）音乐胎教：孕妇听明朗轻快的乐曲，并进行美好情景的自由联想，以调节情绪，达到心境平和、心旷神怡的境界，有利于胎儿发育。一般从孕 16 周开始，孕妇距音响 1~2 米，每天 1~2 次，每次 15~20 分钟，最长不超过 45 分钟。

（2）抚摸胎教：孕妇排空膀胱，平卧放松腹部，双手从上到下，从左到右，慢慢沿腹壁抚摸胎儿。一般从孕 24 周开始，每天 5~10 分钟，但早期有宫缩者禁用。

（3）光照胎教：在胎儿觉醒时，用装有 4 节 1 号电池的电筒紧贴腹壁有弧度地来回照射胎头方向，15~20 秒内照射一个来回为一次。第一次只进行一次，然后随着胎龄增加而逐渐增多，但总时间不超过 5 分钟。

（4）建立胎儿"乳名"条件反射：从受孕 5~6 个月起，给胎儿起个乳名。父母经常隔着腹壁呼唤胎儿的乳名，并通过问候、聊天、讲故事、朗诵诗词、唱歌等与胎儿做"亲子对话"，建立胎儿对"乳名"的条件反射。

2. 效果评定和记录　通过各种适当的、合理的信息刺激，可以促进胎儿各种感觉功能的良好发育。胎教过程中，孕妇最好将自身的感受详细地记录下来，如胎动频率的增减、动作的轻重、大概活动部位等。通过一段时间的训练和记录，孕妇可以总结胎儿对刺激是否建立起特定的反应或规律。

3. 注意事项

（1）刺激强度不宜过大，时间不宜过长，每天实施的次数不宜过多；使用听觉刺激时，音乐的声音不能太大，以孕妇感觉舒服为度。

（2）使用抚摸、拍打、轻弹胎教时，手法一定要轻柔，切忌用力过大、动作突然，有早产征兆者禁用。

（3）实施胎教应在胎儿觉醒且有胎动时进行，以免影响其正常睡眠。

（4）禁止使用强光，如 LED 强光手电筒照射胎教。

（5）怀孕中、后期，胎儿会对胎教做出反应。如轻柔的胎动后就安静下来，表示乐于接受；如用力蹬腿，提示其感觉不舒服，应该立刻停止。必要时求助专业医师。

二、儿童期的心理特征和心理卫生

儿童期包括四个阶段，是心身发展最迅速、可塑性最大的时期，也是知、情、意及人格形成的最关键时期，对其以后的心身发展具有持久而深远的影响。

（一）乳儿期

出生至 1 岁称为乳儿期。其中，出生至 1 个月又称为新生儿期。

1. 乳儿期生理心理特征　乳儿期是人类身心发育最快的时期之一。

（1）新生儿期的生活行为模式：人类新生儿先天具备一套稳定的生活行为模式，表现为睡眠－觉醒时对应性的"活动－啼哭"周期变化，是其每天最重要的生活方式。每天从睡眠状态中觉醒2~3小时，往往以啼哭作为标志。啼哭由生理需要引起，但具备增加社会交往需求的性质，成为最早信息交流的手段，唤起母亲对被控制的无条件接受，是控制成年人的最有力行为。新生儿清醒而安静的时候，观察周围，进行记忆和学习，是心理发展的时期。

（2）乳儿期的心理发展：神经系统的发育指数直线上升，从完全没有随意动作过渡到学会用手抓物和站立行走等随意动作，虽然动作不等同于心理，但是动作是心理发展最初的源泉，是其心理发展水平的指标。因此乳儿可以进行简单的交流；情绪情感逐渐丰富，具有愉快与否的体验，出现喜悦、愤怒、惊骇、厌恶等情绪，能理解大人说话的态度；形成对母亲最初的依恋感，是儿童早期情感社会化的开始。可以说，母子依恋关系是儿童建立人际关系的第一步，但是处于无差别的反应阶段，即对人不加区分地积极反应，喜欢所有人。

2. 乳儿期心理卫生

（1）合理对待新生儿的生活行为模式：新生儿何时睡、何时醒，无须父母指导和干预，对啼哭不要太紧张或手足无措，但要及时喂乳。如果睡眠不规律，既可能是躯体问题的征兆，也可能与父母关系及其创造的养育环境有关，必要时可求助专业医师。

（2）保证充足的营养：充足的营养，特别是蛋白质和核酸，为神经系统的正常发育提供物质基础，也是心理发展的物质前提。提倡母乳喂养，不仅意味着乳儿从中获取丰富的营养和抗体，更是获取母爱的重要方式。精神分析学派曾提出，乳儿的口唇与母亲乳房的接触满足了其生理需要的同时，也获得了安全感。研究表明，乳儿缺乏母乳喂养，其智力发展程度和情绪稳定性都相对较低。但遵循定时、定量的喂养方式，可养成良好的饮食习惯。

（3）满足情感需要，形成依恋感：母亲需尽一切可能地给予乳儿照顾和关怀，建立生存与心理发展所必需的安全感，是未来信任感形成的前提，否则易导致人格缺陷、障碍，甚至精神病性障碍。为此，母亲对乳儿发出的一切信号应给予积极的应答；经常性地通过笑、说、爱抚表达积极的情感，其中更强调通过亲昵、拥抱、抚摸等满足其"皮肤饥饿"。

（4）通过综合刺激，促进认知发展：母亲须有意识地创造各种适宜的情景，为乳儿提供适量的视、听、触觉刺激。主要包括：①感官训练，即经常给乳儿的眼、耳、鼻、舌、皮肤等以适宜的刺激，如不同的颜色、不同音调但愉悦的语言等，以增强其反应性，促进大脑发育；②动作训练，即从出生后4个月开始，让乳儿练习俯卧、翻身、用手抓物，6个月时训练坐，7~8个月时训练爬行，9个月时训练站立等动作，促进大脑、小脑发育和心理发展；③语言训练，即从出生后3个月起，逗引孩子"咿呀"发声，经常对其说话等，促进语言能力的发展。

（二）婴儿期

1~3 岁称为婴儿期。

1. 婴儿期心理特征

（1）口头语言的发展：从简单、连续发音到学话，3 岁时可以基本掌握母语的全部发音；1~1.5 岁掌握第一批的 50~60 个词汇，3 岁时可达到 1000 个左右；语言表达从单词句到多词句，但没有明确的意义和指向；自我意识开始出现，初步学会最简单的自我评价。

（2）动作发展较快：学会了独立行走、穿衣、拿勺吃饭等，扩大了探索范围，获得探究环境的新手段和主动权。可以说，通过动作促进了认知与社会交往能力的发展。

（3）认知发展迅速：能区分基本的颜色；能辨别词的声调，能听懂音乐的节奏；有一定的空间和时间知觉，能辨别上下、远近方位和时间早晚。

（4）情绪情感进一步发展：开始出现较复杂的情感体验，标志是社会性微笑与哭泣，喜欢与自己亲近的人交往，有了羞耻感、同情感、嫉妒心，并体验到分离性焦虑。

（5）社会性依恋进一步发展：有选择地对人做出反应，从无差别阶段发展到有差别阶段。相对其他家庭成员和熟人，更加偏爱母亲，并且逐渐形成与母亲特殊的更加紧密的情感联结。至 3 岁左右发展出互惠互利的反应，能把母亲当作伙伴；能理解母亲离开有其自己的原因；相信母亲是爱自己的，接受母亲的暂时离开并确信其肯定会回来。

2. 婴儿期心理卫生

营养、睡眠和安全感的满足仍然是婴儿期心理卫生的重要目标，但有别于乳儿期"尽其可能予以满足"的方式。

（1）科学断奶：断奶作为婴儿遇到的一次较大挫折，常引起强烈的心身反应，要妥善处理。既要避免创伤，又必须要为分离、成长打下良好的基础。因此，要做好断奶的准备，循序渐进，选择合适的时间、方式与季节。一般情况下，从乳儿期的 4~6 个月开始，母乳喂养的同时，便开始添加必要的辅助食品，既保证摄入充足的营养又可逐渐减少喂奶次数，直至最终断奶。

（2）建立安全型母子依恋关系：艾斯沃斯（M. Ainsworth）把依恋关系分为 3 种类型：①只要母亲在身旁就有安全感，对外界能积极反应，称为安全型依恋；②与母亲没有建立亲密的情感联结，反应消极，称为回避型依恋，往往伴有抑郁情绪；③既寻求又反抗母亲的爱抚，即矛盾型依恋，又称为反抗型依恋，往往伴有焦虑情绪。只有安全型依恋是积极、健康的依恋。因此，重要的养育者（通常是母亲）应给予婴儿积极的回应，通过相互模仿、丰富环境信息、主动调整自己的行为去适应婴儿的行动节奏，而不能强加自己的习惯。

（3）加强感官整合训练：进行多种感觉刺激的游戏，特别是针对前庭、皮肤、肌肉、关节感受器的刺激。所以应鼓励、指导孩子多做秋千、爬行、球类等运动。

（4）加强口语训练：婴儿的语言中枢已经发育成熟，因此语言训练越早越好，要多与婴儿交谈，鼓励其说话，并且尽量采用规范语言。

（5）培养良好的生活行为习惯：①按时进食，避免挑食，少吃零食；②按时独立睡眠，早睡早起，不要抱着睡、开着灯睡、哼着催眠曲入睡；③培养孩子自己排便、勤洗手、勤换衣等卫生习惯。但需注意态度温和，切忌粗暴、恐吓。

（6）无论婴儿是何种气质类型都积极对待：气质具有先天生物性，没有好坏之分。容易型婴儿对各种教养方式都容易适应。对于困难型的婴儿，则需要父母更有耐心、热情，保持理智，克制自己的烦躁，符合其特点并有针对性地教育。对于迟缓型的婴儿，要按照其自己的速度和特点适应环境，父母不能施加压力，但要多鼓励他们做出新的尝试。

（三）幼儿期

3~7岁称为幼儿期，亦称为游戏期、学龄前期。

1. 幼儿期心理特征

（1）游戏主导的心理发展：游戏具有全面促进幼儿心理发展的作用。顺序经历3个阶段：①以基本生活反应为内容的亲子游戏和模仿游戏，主要是重复简单的动作和活动，故称为机能游戏；②以经验为基础，创造性地在通过想象建构虚假情景，又称为象征性游戏或假装游戏；③幼儿后期开始，在游戏中出现以竞争性为特点的外显规则，而角色逐渐内隐，又称为规则性游戏，是幼儿期及其之后游戏的主要形式。

（2）认知发展：以无意识记忆、形象记忆为主，但有意识记忆发展迅速；语词记忆逐渐发展；机械记忆和意义记忆相互协同发展。思维以具体形象为主要内容，开始出现简单的逻辑思维和判断推理能力，有强烈的好奇心和求知欲；想象力丰富而具有一定的创造性；对外界环境表现出好奇，常常提出在成年人看来没有必要的问题。以自我为中心，在语言中使用"我"标志着自我意识的发展进入高峰期，因此，幼儿有了自己的主意，表现出与成人对抗、自行其是、不合作等行为，称为"第一反抗期"，显得淘气、任性而冲动。

（3）语言飞速发展：幼儿期是口语表达能力发展的关键期。词汇量增加，词类范围扩大，词义逐步深化；能够区分消极与积极词汇；出现以语法为特征的造句能力。

（4）情绪体验丰富，但缺乏自控：自我情绪体验从生理性向社会性发展，丰富但却并不不稳定，易变而容易受外界环境的影响，有时会莫名其妙地产生多种情绪，如恐惧、快乐，甚至无缘无故地发脾气等。

（5）人格初步形成：高级神经活动类型的不同表现更为明显，但具有一定的可塑性，兴趣尚未定型，主要源于被注意、被重视的需要；5岁时已有稳定的性别角色。

（6）社会性进一步发展：有了同情心、初步的友谊和道德感等。

2. 幼儿期心理卫生

（1）组织阶段性的游戏：根据幼儿各个阶段游戏的特点，针对性地组织不同形式的活动。在机能游戏期的亲子活动、人际交往中，模仿成人的衣、食、住、行等生活方式；在象征性游戏期应用与现实物相仿的替代物（如木马）、画画、想象（如在月亮上建高楼）等，创建兴趣浓厚、情绪高涨的主题活动，促进创造力的发展，但要注意应以投入游戏过程为主而忽略其结果；在规则游戏期通过角色扮演与成人，特别是与伙伴进行组群协同活动，体验竞争感，学习规则、规范。因为幼儿与成年人的交往不能替代幼儿与同伴的交往。特别对于羞怯、退缩的孩子，更需创造良好条件，鼓励其与同伴一起游戏，并指导、教会他们如何恰当表达和控制情绪，如何处理内心焦虑与冲突，如何更好地与他人互动。总之，幼儿与同伴交往，可以学习到很多从成人那里很难获取到的经验。

（2）培养独立性：3～4岁的幼儿既通过反抗表达独立的愿望又对分离倍感焦虑，其中，不愿与母亲分床睡是典型表现之一。因此完成母子分床睡象征心理上的分离，促进其独立性的建立与发展。如果父母或孩子无法承受、处理焦虑情绪，可能导致孩子依赖、胆怯，造成成年后的社会适应不良。同时，父母不能因为孩子需要而溺爱孩子，或者因担心做不好而替代孩子做他们应该做的事情，如穿衣、吃饭等。但必须指出，在培养幼儿的独立性时，要因势利导、有耐心，切忌简单粗暴。

（3）建立民主和谐的家庭关系：家庭各个成员之间通过信息互动、交流，建立维持关系稳定所必需的规则。民主和谐意味着父母以身作则、互敬互爱，使孩子感受到自己在家庭关系中的位置和角色，相互关怀、彼此尊重，但并非对孩子没有任何要求、过分溺爱、事事迁就；保证个体都能满足生存与生活、爱与被爱、尊重与被尊重的需要。这种家庭规则使彼此间的关系富有心理弹性，是培养孩子合理认知、积极情感、道德与责任感的重要保障。长期僵化的家庭关系总是冲突不断，如父母不和、争吵不休等，缺乏情绪缓冲，难于应对各种挑战。一方面，父母在冲突中被压抑的不良情绪可能向孩子转移，要么动辄打骂，要么冷漠忽略，这都可能导致儿童形成退缩、自卑、好斗等不良性格与行为；另一方面，儿童无意识吸收来自父母的负性情绪，导致两代或两代以上的家族代际传承。

（4）正确应对幼儿的过错：幼儿的分析、判断和自控能力相对成人还比较低下，经常犯错误是正常的。家长要有耐心，对孩子的错误及其不良后果既要及时告之、制止，又要身体力行地给予引导，让其在体验的基础上学会正确的做法。切忌简单粗暴，动辄训斥、重打、谩骂，否则可能会让孩子变得胆小、怯弱而矛盾。

（四）童年期

6～13岁称为童年期，又称为学龄期，是开始接受义务教育的时期。

1. 童年期心理特征

（1）智力发展最快的阶段：脑的发育已趋向成熟，大脑皮质兴奋和抑制过程都在发展，认知能力、综合分析能力、有意注意能力进一步增强；形象思维向抽象、逻辑思维过渡；理解记忆更加明显；口语表达能力渐趋成熟。总之，以智力为中心的心理发展出现了质的飞跃。但由于辨别是非能力差，易感染社会不良习气，如酗酒、抽烟、斗殴等。

（2）情感外露、兴趣易变：随着活动范围、内容和交往对象的增多及活动能力的增强，对外界事物富有热情，往往以兴趣左右行为，如成为"游戏机迷"等；情绪直接、外露，对微小的成绩常常得意忘形，而遇到挫折又立刻垂头丧气，但已经开始学习控制情绪。

（3）社会交往转折期：社会活动从之前的以游戏为主转变为以学习为主，从依赖家长为主转变为以学校老师为主。同学间在学习与集体生活中，逐渐出现从群体向伙伴的发展。对家长、老师的依从性到小学五六年级才开始下降。在社会化过程中，形成稳定的友谊，是同伴关系的高级形式，同时，道德情感、认知与行为相互协同、全面综合发展。

2. 童年期心理卫生

（1）培养入学适应能力：环境改变对儿童提出了新的挑战，因此学习成为儿童的主导活动，但并非自然而然就能完成。在游戏向学习转变的中间阶段需要一个必然的过渡。家长在孩子入学前对其进行与学校生活规律相一致的训练，同时，老师在其入学时帮助孩子做好学习态度、习惯与方法的准备十分重要。

（2）激发学习动机：刚入学的孩子常常抱着游戏的态度，喜欢学就学，不喜欢就不学，很难按照老师的要求学习，但却有极强的好奇心、探索欲。老师和家长要重视教学、教育的直观性、启发性和趣味性，激发兴趣，引起学习动机，并在此基础上逐渐培养对学习负责的态度。如专心听课、积极思考、踊跃提问、自己整理学习用具等。同时注意儿童思维的灵活性、多向性和想象力的培养，提高发现问题、解决问题的能力。

（3）培养良好的习惯：①帮助儿童建立良好的学习习惯，要求教师对儿童可能出现的问题具有预见性，主动从带齐学习用品、课堂纪律、完成家庭作业等方面进行常规训练；②培养力所能及完成家务的习惯，有利于儿童形成责任意识，如扫地、收碗、洗自己的衣服等；③培养做事有始有终的习惯，避免半途而废；④学会换位思考，在一定程度上能考虑他人的需要；⑤在人际交往中，培养对自己情绪、情感进行恰当表达与调节控制的能力，控制对他人的攻击行为。要求教师和家长通力配合，多采取角色扮演、榜样模仿、小组讨论等方式，正确引导，多表扬，少批评。但对于反复说谎、打架、逃学、随便拿他人物品等不良行为在坚决制止的同时，注意教育态度与方法，而非简单粗暴地进行惩罚。

三、青少年期心理特征和心理卫生

（一）青春期

11～16 岁称为青春期，又称为少年期。

1. 青春期心理特征

（1）心理矛盾突出：生理发育的急剧变化形成强烈的冲击，心身发展失衡导致心理矛盾突出，表现自我同一性危机。主要包括：①心理上的成人感与心理发展相对滞后之间的矛盾：虽然身体的快速发育和性机能的成熟带来成年人的体验，要求平等、被成年人接受、被信任与尊重，但作为过渡期的心理水平，无论认知能力、思维方式、社会经验均处于半成熟状态，"长大未成人"的冲突是青春期必须面对的最基本矛盾；②自我封闭与开放之间的矛盾：成人感包括自我独立意识，认为成年人不理解他们，常常导致其封闭心理世界，不向成人特别是父母祖露，对成年人的要求较为抗拒，此即"第二反抗期"的表现；另一方面，发展失衡所造成的孤独和寂寞感又迫使其渴望与他人交流、沟通，获得理解，更愿意向同龄人或信任的成年朋友开放胸怀；③独立自主与精神依赖之间的矛盾：虽然凡事要求独立，但面对困惑、挫折又希望获得成人的支持、理解和抚慰；④成就感与挫折感的冲突交替出现：通过成人似的果断、干练获得成绩，便激情满怀，立刻表现非一般的优越感、成就感；一旦受挫又突发自暴自弃的挫折感而沮丧无助，且二者矛盾冲突、反复交替。

（2）思维形式与内容分离，形成抽象逻辑思维：青春期的思维发展出现了质的飞跃。面对问题，即便是未曾经历过的事项，也可以凭借文字、图片等符号化的素材提出假设，然后依据命题的逻辑形式在头脑中直接进行逻辑分析、推理、得出不同的结论。在一定程度上，脱离具体事物、情景等思维内容的支持，使思维形式从内容中分离出来，形成抽象的逻辑思维能力是这个时期的主要特点。

（3）社会性情感成熟，但情绪波动较大：从童年期的幼稚型情感发展为高级、复杂的社会性情感，是青春期心理发展的重要特征。表现为一定的群体感、集体荣誉感、道德感、社会责任感等。但因基本矛盾未获解决，情绪波动大、脆弱而敏感。有学者称其为"暴风骤雨期"。

（4）躁动的性意识：性激素水平达到高峰，性器官发育成熟，第二性征相继出现，女性月经来潮，男性出现遗精。这些生理变化都促使青春期少年表现出性好奇和接近异性的欲望。但由于社会环境的限制，性欲求和对于爱情的向往被压抑，常常陷入莫名的躁动与不安之中。

2. 青春期心理卫生

（1）尊重少年人的独立意识，顺利度过反抗期：父母、老师首先要提前掌握相关心理学知识，做好充分的思想准备。但这种准备并非"防御"孩子的各种反抗，而是更新观念、正视这一现象，因为独立意识所带来的抗拒是发展所必有的正常表现。用抵御的态度进行压制，往往纠缠不清，使问题更趋严重。其次，以友相待。这意味着成人保持接纳、尊重，不把其当作支配对象，但也并不意味着可以放任自流。成年人要以身作则，对青少年的不良行为和原则性问题不迁就、态度明确、坚定；对内心冲突、矛盾和焦虑、痛苦、沮丧等情绪体验不轻慢、不蔑视，而是给予认可、接纳和尊重；对成就感不能因为在成人看来"太幼稚"而任意打压，该赞扬时暂时不要鼓励，因为鼓励暗含鞭策与压力，反复采用"你很……但是……"的交流句式易导致厌烦情绪；不可重复、机械地灌输道理，过分僵化的灌输式教育缺乏情感认同。简言之，就是做到行为要求上的坚定和情感、态度的平等、理解和接纳。

（2）青春期性教育：家长和老师秉持开放而不回避的态度，科学、规范地讲解性生理、性心理、性法律、性道德知识，消除好奇、不安和恐惧。对青春期恋爱宜"疏"不宜"堵"，引导男女生之间广泛、集体的健康交往。父母保持坦然而不过度敏感、坦诚而不防御、倾听而不苛责的态度进行耐心交流，不可采用过激的手段，以免引发不良后果。正确认识手淫现象，首先需要成年人更新观念。手淫并非危害健康的异常行为，也不是缺乏自制力与道德感的表现，相反，手淫是青春期少年为释放积压的性冲动能量而唯一可以采用的主要性行为。家长及老师虽不提倡，但也不宣扬手淫罪恶感，其行为本身没有适当与不适当之分，没有适度与过度的界定标准。在性健康教育的同时，为他们创造丰富的社会交往条件，减轻性幻想困扰。任手淫自生自灭，随着青少年的成长，其必然呈现自然淡化的倾向。

（3）激发学习动机：应不断更新教育理念，综合搭配应用体验式、探索式、讨论式、灌输式等教学方法，灵活机动，避免单一、枯燥。注意激发兴趣并转为知识探求的欲望，培养自主思考能力，最终形成属于其全面发展的动力。

（4）建立良好的人际关系：青春期少年与父母、老师及伙伴之间的关系存在差异，既相互依存、相互影响又有明确的心理边界。其中以伙伴关系的依从性为主导，成人在进行正面教育、促其明辨是非的同时，对他们归属团体的需要应给予足够的尊重和理解，为指导其建立正确人际交往原则、学习相关技巧营造足够的心理空间。

（5）及时疏导负面情绪：长期积压的负面情绪容易导致意识缩窄、理智失控。成年人应在理解其情绪的前提下，指导他们换位思考、建立合理认知、转移注意力，学会控制与表达情绪。同时强调用规律的体育锻炼、健康的集体活动来减轻压力，对于青少年自主的合理发泄给予包容、认可。

知识链接

青春期常见心理行为问题与障碍

1. 吸烟、酗酒和滥用药物，都属于物质成瘾性高危行为，近年来在国内外其发生率有显著增长趋势。

2. 意外事故行为，又称"非故意伤害行为"。车祸、溺水、跌坠伤、中毒等事故的发生率较高。

3. 暴力伤害，包括家庭暴力、校园暴力、自杀等，属"故意伤害行为"。近年来，美国青少年枪击事件明显增多；我国青少年则较多表现为持械斗殴、打群架，欺凌同学、女生等。

4. 出现焦虑、抑郁等情绪问题，严重者导致焦虑症、强迫症等神经症，恶劣心境、抑郁症等心境障碍，以及睡眠障碍等。

5. 精神性成瘾行为，如沉溺电子游戏、网络等。

6. 自杀意念、自杀计划和自杀行为的原因复杂，除有一定家族集聚现象外，与学习负担过重、社会竞争激烈、人际冲突、失恋等关联紧密。研究表明：40%～50%的自杀青少年患有抑郁症。

7. 性心理障碍，包括恋物癖、露阴癖、窥淫癖、性虐待狂、异装癖等。

8. 因性行为导致的意外怀孕逐年增多，严重影响青少年心身健康。其他不良行为，如攻击性行为等导致犯罪率升高。

（二）青年期

17～35 岁称为青年期。

1. 青年期心理特征

（1）心理发育达到成熟水平，人格趋于定型：伴随各项生理机能的完善，心理水平也达到成熟，情感体验丰富、表达深刻而自控力增强；口语表达成熟，书面表达趋于完善；具有一定的意志品质，自觉主动而行为果敢，动机斗争过程逐渐内隐。最终的标志性成果是形成相对稳定的人格。主要表现：①自我意识已趋成熟，既能进行自我评价、自我批评、自我教育而自尊、自爱、自强，又能尊重他人的需要；②形成相对稳定的人生观、价值观，具备对自然、社会、人生和恋爱较为系统的看法和解释，基本了解社会发展状况；③能力提高，兴趣、性格较稳定，虽然各种能力发展不同步，但观察力、记忆力、思维力、注意力等均先后达到高峰。

（2）生活独立伴不适感：最重要的标志是18周岁开始享有社会权利、履行社会义务。青年人生活独立，内容也不仅仅是学习，开始了各种社会交往。但早期常伴有心理行为和融入社会关系的不适感。

（3）开始积极面对恋爱、结婚：青年期性心理已发展成熟，开始恋爱，并完成结婚这一人生大事。在恋人、夫妻、代与代之间学会处理亲密关系的冲突。

2. 青年期心理卫生

（1）提高人际交往能力，积极适应社会：步入社会的青年人所面对的社会人际关系更为复杂，由此所导致的挫折增多，需要坚持待人真诚、尊重他人的交往原则，重视良好第一印象的建立；学会赞美；主动热情；不妄自菲薄，定位清晰、合理；善于求同存异；正确对待表扬和批评，不骄不躁，尽快适应社会生活。

（2）树立正确的婚恋观：青年早期继续处理青春期遗留的问题，进入恋爱、择偶阶段，则需注意树立正确的择偶观。随着文化日趋多元，择偶的标准因人而异，但心理学认同性格、学识、修养等内在标准相对稳定，而体形、外貌、收入等外在标准较易发生变化。进入婚姻阶段，并非万事大吉，而是需要面对更多矛盾。秉持性道德，通过两性亲密关系中的冲突可以更加深刻地了解自我，是人格不断完善的标志。期间不仅要相互尊重、相互体谅，还要彼此交流、学习相关知识，界定激情、亲情、友情及其与性生活的关系，并理解情感、性机能演变、衰减的规律；代与代之间既要保持合理的亲密度，又必须建立清晰的心理边界。如果遭遇婚恋挫折，除合理、必要的痛苦释放之外，不宜长期沉溺，更不能采取报复手段，应将其视为一次成长，通过总结经验、升华体验、参加社会活动、体育锻炼等转移注意力。

（3）合理规划职业生涯：面对就业与职场压力，首先要定位清楚，综合分析自身兴趣、特点、专业、单位聘用原则等，调整自我预期与客观现实之间的差距。其次，主动学习、尽快掌握工作方法和职场人际交往技巧，调节情绪，提高工作效率，增强自我满意度，防止职业倦怠感。

四、中年期心理特征和心理卫生

35～60 岁或 65 岁称为中年期。期间，男性的更年期稍晚于女性，多数女性发生于 45～55 岁，一般延续 8～12 年。

（一）中年期心理特征

1. 心理能力从成熟发展到顶峰　心理能力指全部心理活动能力的综合，是表现在智力、情绪、意志力，以及个性等方面的心理品质。青年期逐渐成熟，至中年期发展达到顶峰。

（1）智力发展的最佳阶段：随着知识经验的积累，中年人的逻辑思维能力都达到了较高的水平，是最容易出成果和取得事业成功的阶段。

（2）情绪稳定：中年人经过历练而经验丰富，在面对各种困难、挫折和人际冲突时，能够冷静、理智、宽容地对待，较少冲动，体现出人性的成熟美。

（3）意志坚定：中年人的自我目标明确，对既定目标勇往直前，遇到挫折不气馁，同时也能理智地根据环境和社会的变化调整自己的心态和生活目标。

（4）个性鲜明：经过生活的磨砺，其人格特征与倾向性已经稳定，形成了独特的认知风格，并以此为基础建立了稳定的社会关系，努力完成自己追求的人生目标。

2. 应对能力增强，但心理压力较大　中年人的社会角色多元，担负家庭、社会、工作等多重责任。虽然应对能力增强，但不可忽视生理功能逐渐减退这一客观现实。容易形成持续紧张、焦虑、抑郁等负性情绪状态。

3. 在婚姻与家庭关系中感受幸福　大部分中年人可以积极有效地应对婚姻、家庭问题，维系稳定，获得幸福感，但也有部分人因准备不足或缺乏应对能力而在关系冲突中心力交瘁，加之多元文化与价值取向的冲击，易出现孩子心身问题、家庭矛盾升级、暴力、婚外情、离婚等。

4. 人际关系错综复杂，可能出现心身疲倦感和职业耗竭状态　中年期的人际关系最复杂，心身消耗较大，易罹患各种疾病，甚至早逝。其中一个突出的表现是现代社会专业分工越来越细，造成中年人心理机能的片面使用与发展。长期面对单调、刻板、重复、高强度的工作情境，容易产生焦虑、烦躁、愤怒、失望等紧张情绪和人际关系冲突，而长期职业应激更严重的情况是职业耗竭，其特指个体因职业应激导致心身极度消耗，难于有效发挥功能的状态。

5. 更年期心理特点　更年期是一个人从成熟走向衰老的过渡期，因此生理变化比较剧烈，导致部分人出现明显的心理行为反应，如精神紧张、敏感、多疑、自私、唠叨、情绪起伏波动、易激惹、烦躁、焦虑和抑郁等，严重时可能对生活丧失信心，消极退缩、情绪低落。

（二）中年期心理卫生

1. 劳逸结合　正确评估自身的生理状况，避免将超负荷的任务强加于己，注意劳逸结合。对待各种压力，要善于科学用脑，学会用辩证的哲学思维看待成功与失败，着眼于长远利益，保持心态平和。

2. 培养豁达的人生观 豁达幽默、涵容超越的人生哲学态度与积极进取、事业成功之间并不矛盾。因为实现理想目标的奋斗过程不可能一蹴而就，需要一定的韧性，因此主动培养业余文化爱好、适当休闲娱乐和精神探索，修身养性、陶冶情操，可以提高自身修养、减轻压力。

3. 关注家庭、重视沟通 和谐稳定的家庭关系是中年人幸福感的重要源泉，为各种社会压力和事业挫折提供心身缓冲。把部分精力转移到夫妻生活、亲子教育和亲人沟通，构建良好的家庭关系，有利于度过中年危机。前提是主动学习相关心理知识并身体力行，这也是自我完善的必由之路。

4. 正确对待更年期症状 科学认识更年期症状，接纳其为生命的必然过程。一方面，应保持必要的社会接触，用掌握的心理社会知识处理因身体变化而导致的各种问题。另一方面，保持饮食、睡眠等生活的规律性，适度进行体育锻炼和自我保健。同时，定期体检，对心身问题或疾病做到早发现、早诊断、早治疗。

五、老年期心理特征和心理卫生

60 岁或 65 岁以后称为老年期，生理与心理机能存在明显的个体差异。

(一) 老年人心理特征

1. 生理、心理机能逐渐降低 感觉逐渐变得迟缓，面临视觉、听觉、味觉、嗅觉等功能的下降，甚至丧失；体力、活动能力日渐下降；认知能力逐步衰退；虽然晶态智力（掌握社会文化经验）保持，但流态智力（信息加工与解决问题）明显下降，解决问题的能力降低。

2. 记忆力和性格改变 老年人记忆力减退，表现为对旧事回忆生动但近期记忆减退，易遗忘；机械记忆能力下降但理解性记忆能力尚好。虽然，老年期的人格已经稳定，但性格可能出现固执、刻板、以自我为中心等改变且适应性较差，对人际关系和夫妻情感带来负面影响。

3. 情绪不稳定 既易兴奋又易抑制；既易激惹又易低落；可能出现郁闷、恐惧、焦虑等情绪，且需较长时间才能平复。

4. 常见的心理问题 ①失落感、无用感导致意志消沉；②离开子女或丧偶导致孤独、寂寞、烦恼等不适感而回避人际交往，又称为"空巢"心理；③担心生病、恐惧死亡而倍感不安全，导致焦虑、抑郁，甚至出现疑病症状，既反复就医又担心拖累他人。

(二) 老年人心理卫生

1. 正确认识老年期，提前做好退休前的心理准备 机体衰老是自然规律，社会角色的改变是必然结果，退休前应通过学习了解可能的心理、生理和生活变化，更新、调整生活目标，培养新的乐趣，为顺利度过老年期做好各方面的准备。

2. 根据个体情况，积极参与锻炼　运动可增加细胞活力，延缓身体功能的衰退。可根据自己的身体状况选择合适的运动项目，坚持体育锻炼和规律作息。但应注意以低强度的有氧运动为主，如太极拳、慢跑、散步等。

3. 适度参与社会生活，维持良好人际关系　与社会脱离会增加孤独感、无助感、恐惧感，因此需要积极参与适度的社会活动，应用已有技能或者学习新知识，在身体条件允许的前提下，做一些力所能及的工作。在人际关系特别是家庭关系中，不要过多干涉子女的生活，以豁达包容的心态维持良好的人际沟通。

4. 科学用脑　坚持学习，接受新事物的刺激，可以延缓心理衰退、增加生活乐趣。但要注意科学用脑，不宜进行高强度、长时间的脑力活动。

5. 建立乐观豁达的生死观，坦然面对死亡　死亡意味着与世界永远分离，产生强烈的、终极的分离性焦虑。一方面对死亡感到无能为力而恐惧不安；一方面又渴望获得必要的指导。老年人可以参加一些支持性的团体、阅读宗教书籍、写回忆录等，从中寻找资源，坦然豁达地面对人类共同的存在性难题。

本章知识结构导图

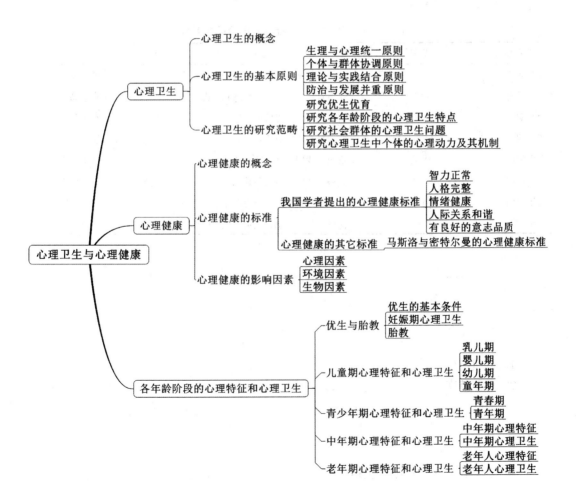

拓 展 阅 读

埃里克森的心理社会发展理论

新精神分析学派的代表人物、美国著名心理学家埃里克森（E. H. Erikson）提出心理社会发展的阶段理论，既承认性本能和生物因素的作用，又强调社会文化因素在心理发展中的作用，从而修正并超越了弗洛伊德的经典学说。对各年龄阶段的心理有着更为全面的认识，为心理卫生工作构建了卓有成效的指导原则，已被广泛应用于临床实践。

埃里克森认为，人的一生可以分为既相互连续又各不相同的八个阶段，并以不变的系列顺序克服各个阶段带有普遍性的心理社会危机，即人格发展的阶段性任务。心理社会危机是个人需要与社会要求之间的不适应乃至失调，而社会环境决定着心理危机能否被积极解决。也就是说，克服危机必须依赖心理社会经验，最终发展成良好的自我功能。自我功能发展使人格出现积极（成功克服危机）或消极（克服危机失败）的品质。大多数人的人格品质在发展过程中并非居于积极或消极的两极端之一，而是处于两端之间的某一位置上。见表4-1。

表4-1　埃里克森心理社会发展阶段的划分

年龄阶段	年龄范围	发展任务	良好人格特征
婴儿前期	0~1岁	获得信任感，克服怀疑感	希望品质
婴儿后期	1~3岁	获得自主感，克服羞耻感和疑虑感	意志品质
幼儿期	3~6岁	获得主动感，克服内疚感	目标品质
童年期	6~11岁	获得勤奋感，克服自卑感	能力品质
青少年期	11~18岁	形成自我同一性，防止角色混乱	诚实品质
成年早期	18~30岁	获得亲密感，避免孤独感	爱的品质
成年中期	30~65岁	获得生殖繁衍感，避免停滞感	关心品质
成年后期	65岁~	获得自我完善感，避免失望、厌恶感	智慧品质

目 标 检 测

一、名词解释

1. 心理卫生
2. 心理健康
3. 胎教

二、填空题

1. 心理卫生的基本原则包括：_____，_____，_____，_____。

2. 影响心理健康的心理因素包括：_____，_____，_____，_____。

3. 我国学者提出的心理健康标准有：_____，_____，_____，_____，_____。

4. 胎教的主要方法有：_____，_____，_____。

5. 儿童期包括：_____期，_____期，_____期，_____期。

6. 心理发展的第一反抗期出现在_____期，第二反抗期出现在_____期。

三、单项选择题

1. 心理健康的最高层次指(　　)
   A. 没有精神障碍　　　　　B. 能够有效地学习　　C. 能够生存
   D. 人际关系良好　　　　　E. 人格健全

2. 心理卫生应从何时抓起(　　)
   A. 胎儿期　　　　　　　　B. 幼儿期　　　　　　C. 乳儿期
   D. 婴儿期　　　　　　　　E. 新生儿期

3. 人格形成的最关键时期是(　　)
   A. 儿童期　　　　　　　　B. 中年期　　　　　　C. 胎儿期
   D. 老年期　　　　　　　　E. 青春期

4. 口语表达能力发展的关键期是(　　)
   A. 婴儿期　　　　　　　　B. 童年期　　　　　　C. 幼儿期
   D. 乳儿期　　　　　　　　E. 少年期

5. 促进幼儿心理全面发展最主要的是(　　)
   A. 理论学习　　　　　　　B. 游戏　　　　　　　C. 睡眠
   D. 母亲喂食　　　　　　　E. 以上都不是

6. 思维形式与内容分离，形成抽象逻辑思维，主要发生于(　　)
   A. 婴儿期　　　　　　　　B. 童年期　　　　　　C. 老年期
   D. 青春期　　　　　　　　E. 中年期

四、简答题

1. 简述婴儿期的心理卫生。
2. 简述幼儿期的心理卫生。
3. 简述青春期的心理特征与心理卫生。
4. 简述青年期的心理卫生。

第五章 心理应激与危机干预

【导学案例】

2014年3月1日晚,昆明火车站发生暴力恐怖袭击事件。一伙暴徒持械冲进昆明火车站广场、售票厅,见人就砍,共造成29人遇难、143人受伤。事发后相关调查显示,绝大多数的遇难者家属、受害者及其家属都因为此次暴力事件受到不同程度的心理创伤。他们大多数出现了疲倦、失眠、肌肉疼痛、心悸、恶心、食欲改变、腹泻、便秘,以及性欲改变等躯体症状。部分相关人员还经常梦见当时的惨烈场景,而且梦境栩栩如生,并再次体验了当时那种强烈的恐惧、无助感,让他们感到异常痛苦。同时,由于受到惊吓,事发后的一段时间内,他们对周围环境一直保持着高度的警戒,对声音极度敏感、入睡困难、经常惊醒、心率加快、血压高、食欲下降等,他们从心理到生理仍然处于紧张戒备状态,似乎随时准备应对不可预测的灾难。

思考问题

1. 什么是心理应激?

2. 什么是创伤后应激障碍(PTSD)?

3. 常见的引起心理应激的原因有哪些?

4. 心理应激对健康的影响表现在哪些方面?

5. 常见的心理危机干预技术有哪些?

【学习目标】

知识目标

1. 掌握 心理危机干预的目的和原则。

2. 熟悉 心理应激、心理危机、危机干预的概念,引起心理危机的常见原因。

3. 了解 心理应激的反应,心理应激与健康的关系。

能力目标

1. 熟悉护理工作中常见的应激源。

2. 熟练运用心理危机的干预技术。

情感目标

1. 提高面对 PTSD 患者时采取正确处理措施的能力。

2. 能够正确面对护理工作中的应激，调整心理状态，为患者提供优质护理服务。

第一节　心 理 应 激

一、心理应激的概念

"应激"一词源自于工程学，其原意是指一个系统在外力作用下，竭尽全力对抗时的超负荷状态。加拿大生理学家塞里（H. Slye）首先将这个词引入到生物和医学领域，并根据对其本质认识的发展而不断对它进行修正、补充和扩大。在医学领域中，现在对应激的普遍看法是：个体面对具有威胁性刺激情境时，一时无法消除威胁、脱离困境，产生躯体机能及心理活动改变的一种身心紧张状态，也称应激状态。

心理应激是指个体察觉到内外环境刺激构成威胁或挑战后，通过认知评价，进行适应或应对并做出生理、心理及行为适应性反应的过程。其所引起的结果可以是适应，也可以是适应不良。

应激是一种涉及心身两个方面的紧张状态，心理应激主要指应激现象的心理方面。心理应激是由应激源到应激反应的多因素相互作用过程。

知识链接

如何理解心理应激

1. 心理应激是一种刺激物　引起心理应激的刺激来源十分广泛，包括生理、心理、社会和文化等方面，凡是能引起个体产生紧张感的各种事件和环境均可为心理应激源。

2. 心理应激是一种反应　心理应激是个体对不良刺激所产生的反应。这种反应不仅是生理上的，也是心理和行为所具有的反应。塞里认为心理应激是一种机体对环境需求的反应，是机体固有的，具有保护性和适应性功能的防卫反应。

3. 心理应激是一种被个体觉察到的威胁　应激既可以是一种刺激物也可以是一种反应。因为应激产生的关键不在刺激也不在反应，而在于个体与环境的相互作用。只要个体处于无法应对或调节的个体与环境之间相互需求的状况，并且个体察觉或估计到威胁时，应激便会发生。这种觉察显然与个体对环境的认知评价有关。

二、应激源

应激源是指能够引起个体产生应激反应的各种内外环境刺激因素。在个体的生活中，各种刺激是十分广泛的，但只有在被个体认为对自身存在威胁或挑战并引起反应时，才称其为应激源。应激源根据其不同的来源分为4类：躯体性应激源、心理性应激源、社会性应激源、文化性应激源。

1. 躯体性应激源   指直接作用于躯体，产生刺激的各种理化刺激物、生物刺激物和疾病等因素，例如高温或低温、辐射、电击、振动、噪音、外伤、感染、毒物或病原微生物侵袭和各种疾病等。

2. 心理性应激源   指个体在生活中遇到的各种冲突、工作压力、人际矛盾等；不切实际的凶事预感引起的心理障碍；在满足基本需要和理想愿望过程中遭受的挫折等。

3. 社会性应激源   指社会、政治、经济的变革，如社会动荡、战争等；各种物理环境或社会因素造成的灾难事件，如地震、火灾、洪水泛滥、污染、车祸、空难、海难等；日常生活琐事或工作困扰。

4. 文化性应激源   指因风俗习惯、生活方式、宗教信仰等社会文化的改变所引起应激的刺激或情境，如移居国外、语言环境改变等"文化性迁移"。

从现代人的心理社会因素来看，比较重要的应激源是重大的应激性生活事件。流行病学研究表明，社会生活事件与高血压、溃疡病、脑血管意外、心肌梗死、糖尿病、恶性肿瘤等的发病率升高有一定的关系。美国华盛顿大学医学院精神病学家霍尔姆斯（T. Holmes）和雷赫（R. Rahc）对5000余人进行调查后，将日常生活的变故编制了社会再适应评定量表。量表中列出了43种生活事件（表5-1），每种生活事件标以不同的生活变化单位（LCU），用以检测事件对个体的心理刺激强度。通过回顾性与前瞻性调查表明，生活变化单位升高与多种疾病明显相关，如心脏病猝死、心肌梗死、结核病、白血病、糖尿病、多发性硬化等与LCU升高有明显关系（表5-2）。ManolacheL，BeneaV（2007年）及国内学者郭卫红等（2010年）研究发现，斑秃与生活事件密切相关，患者发病前所经历应激性生活事件的平均数目显著高于健康人群。

表5-1 社会再适应评定量表（SRRS）

变化事件	LCU	变化事件	LCU
1. 配偶死亡	100	9. 复婚	45
2. 离婚	73	10. 退休	45
3. 夫妇分居	65	11. 家庭成员健康变化	44
4. 监禁	63	12. 妊娠	40
5. 亲密家庭成员丧亡	63	13. 性功能障碍	39
6. 个人受伤或患病	58	14. 增加新的家庭成员	39
7. 结婚	50	15. 业务上的调整	38
8. 被解雇	47	16. 经济状态的变化	38

续表

变化事件	LCU	变化事件	LCU
17. 好友丧亡	37	31. 工作时间或条件变化	20
18. 改行	36	32. 迁居	20
19. 夫妻多次吵架	35	33. 转学	20
20. 中等负债	31	34. 消遣娱乐的变化	19
21. 取消赎回抵押品	30	35. 宗教活动的变化	19
22. 所负担工作责任方面的变化	29	36. 社会活动的变化	18
23. 子女离家	29	37. 少量负债	17
24. 姻亲纠纷	29	38. 睡眠习惯变异	16
25. 个人取得显著成就	28	39. 生活在一起的家庭人数变化	15
26. 配偶参加或停止工作	26	40. 饮食习惯变异	15
27. 入学或毕业	26	41. 休假	13
28. 生活条件变化	25	42. 圣诞节	12
29. 个人习惯的改变	24	43. 微小的违法行为	11
30. 与上级矛盾	23		

表 5 – 2　社会再适应量表（SRRS）的预测性解释

指标	预测
1 年内 LCU ＜ 150	第二年可能健康安泰
1 年内 LCU 为 150～300	有 50% 的可能在第二年患病
1 年内 LCU ＞ 300	有 86% 的可能在第二年患病

三、应激反应

应激反应是指个体因为应激源所致的各种生物、心理、行为方面的变化，常称为应激的心身反应。

（一）应激的心理反应

个体对应激的心理反应存在积极和消极的两个方面。积极的心理反应即大脑皮层觉醒水平提高，情绪紧张而亢奋、意识清醒、注意力集中、思维清晰、反应敏捷、行动果断，能够准确地评定应激源的性质，做出符合理智的判断和决定。消极的心理反应表现为过度焦虑、紧张，意识不清醒，认识水平降低，情绪波动比较大，思维混乱，在一定程度上失去了判断和决策能力。心理反应过程中与个体的心身健康密切联系的主要是情绪和行为方面的反应和变化。

1. 应激的情绪反应

（1）焦虑：是个体预感危险来临或事物的不良后果时的紧张、担忧、急躁和不安的情绪状态。适度的焦虑可以提高人的警觉水平，促使个体采取行动，适当提高其对环境的适应和应对能力。过度焦虑则干扰人的正常思维和行动，不利于排解心理压力。

（2）恐惧：是一种企图摆脱已经明确的有特定危险、会受到伤害或生命受威胁的情景时的情绪状态。

（3）抑郁：表现为悲哀、寂寞、孤独、丧失感和厌世感等消极情绪状态，伴有失眠、食欲减退、性欲降低等。

（4）愤怒：由于个体在追求目标时受到阻碍或自尊心受到伤害时所表现的情绪激动、脾气暴躁，甚至采取过激行为发泄不满的状态。

2. 应激的行为反应

（1）回避与逃避：都是为了远离应激源而采取的行为。回避是指事先知道应激源将会出现，立即采取行动，避免与应激源的直接接触；逃避是指已经接触应激源后，采取行动远离应激源。两种方式都是为了避免发生强烈的应激反应而导致心理和身体的伤害。

（2）退化与依赖：退化是当个体受到挫折或遭遇应激时，放弃成年人的应对方式而使用幼儿时期的方式应付环境变化或满足自己的欲望；退化行为主要是为了获得别人的同情、支持和照顾，以减轻心理上的压力和痛苦。退化行为必然会伴随产生依赖心理和行为，即依靠别人关心照顾而不是自己去努力完成本应自己去做的事情。

（3）敌对与攻击：敌对指个体表现出来的不友好、憎恨、怒目而视等情绪；攻击指个体的行为举止对他人构成威胁和侵犯。如嘲笑、辱骂别人，动手打人，毁损财物等。攻击对象可以是人或物，可以针对别人，也可以针对自己。一般说来，对引起愤怒的应激源发泄的称为直接攻击；而由于种种原因不能对直接的应激源发泄的，则把攻击矛头转向易于宣泄的人或物，称为转向攻击。转向攻击的另一种方式是攻击自己，即自我惩罚，表现为自伤、自残，严重时可导致自杀行为。

（4）无助与自怜：无助是一种无能为力、无所适从、听天由命、被动挨打的行为状态。通常是由于反复应对不能成功，而对应激情境产生无法控制感。其心理基础包含了一定的抑郁成分。无助使人不能主动摆脱不利的情境，从而对个体造成伤害性影响。自怜即自己可怜自己，对自己怜悯惋惜，其心理基础包含对自身的焦虑和愤怒等成分。

（5）物质滥用：某些人在心理冲突或应激情况下会以习惯性的酗酒、吸烟或服用某些药物的行为方式来转换自己对应激的行为反应方式。

（二）应激的生理反应

应激的生理反应涉及机体各个系统的所有器官。近年来随着应激反应研究的不断深入，有关应激生理反应心身中介机制备受关注，成为研究热点。

心身中介机制指应激的生理反应是以神经解剖学为基础，通过神经系统、内分泌系统和免疫系统的中介最终可涉及机体各系统及器官。

1. 心理-神经中介机制 　该机制主要通过交感神经-肾上腺髓质轴进行调节。当机体处在急性应激状态时，应激刺激被中枢神经接收、加工和整合，后者将冲动传递到下丘脑，使交感神经-肾上腺髓质轴被激活，释放大量儿茶酚胺，引起肾上腺素和去甲肾上腺素大量分泌，引发中枢兴奋性增高，导致心理、躯体、内脏等功能改变，即所谓非特应系统功能增高，而与之相对应的营养系统功能降低。结果，网状结构的兴奋增强了心理上的警觉性和敏感性；骨骼肌系统的兴奋导致躯体张力增强；交感神经的激活会引起一系列内脏生理变化，如心率增快、心肌收缩力增强和心排血量增加，血压升高，瞳孔扩大，汗腺分泌增多，血液重新分配，脾脏缩小，皮肤和内脏血流量减少，心、脑和肌肉获得充足的血液，分解代谢加速，肝糖原分解，血糖升高，脂类分解加强，血中游离脂肪酸增多等，为机体适应和应对应激源提供充足的功能和能量准备。必须指出，如果应激源刺激过强或时间太久，也可造成副交感神经活动相对增强或紊乱，从而表现为心率变缓、心排血量减少和血压下降、血糖降低，造成眩晕或休克等。

2. 心理－神经－内分泌中介机制　该心身中介机制通过下丘脑－腺垂体－靶腺轴进行调节。腺垂体被认为是人体内最重要的内分泌腺，而肾上腺是腺垂体的重要靶腺之一。当应激源作用强烈或持久时，冲动传递到下丘脑引起促肾上腺皮质激素释放因子（CRH）分泌，通过脑垂体门脉系统作用于腺垂体，促使腺垂体释放促肾上腺皮质激素（ACTH），进而促进肾上腺皮质激素特别是糖皮质激素的合成与分泌，从而引起一系列生理变化。

3. 心理－神经－免疫中介机制　一般认为，短暂而不太强烈的应激不影响或略增强免疫功能。但是，长期较强烈的应激会损害下丘脑，造成皮质激素分泌过多，使内环境严重紊乱，从而导致胸腺和淋巴组织退化或萎缩，抗体反应抑制，巨噬细胞活动能力下降，嗜酸性粒细胞减少和阻滞中性粒细胞向炎症部位移动等一系列变化，从而造成免疫功能抑制，降低机体对抗感染、变态反应和自身免疫的能力。

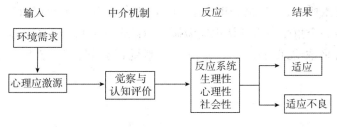

图 5-1　心理应激过程

四、影响应激的中间因素

在应激反应的过程中，受多种中间因素的影响，个体面对同样的生活事件时可能表现出不同的应激状态。这些因素包括：认知评价、应对方式、社会支持和人格特征等。

（一）认知评价

认知评价指个体从自身角度对遭遇的应激源或预感到的应激源的性质、程度和可能的危害情况做出的评估和判断。对事件的认知评价会直接影响个体的应对活动和心身反应，因此认知评价是环境刺激能否引起个体应激反应的关键中间因素之一。

在人的一生中，会遇到无数的应激事件，但只有那些与个体有利害关系的刺激物，或者虽然与人没有直接利害关系但能引起个体的兴趣并给予关注的事件，才能引起心理应激反应。而有些事物对个体而言属于中性或无关紧要的，却能引起某些人的心理应激反应，这是由于个体对其做出错误的认知评价的结果。

个体对应激的认知评价分为两种：一种是积极性评价，它能够增强个体的自信心，提高个体的防御能力；另一种是消极性评价，它会减弱个体的应对能力，降低躯体机能系统的反应能力，消耗机体的能量储备。

个体对应激源的认知评价过程分为初级评价和次级评价两个阶段。初级评价是个体通过判断来确认应激源与自己是否存在利害关系，一旦确认，则进入次级评价阶段。在次级评价阶段，个体着重考虑对应激源采取的应对措施，其中包括对自己能力的评估。次级评价结果会导致个体对应激的适应或对应激的不适应。

（二）应对方式

应对方式又称应对策略，是指个体为消除或减轻应激源对自身造成的压力和影响所采取的各种策略或措施。

应对方式包括三类：第一类是属于行动上的应对，即行为反应。其中包括针对自身的行为反应，即改变自身条件、行为方式和生活习惯以顺应环境的需求，如远离应激源，进行必要的放松运动，或通过活动转移个体对应激源的注意力。还有针对应激源的行为反应，即通过改变环境来处理应激源，如开展消除或减弱应激源的各种活动；第二类是属于认识上的应对，即自我防御反应，是指个体对自己或自己的应对效果重新做出解释，以缓解应激所引起的紧张和不适。例如使个体改变认知评价，采取"再评价"的应对方式，换一个角度去重新认识应激源，以减轻应激反应。第三类是属于求助形式的，例如个体可采取寻求社会支持和他人的帮助以减轻由于应激反应所造成的自身压力。

（三）社会支持系统

社会支持系统是指个体在应激过程中从社会各方面包括亲属、朋友、同事、伙伴等以及家庭、单位、社团组织得到的精神上和物质上的支持。一般来说，社会支持具有减轻应激的作用，是应激作用过程中个体可利用的外部资源。

社会支持系统的作用可分为工具性支持和情感性支持两部分。工具性支持包括个体在应激过程中接受系统中各种物质性或策略性帮助，以解决问题为取向，在个体针对问题的应对中可发挥重要作用；情感性支持通常在应激过程中以针对情绪变化的应对为取向，对情绪失调者的恢复具有重要作用。亲子关系、家庭、亲密关系、婚姻、朋友、社团等均是重要社会支持。

社会支持与健康的关系是应激研究的重点。研究表明在应激过程中社会支持与心身反应成负相关，说明社会支持对健康具有重要的保护性作用，可有效降低心身疾病的发生和促进疾病的康复。

（四）人格特征

对于个体而言，人格也是影响应激过程心理反应和最终结果的一个非常重要的因素。同一应激源之所以引起人们的不同反应，即与人格不同有关。态度、价值观和行为准则以及能力和性格等人格特征因素，都可以在不同程度上影响个体对应激源的认知评价；而应对方式和策略的实施也与个体的性格、气质、能力、受教育程度等密切联系；人格同样也影响着个体的社会支持，一位人格孤僻、与世隔绝、万事不求人的个体是很难得到和充分利用社会支持的。

五、心理应激与健康

心理应激与个体的健康有密切关系，适度的心理应激可以提高个体在现实生活中的适应能力，提高注意力和工作效率，促进人格的成长与发展及身心健康水平。但是，持久而强烈的应激、长期的紧张和困扰，可导致交感－肾上腺、下丘脑－垂体、肾上腺皮质系统、垂体－甲状腺系统活化而产生高血压、冠心病、脑血管病。

（一）心理应激对健康的积极影响

适度的心理应激对人的健康和功能活动有促进作用，这类应激被称为"良性应激"。心理应激对健康的积极影响表现在以下两个方面：

1. 心理应激是个体成长和发展的必要条件 个体的成长发育取决于先天遗传和后天环境两个主要方面，其经历的各种应激可以被看作是一种环境因素。研究表明，个体的早期特别是青少年时期，适度的心理应激经历可以提高个体以后在生活中的应对与适应能力。如青少年艰苦的家庭条件与生存环境，可锤炼出他们坚强的意志与毅力，使他们在以后的各种艰难困苦面前应对自如，社会适应能力大幅增强。所以有位哲人说过："痛苦和逆境是最好的老师。"心理治疗的临床经验也从反面证实了这种情况：缺乏心理应激的青少年（如被父母溺爱），适应环境的能力较差，在离开家庭走向社会的过程中往往容易发生环境适应障碍和人际关系问题。

2. 心理应激是维持正常功能活动的必要条件 人的生理、心理和社会功能都需要刺激的存在，一只刚出生的猫被蒙上眼睛两个月之后，由于失去了光线的刺激，它便终生失明；紧张的学习、工作使人变得聪明、机灵、熟练，大大增强了个体的生存和适应能力；流水线上的工人从事单调和缺少变化的工作，容易发生注意力不集中、情绪不稳定的现象。心理学的许多实验研究证明，人在被剥夺感觉或处于缺乏刺激的单调状态中超过一定时间限度后，会出现幻觉、错觉和智力功能障碍等身心功能损害。心理应激可以消除厌烦情绪，激励人们投入行动，克服前进道路上的困难。

（二）心理应激对健康的消极影响

当心理应激超过个体的承受及适应能力时就会损害到人的健康，因此，心理应激与疾病的发生、发展有密切的关系。

1. 直接引起生理和心理反应，使个体出现身体不适与精神痛苦。强烈的心理刺激作用于体弱或（和）应激能力差的人，可导致不同表现：①急性心理应激状态。如急性焦虑反应、血管反应和过度换气综合征等；②慢性心理应激状态。失败可以锤炼人的意志和勇气，但人不能总是失败和受挫，负性刺激强度虽小但长期的心理应激常会导致个体出现头晕、疲惫、乏力、胸闷、心悸、心率加快及血压升高等症状和体征，还会出现各种神经症表现、情感性精神障碍和精神分裂样表现，并常常被医生忽略而久治不愈。

2. 加重已有的精神和躯体疾病，或使旧病复发。已患有各种疾病的个体，抵抗应激的心理、生理功能较低，心理应激很容易加重原有疾病或导致旧病复发。研究发现：门诊神经症患者的心理应激程度与疾病的严重程度呈线性关系。躯体疾病的例子则更为常见，如高血压患者在工作压力增大时病情会加重；冠心病患者在与人争吵或激烈辩论时容易发生心肌梗死；病情已得到控制的哮喘患儿，在母亲离开后哮喘会继续发作等。

3. 导致机体抗病能力下降。人是心身的统一体，身体健康与心理状态可以相互影响。严重的心理应激引起个体过度的心理和生理反应，造成内环境的紊乱，各器官、系统的协调失常，稳定状态被破坏，从而导致机体的免疫能力下降，个体处于对疾病的易感状态，体内部分比较脆弱的器官和系统便极易首先受累而发病。

第二节　护理工作中的应激现象

一、护理工作应激

护理工作应激指护理工作中的各种需求与护士的生理、心理素质不相适应的一种身心失衡状态。主要体现在三个方面：

（一）生理方面

常见头痛、血压升高、心慌、胃肠不适、全身肌肉胀痛、睡眠障碍乏力等多系统器官组织的表现。

（二）心理方面

常见焦虑、沮丧、厌倦、疲惫、沟通障碍、不满情绪、人际关系不协调、注意力不集中、缺乏创新、自信心不足、成就感降低、自卑、压抑等。

（三）行为方面

主要是护士过多采用无意义、消极的应对方式所导致的行为后果，如频繁地就诊、吸烟、饮酒、使用或滥用麻醉药物、饮食过度或厌食、攻击行为等。

护理工作应激过强或过度持久，使个体的体力和脑力消耗过度，超出了个体所能承受的限度，会出现"身心耗竭综合征"，主要表现为：精神上极度困乏，失去同情心，工作能力降低，工作差错增多，进而厌恶工作等。因此，临床护理人员有必要了解护理工作应激的特征和规律，掌握应对的方法，从而增进心身健康，提高护理工作质量，提高护理服务的水平。

二、护理工作中常见的应激源

（一）工作环境特殊

医院是一个充满应激源的环境，护士面临的应激源繁多而复杂，既要面对各种患者病痛的折磨和生离死别的残酷现实，又要面对与不同患者及其家属交往的考验，极易导致身体的疲劳和心理负荷的加重。

（二）工作负荷较重

目前各医疗单位护理人员短缺，导致护理工作负荷过重；护理技术操作较为复杂，劳动强度较大，容易使人体生物钟受影响，睡眠质量差，体力、脑力透支，易产生身心疲劳，出现心身耗竭综合征。另外，岗位竞争带来的紧迫感，人们对护理工作的要求越来越高，临床疾病种类越来越多，新仪器、新技术频繁更新，各种各样的岗位考核等，都会给护士造成巨大的工作压力。

（三）职业压力过大

护理工作的对象和任务的特殊性要求护士必须具备一丝不苟的工作作风，工作中时刻保持高度的警惕。持续、高度的精神紧张会给护士带来沉重的心理负担。同时，随着人们法制意识的逐渐增强，医院的纠纷越来越多，稍有不慎就有可能出现失误，导致医疗事故。如此高难度、高风险的工作必然会给护士造成很大的精神压力。

（四）社会地位不高

护理工作虽然受到社会的广泛关注，但社会普遍存在着重医轻护的观念，社会大众对护士的信任度较低，使护士自感地位较其他职业低，而且护士的收入与工作的付出不成正比，易使护士产生失落感和职业倦怠感。

（五）多重角色要求

在工作中，护理人员不仅要完成好护士的角色，还要承担患者的教育者、组织管理者及咨询者等角色，并且患者、患者家属、医生和医院管理者都对护士的工作质量提出了高要求，多重的角色行为及角色要求常常使护理人员力不从心、身心疲惫，职业压力感增加。

（六）家庭和伦理问题

工作在临床第一线的护士，绝大多数是30多岁以下的年轻女护士，她们肩负工作和家庭的双重压力，工作的烦恼可能影响到家庭的和睦，反过来家庭中的琐事也可能会影响工作的质量。工作与家庭的关系处理不当，常常使护士身心疲惫不堪。另外，当她们的个人信念及价值观与组织要求不同，又无法根据自己的信念去做时的内心冲突也可导致心理压力。

三、护理工作中应激的应对

（一）护士自身方面

经常进行体育锻炼，增强身体素质，加强饮食和营养。合理安排工作和生活，劳逸结合，注意休息。学会自我调节，培养幽默感和多样化的生活情趣，主动丰富业余休闲活动，陶冶情操，放松身心压力。建立良好的人际关系，增强社会支持的有效性。认真学习相关的法律法规，加强自我保护意识，规范技术操作，避免意外事故发生。

（二）医院管理方面

医院领导应重视护理人员的心理健康，并提供条件改善护士的地位和待遇，合理调整人力资源配置，保障护理人员的休息，尽可能改善工作环境，重视并加强对护理人员的理解和支持，协调好与社会各阶层的沟通，缓解医患关系，减少医疗纠纷。有组织地安排适当的文体活动，释放护理人员的精神压力。

知识链接

护理工作中应激处理的要点

1. 在进行某项护理工作前，应清楚地知道该项工作的需要、目的及各个阶段的目标。
2. 要明确该项工作的困难和问题。
3. 认真分析自己的能力、兴趣及完成此项工作所存在的不足。
4. 针对所存在的问题，提出具体的解决方法。
5. 在解决问题中不断陈述自己的行为和行动目标。
6. 在解决问题的每一个过程中，及时分析和比较行为效果，总结经验。
7. 选择能带来最佳效果的方法开展该项工作。

第三节 心理危机干预

一、心理危机及其干预的概念

（一）心理危机的概念

心理危机也称为应激障碍，一般是指个体或群体面临突然或重大的生活事件或公共安全，既无能回避，又无法用通常解决应激的方式来应对时，所产生的认知失调、情绪失控或行为错乱等心理失衡状况。这种心理失衡往往会导致急性、亚急性或慢性的精神障碍。

心理危机一般由危机事件引起，危机事件指重大的、超乎寻常的、个体或群体难于应付和解决的事件，由于这类事件对个体、群体影响巨大，因此又称创伤性事件。

心理危机是因为个体或群体意识到应激事件超过了自己的应付能力，而不是指个体或群体经历的事件本身。引起心理危机的事件是一般应激反应不足以应付的状况。因此会导致心理失衡。产生心理危机就意味着心理平衡稳定的机制被破坏。

1. 确定"危机事件"的三项标准

（1）存在具有重大心理影响的生活事件。

（2）引起急性情绪紊乱，或认知、躯体和行为等方面的改变。

（3）当事者或患者用平常解决问题的手段暂时不能应对，或应对无效。

2. 心理危机的特征

（1）时限性，一般会在1～6周内消失。

（2）在危机期，个体会发出需要帮助的信号，并更愿意接受外部的帮助或干预。

（3）危机的预后取决于个人素质、适应能力和主动调节，以及他人的帮助或干预。

（二）危机干预的概念

危机干预是指动用各种个人和社会资源，采用相应的干预技术，对处于危机状态的个人或家庭，提供关怀和帮助的过程。当个体突然患病、病情突然恶化或患者濒临死亡时，患者及其家属往往需要护理人员的亲切关怀和有效帮忙。危机干预属于广义的心理治疗范畴，常常动用各种社会资源，寻求社会支持，因而对护理工作较为适用。

知识链接

灾后危机干预

2014年8月3日16时30分云南省昭通市鲁甸县发生了6.5级地震，地震共造成617人死亡，3143人受伤，22.97万人紧急转移安置。震后数分钟或数小时之内，受灾人群出现急性应激反应，表现出茫然、恐惧、焦虑、绝望、愤怒、退缩、非真实感等，这些症状持续数日。此后，在及时的心理干预及社会支持下，绝大多数人逐渐恢复正常。但也有少数人出现创伤后应激障碍（post - traumatic stress disorder，PTSD）。

灾后危机干预针对以上两个阶段，分为紧急阶段的干预和恢复阶段的干预。

1. 紧急阶段的干预 具体干预措施为：①首先应积极救治受灾者，并注意送去水、食物等生活用品以满足生存的基本生理需要；②注意确定心理社会支持的优先次序，如依次为废墟中的生还者、遇难者亲属、受伤的幸存者及亲属、未受伤的幸存者、参与营救的官兵、医务工作者等；③陪伴并倾听是最大的安慰与支持，但不宜多讲话，不虚言安慰说"我能理解你"，不空谈鼓励说"时间可以淡化悲伤、不要难过"等，不能强迫灾民交谈，不主动引导灾民回忆；对悲哀保持倾听而不急于处理；④特别注意儿童及青少年是这次灾难中的高危人群；⑤为死难者亲属提供各种确切信息，为他们会见尸体等做细心准备；⑥必要时可使用镇静药物对症治疗；⑦对志愿者、救援者提供心理晤谈等。

2. 恢复阶段的干预 主要是通过自助、社会支持和各种心理咨询，包括有针对性的专业化心理咨询和心理治疗，帮助灾民面对现实，恢复信心，重建生活。对确诊为 PTSD 患者，通常应与精神障碍专科医师一起开展系统的心理和药物治疗。

二、心理危机的原因及类型

(一) 心理危机的原因

心理危机的常见原因主要有以下几个方面。

1. 危机事件的性质 包括危机事件的数量和可控性，危机事件的危急性等。

2. 生物因素 急性残疾或急性严重疾病等。

3. 心理因素 人际关系破裂、短时间内多次遭遇重大精神打击、亲朋好友突然死亡等。

4. 社会生态因素 如失恋、重要考试失败、严重自然灾害如地震、洪水等。

(二) 心理危机的类型

常见的心理危机主要包括以下类型。

1. 发展性危机 指青少年在发展阶段所出现的一些情况，但在人生的每一个阶段都会遇到不同的问题，如青春期、未婚先孕、选择职业、晋升失败、失业、维系婚姻、面对衰老与疾病等。

2. 境遇性危机 指遇到罕见或超常事件，个人无法预测和控制时出现的危机。此类危机是随机的、突然的、强烈震撼性的、灾难性的。如遭遇暴力事件、亲人突然死亡、失业等。

3. 存在性危机 指伴随着重要的人生问题，如关于人生目的、责任、独立性等内部出现的矛盾和冲突并由此产生的焦虑情绪等。

4. 慢性危机 由于长期、慢性的生活事件导致，需要较长时间的咨询，并需要找出适当的应付机制，一般需要转诊给长期的专业咨询工作者。如夫妻关系紧张、邻里关系不睦等。

5. 混合性危机　很多情况都是多种因素混合导致多种危机共存。如一位灾难幸存者存在酒精依赖问题，失业者的情绪抑郁问题，婚外恋者的经济、家庭暴力等问题。因此处理危机时一定要分清主次。

三、心理危机的干预策略

（一）心理危机干预的目的

1. 防止过激行为，如自杀、自伤，或攻击行为等。

2. 促进交流与沟通，鼓励当事者充分表达自己的思想和情感，鼓励其自信心和正确的自我评价，提供适当建议，促使问题解决。

3. 提供适当医疗帮助，处理昏厥、情感休克或激惹状态。

（二）心理危机干预的原则

1. 迅速确定要干预的问题，强调以目前的问题为主，并立即采取相应措施。心理危机干预是医疗救援工作的一个组成部分，针对不同情况，及时调整心理危机干预工作的重点。心理危机干预活动一旦进行，应该采取措施确保干预活动得到完整地开展，避免二次创伤。

2. 必须有当事者的亲属或朋友参与危机干预。

3. 对有不同需要的个体应综合应用干预技术，实施分类干预，针对受助者当前的问题提供个体化帮助。严格保护受助者的个人隐私，不随意向第三者透露受助者的个人信息。

4. 鼓励自信，不要让当事者产生依赖心理。

5. 把心理危机当作心理问题处理，而不应作为疾病进行处理，以科学的态度对待心理危机干预。

（三）心理危机干预的主要技术

干预技术是通过具体的方法，紧急处理危机者当前的问题，给予及时的心理支持，尽快接受现实，建立起积极的应对机制。

1. 明确问题　危机干预的第一步是从当事者的角度出发探索和定义问题，使用积极倾听技术，包括同情、理解、真诚、接纳、尊重，开放式提问。并要注意当事者的言语信息，以及注意其非言语信息。

2. 确保安全　在危机干预过程中，危机干预者应把确保当事者安全作为首要目标。为确保这一目标，干预者必须评估对当事者躯体和心理安全构成威胁的事件或情景的致死性和危险程度；评估当事者的内部事件及围绕当事者事件的情景，必要时要保证当事者知道可以替代冲动和自我毁灭行为的解决方法。

3. 给予支持 要使当事者认识到危机干预者是可靠的支持者。要通过语言、声调和躯体语言向当事者表达危机干预者是以关心的、接受的、公正的和个人的态度来处理危机事件的。

4. 变通应对方式 帮助当事者探索其可以利用的替代解决方法。促使当事者积极地搜索可以获得的环境支持、可以利用的应对方式，开发积极的思维方式。

5. 制订计划 帮助当事者做出现实的短期计划，包括发现另外的资源和提供相应的应付方式，确定当事者能理解的、可行的行动步骤。

6. 得到承诺 帮助当事者做出采取积极行动的承诺。这些行动必须是行动者本人的、可实现的、可接受的。

（四）心理危机干预的程序

根据护理程序，心理危机干预包括四个阶段，即评估、计划、实施、评价。

1. 评估阶段

（1）评估危机的严重程度：评估患者所遭受到危机的程度，患者行为能力如何，可能发生的后果，社会支持系统的状况。

（2）患者状态与功能：认知状态是了解患者对危机真实性的认识，情绪异常是患者心理失衡、导致危机状态的主要问题，注意患者的行为、意图和某些物品的准备等。

2. 制定干预计划

（1）确定护理诊断：在整个危机干预中，围绕所确定的护理诊断，把握好倾听和运用倾听的技术是非常重要的。

（2）保证人身安全：保证患者和他人的安全是危机干预的首要目标。这里的安全是指把危机可能带来的危险性降低到最低程度。

（3）提供支持和帮助：护理人员应加强与患者的沟通和交流，使患者感受到周围人的关心和支持。

3. 实施阶段

（1）环境干预：主要通过消除应激源，改变患者所处的环境来降低患者的情感张力。

（2）全面支持：护理人员以温暖、接受、关心、同情、理解的方法提供支持。

（3）一般性的支持技术：可采用疏泄、暗示，必要时可给予患者少量的镇静药物。

（4）帮助患者建立积极的、有效的应对方式：鼓励患者积极参加各种有意义的活动，扩大交际面，体验被尊重、被理解、被支持的情感。

（5）危机干预中注意的问题：充分发挥患者的自主应对能力，避免与患者发生冲突，得到患者承诺的情况下，特殊情况可转诊。

4. 评价阶段 护士和患者共同评价措施是否达到了预期的结果，即危机是否被积极地解决。

本章知识结构导图

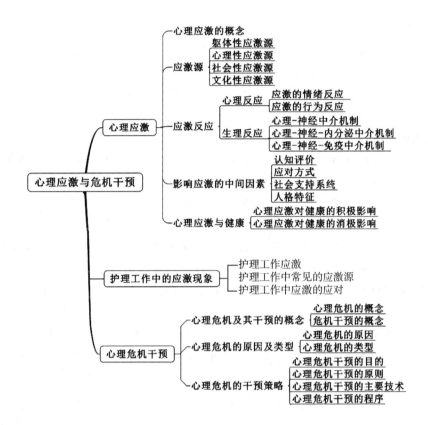

拓 展 阅 读

创伤后应激障碍

一、PTSD 的概念

创伤后应激障碍（PTSD）是由于受到异乎寻常的威胁性、灾难性心理创伤，导致延迟出现和长期持续的精神障碍。这类事件包括战争、严重事故、地震、被强暴、受酷刑等等。几乎所有经历这类事件的人都会感到巨大的痛苦，常引起个体极度恐惧、无助感。

事件本身的严重程度是产生 PTSD 的先决条件。在我们的日常用语中，许多超出意料的事件都可以称为"创伤性"的，如离婚、失业或考试失败。但是，有关研究发现，大约只有 0.4% 的事件具有"创伤性"意义。最近的研究提示，所谓"创伤性体验"应该具备两个特点：第一，对未来的情绪体验具有创伤性影响；第二，对躯体或生命产生极大的伤害或威胁。当然，个体人格特征、个人经历、社会支持、躯体健康水平等也是病情和病程的影响因素。

二、临床表现

PTSD 最特征性的表现是在重大创伤性事件发生后,患者有各种形式的反复发生的闯入性创伤性体验重现(病理性重现)。患者常常以非常清晰的、极端痛苦的方式进行着这种"重复体验",包括反复出现以错觉、幻觉(幻想)构成的创伤性事件的重新体验(症状闪回)。此时,患者仿佛又完全身临创伤性事件发生时的场景,重新表现出事件发生时所伴发的各种情感。患者面临、接触与创伤性事件有关联或类似的事件、情景或其他线索时,常出现强烈的心理痛苦和生理反应。

患者在创伤性事件后,频频出现内容非常清晰的、与创伤性事件明确关联的梦境(梦魇)。在梦境中,患者也会反复出现与创伤性事件密切相关的场景,并产生与当时相似的情感体验。患者常常从梦境中惊醒,并在醒后继续主动延续被中断的场景,并产生强烈的情感体验。

在创伤性事件后,患者对与创伤有关的事物采取持续回避的态度。回避的内容不仅包括具体的场景,还包括有关的想法、感受和话题。患者不愿提及有关事件,避免相关交谈,甚至出现相关的"选择性失忆"。患者似乎希望把这些"创伤性事件"从自己的记忆中抹去。

在创伤性事件发生后,许多患者还存在着"情感麻痹"的现象。从外观上看,患者给人以木然、淡漠的感觉,与人疏远、不亲切、害怕、罪恶感或不愿意和别人有情感的交流。患者自己也感觉到似乎难以对任何事物产生兴趣,过去热衷的活动也无法激起患者的情绪,患者感到与外界疏远、隔离,甚至格格不入,难以接受或者表达细腻的情感,对未来缺乏思考和规划,听天由命,甚至觉得万念俱灰、生不如死,严重的则采取自杀行为。

此外,有些患者则出现睡眠障碍、易激惹、容易受惊吓、做事不专心等警觉性过高的症状。

多数患者在创伤性事件后的数天至半年内发病,一般在 1 年内恢复正常;少数患者可持续多年,甚至终生不愈。

三、诊断标准

在《中国精神障碍分类与诊断标准第 3 版》(CCMD - 3)中,PTSD 的诊断标准为:

(一)症状标准

1. 遭受对每个人来说都是异乎寻常的创伤性事件或处境(如天灾、重大的人祸)。

2. 反复重现创伤性体验(病理性重现),并至少有下列 1 项:①不由自主地回想受打击的经历;②反复出现有创伤性内容的噩梦;③反复发生错觉、幻觉;④反复出现触景生情的精神痛苦,如目睹死者遗物、旧地重游,或周年日等情况下会感到异常痛苦和产生明显的生理反应,如心悸、出汗、面色苍白等。

3. 持续的警觉性增高，至少有下列 1 项：①入睡困难或睡眠不深；②易激惹；③集中注意困难；④过分地担惊受怕。

4. 对与刺激相似或有关的情景的回避，至少有下列 2 项：①极力不想有关创伤性经历的人与事；②避免参加能引起痛苦回忆的活动，或避免去引起痛苦回忆的地方；③不愿与人交往，对亲人变得冷淡；④兴趣爱好范围变窄，但对与创伤性经历无关的某些活动仍有兴趣；⑤选择性遗忘；⑥对未来失去希望和信心。

（二）严重标准

社会功能受损。

（三）病程标准

精神障碍延迟发生，即在遭受创伤后数日至数月后，罕见延迟半年以上才发生。符合症状标准至少已 3 个月。

（四）排除标准

排除情感性精神障碍、其他应激障碍、神经症、躯体形式障碍。

四、治疗

（一）心理治疗

对于 PTSD 初期，主要采用危机干预的原则和技术，侧重提供支持，帮助患者提高心理应对技能，表达和宣泄相关的情感，及时治疗对良好的预后具有重要意义。

慢性和迟发性 PTSD 的心理治疗中，除了特殊的心理治疗技术外，为患者争取最大的社会和心理支持是非常重要的。家属和同事的理解，可以为患者获得最大的心理空间。

（二）药物治疗

抗抑郁药物是治疗各个时期 PTSD 最常见的选择，并且能够取得比较好的效果。其他药物则可包括抗焦虑药物、镇静剂、锂盐等。

（三）心理治疗合并药物治疗

心理治疗结合药物治疗比单用其中一种的效果更佳。根据有关经验，前期应采用支持和解释性心理治疗，建立良好的医患关系，主要是获得患者对于服用药物的理解和接受。在药物取得一定疗效的基础上，进行认知心理治疗，会取得更好的效果。

实 训 项 目

创伤后应激障碍自评量表（PTSD－SS）的使用

实训目的

1. 熟悉 PTSD－SS 量表的内容，掌握该量表的测量、统计方法。
2. 熟练运用 PTSD－SS 量表对患者进行创伤后应激障碍筛查。

实训用具

1. 创伤后应激障碍自评量表（PTSD－SS）若干份。
2. 纸、笔、计算器。

实训评价

1. 教师根据学生参与度进行点评。
2. 教师根据学生对该量表使用的掌握程度进行评价。

目 标 检 测

一、名词解释

1. 心理应激
2. 认知评价
3. 应对方式
4. 社会支持系统
5. 心理危机
6. 心理危机干预

二、填空题

1. 心理应激的过程包括：_____，_____，_____，_____。
2. 应激反应的中介机制包括：_____，_____，_____。
3. 应激的行为反应包括：_____，_____，_____，_____，_____。
4. 常见的心理危机各类包括：_____，_____，_____，_____，_____。
5. 护理工作中常见的应激源包括_____，_____，_____，_____，_____，_____。

三、单项选择题

1. 第一个提出应激理论的人是(　　)
   A. 弗洛伊德　　　　　　B. 罗杰斯　　　　　　C. 霍尔姆斯
   D. 塞里　　　　　　　　E. 马斯洛

2. 心理应激对健康的影响是(　　)
   A. 积极与消极两个方面　　B. 积极的　　　　　　C. 消极的
   D. 无任何影响　　　　　　E. 以上都不对。

3. 应激中最常见的情绪反应是(　　)
   A. 恐惧　　　　　　　　B. 愤怒　　　　　　　C. 悲观
   D. 抑郁　　　　　　　　E. 焦虑

4. 霍尔姆斯提出的 LCU 一年内累积超过 300，预示着今后可能患病是在(　　)
   A. 1 年内　　　　　　　B. 2 年内　　　　　　C. 3 年内
   D. 4 年内　　　　　　　E. 5 年内

5. 属于社会性应激源的是(　　)
   A. 认知障碍　　　　　　B. 疾病　　　　　　　C. 职业变化
   D. 高温或低温　　　　　E. 风俗习惯导致的刺激

四、简答题

1. 简述心理应激源的种类。
2. 简述应激反应包括的主要内容。
3. 简述心理应激对健康的影响。
4. 叙述心理危机干预的目的和原则。
5. 简述护理工作中应激的应对。

第六章　心身疾病

【导学案例】

　　患者，男，51岁，某科研机构学术带头人。连续数日熬夜书写科研项目申请书后，突发心慌、胸闷、呼吸困难、头痛、浑身大汗、四肢发冷而无法站立。本想咬牙坚持，终因症状加重而急诊住院治疗。经检查诊断为"心绞痛、冠状动脉硬化、原发性高血压"。给予对症支持及放置动脉支架治疗。好转出院后欲继续完成工作，但感浑身乏力、思维迟钝而力不从心。遂觉前黯淡而悲观失望、焦虑烦躁、失眠少语，口服安定类药物后仍未好转。复诊时，心内科联合精神科会诊，发现患者从小自我要求极高，凡事力求完美，好胜心强而从不服输，有强烈的竞争意识，以"有志者事竟成"为人生座右铭。病前工作废寝忘食、忙忙碌碌，做事风风火火。他患病与自身心理特征有没有关系？如果有应如何进行心理干预？

思考问题

　　1. 什么是心身疾病？

　　2. 如何进行心身疾病的诊断？

　　3. 什么是 A 型行为？

　　4. 冠心病的致病因素及心理干预策略是怎样的？

【学习目标】

知识目标

　　1. 掌握　心身疾病的防治原则。

　　2. 熟悉　心身疾病的概念及其发病机制。

　　3. 了解　心身疾病的发病状况、分类，常见心身疾病的致病因素。

能力目标

　　1. 熟悉心身疾病的诊断。

　　2. 熟练运用各种心理疗法对常见心身疾病进行干预。

情感目标

　　能够设身处地理解心身疾病患者的心身反应，以积极心态提高护理质量。

第一节　心身疾病概述

一、心身疾病的概念

心身疾病（psychosomatic disorder）又称为心理生理疾病，最早由哈雷德（Halliday）于1943年提出。其后在精神病学家邓巴（F. Dunbar）和亚力克山大（F. Alexander）的大力倡导下，研究逐步深入。狭义的心身疾病是指心理、社会应激源在发生、发展过程中起主要作用的躯体器质性疾病。例如：冠心病、原发性高血压、消化性溃疡、支气管哮喘等。广义的心身疾病还包括由此引起的躯体功能性障碍。例如：神经性呕吐、偏头痛等。

广义的心身疾病与部分精神障碍存在重叠，如 CCMD-3 神经症中的躯体形式障碍。在疾病谱上介于躯体疾病与部分神经症之间。一方面，其概念内涵的扩展反映了人类对疾病的认识正逐步走向深化，因诸多疾病在病因和转归等方面往往相互交叉，狭义的绝对化区分既十分困难，也无法适应复杂临床情景的要求。另一方面，过于宽泛的界定可能导致其丧失学科独立性。因而，目前对心身疾病的界定尚存较大争议，国内外无统一的标准。本节主要介绍狭义的定义，探讨其病因、诊断与防治。

二、心身疾病的发病状况

各个国家与地区因界定标准不同，造成所报道的发病率数据差异很大。国外有流行病学调查显示其发病率为10%～60%；而国内采用门诊与住院患者合并统计，为33%左右。

女性与男性总体发病率之比为3：2，但冠心病、高血压、消化性溃疡、支气管哮喘等疾病，男性患病率稍高于女性。15 岁以下或 65 岁以上患病率最低，从青年期开始因压力增大而患病率逐步增高，至更年期前后达到顶峰。处于不同的社会环境下，患病率不同。如冠心病在美国的发病率最高，尼日利亚最低；我国总体上城市高于农村，脑力劳动者高于体力劳动者，往往经济文化越发达、工业化水平越高的地区患病率越高。

三、心身疾病的分类

世界卫生组织国际疾病分类法（ICD 分类系统）、美国精神病学分类法（DSM 分类系统）和日本精神身体医学会分类法是目前较具代表性的分类方法。但尚未形成国际统一的标准。现结合 ICD-10 和近年来相关文献进行分类，见表 6-1。

表6-1 心身疾病的分类

系统	常见心身疾病
循环系统	原发性高血压、神经性低血压、冠心病、雷诺病、心绞痛、心因性心律失常、神经性心绞痛、心脏性偏头痛、阵发性室性及室上性心动过速等
消化系统	消化溃疡、溃疡性结肠炎、慢性胃炎、肠易激综合征、慢性胰腺炎、胃肠神经症、心因性吞咽困难、心因性消化不良、心因性呕吐、心因性多食症或异食症、神经性厌食症、神经性呕吐、慢性肝炎后综合征等
呼吸系统	支气管哮喘、过度换气综合征、心因性咳嗽、喉头痉挛等
内分泌和代谢系统	糖尿病、甲状腺功能亢进症、阿迪森病单纯性肥胖、心因性多饮等
神经系统	血管性偏头痛、紧张性头痛、面肌痉挛、书写痉挛、痉挛性斜颈、睡眠障碍、自主神经功能紊乱综合征、心因性知觉或运动功能障碍、慢性疲劳综合征、梅尼埃病、口吃、神经性失语等
泌尿生殖系统	慢性前列腺炎、心因性阳痿、性欲减退或缺失、遗精、早泄、阴茎异常勃起、性欲亢进、心因性尿频、夜尿症、心因性不孕症、功能性子宫出血、功能失调性月经紊乱、经前期紧张综合征、心因性痛经、原发性闭经等
运动系统	类风湿性关节炎、慢性风湿性关节炎、全身肌肉痛症、颈腕综合征、局限性肌痉挛、书写痉挛症等
其他	癌症、外科手术后不适综合征等

第二节 心身疾病的发病机制

心身疾病的病因十分复杂,机制也未完全阐明。目前普遍认为,既与遗传素质、内环境紊乱等生理因素有关,也与生活事件、文化冲突等社会因素以及情绪、人格特征等心理因素有关。因此,三个方面基于强烈或长期的过度心理应激而相互作用、相互影响,终致罹患心身疾病。

一、社会因素的致病机制

(一)文化因素

文化(culture)没有精确而严格的定义。因其既是历史的也是复杂的社会现象,体现为人们在改造自然、适应环境以及人际交往过程中,所形成的观念、生活方式、价值取向、风俗习惯、行为规则、文学艺术、政治经济制度等。是人类社会生活、心理行为与人格发展的重要制约因素。据报道,美国冠心病发病率高于其他国家,成人死于心血管疾病者占55%,而尼日利亚发病率最低,因心肌梗死导致死亡者仅占死亡总数的0.75%。反映了不同种族、国家的社会文化差异影响心身疾病的发生。

1. 文化的急剧变迁 不断变化是文化发展的客观规律,但在信息全球化背景下,不同观念与生活方式之间的对话、交流日趋广泛而深入,这些变化有积极的意义,也带来消极的影响。对个体而言,意味着适应的相对平衡期缩短,动态调整期延长,即刚刚才建立的适应模式，持续很短的时间就变得不适应。如愈来愈多的妇女参加工作和社会活动，致使原有的适应模式无法有效应对社会心理刺激，因此，溃疡病和高血压病男女之比由原来的 4∶10 左右转变溃疡病男女比例约为 3∶2，原发性高血压接近 1∶1。赵旭东（1991 年）通过调查，分析中国少数民族神经症性和心身症状增多的原因，发现其主要原因是其特有的民族生存方式既要适应主流民族的文化要求，又要面对全球文化移入的挑战，进而导致心身疾病。

文化变迁可造成多元化的抉择困难。现代人虽有更大的自由度去选择不同的理念、观点和生存方式，获得更多的发展机遇，但也意味着需要独自面对选择的后果。正如弗洛姆（E. Fromm，1987 年）所指出的，这是一种令人焦虑、剥夺安全感的自由，一种使人想要逃避的自由。因此，选择与焦虑几乎是一对孪生子。

焦虑感的增加驱动人们更多地参与社会生活，传统家庭的部分功能发生变迁、转移。如教育功能转移到学校，安全保护功能转移到保险、社会福利、公安部门等。很多家庭不再是生产和消费的基本功能单位，加上避孕技术的进步和性道德观念的淡化，家庭破裂、重组、稳定性下降构成强烈或持久的心理应激，势必导致部分人罹患心身疾病。

2. 职业的变化　现代社会专业分工越来越细，造成人的心理机能片面使用和发展。长期面对单调、刻板、重复、高强度的工作情境，容易产生焦虑、烦躁、愤怒、失望等紧张情绪和人际关系冲突。拉瑟克（Russek）指出，91% 冠心病患者工作负担较重、长期处于紧张状态。另外，在长期职业性一般适应综合征（GAS）中出现了越来越多的职业耗竭。职业耗竭特指个体因职业应激导致心身极度消耗，难于有效发挥功能的一种状态。1998 年，雷特（Leiter）和玛斯莱斯（Maslash）研究表明，职业耗竭的原因并非 1~2 件创伤性事件，而是严重工作应激的逐渐积累。因此，目前认为，引发职业耗竭的最主要因素是重负荷而低挑战的工作，如社会服务行业的员工、医护人员、教师等。

3. 不良政治、经济制度　物质文化的加速发展造成了整个社会文化的结构性失调，即经济、政治制度的保障体系落后于物质文化，成为导致心身疾病的重要因素。如有研究指出美国黑人患高血压至少是白人的 2 倍，这与他们失业率高、生活缺乏保障、安全感缺失、精神过度紧张有关。

（二）生活事件

生活中的重大事件均可视为应激源，特别当个体对负性生活事件进行无效应对时，产生强烈或持续的应激反应，可致心身疾病。赫尔姆斯（Hoimes）等人的研究表明，任何类型的生活变动，包括住房搬迁、婚姻变化、职务升降、升学就业等，都可使器质性疾病处于易感状态。

二、心理因素的致病机制

（一）心理冲突

心理冲突（mental conflict）是指个体同时存在两种或多种动机，从而体验到相互对立的情感、欲望，既不能放弃其中之一，又无法在更高水平上协调统一起来的状态。心理冲突一旦产生，首先导致紧张、焦虑，迫使个体应对性地做出选择、采取行动，处理所面对的难题，缓解不良情绪的同时塑造应对挫折的心理能力。

弗洛伊德（S. Freud）曾经指出，个体面对重大创伤，或者应激情景超过应对能力时，压抑性心理防御可启动冲突的潜意识化。另一位心理动力学取向的代表人物亚历克山大和邓巴经过系统研究认为，心身疾病的发病机制具备三个要素：①早年被压抑到潜意识中的心理冲突；②遗传性器官易罹患的倾向性；③自主神经系统的过度活动。如果个体对成年期潜意识复现的童年创伤缺乏有效应对或找不到恰当的宣泄出口，便会导致潜意识心理冲突，进而借助过度激活自主神经系统而释放压力，并在器官易患性的基础之上，导致神经系统功能障碍及其所支配的脆弱器官出现病损，最终形成心身疾病，此即冲突特异理论。

认知行为主义取向则认为，个性缺陷者重复暴露于创伤性情景，形成条件反射，习得不良行为，易导致心理行为的获得性无助，从而深陷持续性的矛盾状态而感到无助、悲观，甚至绝望。而持心理生理学观点的研究者用动物实验的方法也证实心理冲突具有致病作用。如采用电击使白鼠在饮水、取食时出现矛盾、冲突情境，结果实验组出现胃溃疡，而对照组正常。

（二）不良情绪

心理因素的致病性可通过不良情绪产生作用。通过电击、强迫游泳、束缚等长期不可预知性刺激导致鼠类出现了愤怒、焦虑、抑郁等情绪反应，成功复制糖尿病、消化性溃疡等心身疾病动物模型。1974 年，雷赫（Rahe）等对 279 名心肌梗死存活的患者作心理测定，发现大部病人在心肌梗死发生前一年均有持续紧张的工作、精神创伤的生活体验和情绪矛盾。

（三）人格特征与行为

人格特征的致病机制主要表现为特异性作用，即某种人格特征易引发相应的心身疾病。

人格缺陷外显的表达方式主要是不良行为。1959 年，美国心脏病学家弗里德曼（Friedman）和罗斯曼（Rosenman）发现冠心病患者中有一种特殊的行为模式，表现为争强好胜、时间紧迫感强、急躁、易激动、好斗、对人常怀敌意等，此即"A 型行为"，又称为"冠心病易患模式"。同时，传统危险因素如吸烟、高血压和高血脂饮食等与该种行为类型联合之后便会产生"增益效应"，最终导致心血管疾病。又如，1976 年，美国一些学者把 182 名被试学生按性格特征分为 A、B、C 三类。A 型如上所述，B 型较被动、顺从、依赖、孤僻、缺乏创造性；C 型则自我克制，不善发泄情绪，长期处于孤独、矛盾、抑郁、失望的状态。随访观察 16 年后发现，具有 C 型人格特征者患病率较高，而且患癌症者较多。因为 C 型行为可导致大脑皮层兴奋抑制失调、自身免疫能力削弱、器官代谢紊乱、DNA 自然修复能力降低，并在器官易患性基础上，导致基因突变而罹患癌症。托马斯（Thomas）从 1984 年开始，长期追踪观察 1337 个医学生 18 年后，也获得一致性的结论：患癌症者具有性格内向、抑郁敏感、较为冷漠的人格特点。

其他既与人格特征有关，也与社会因素有关的不良行为习惯包括吸烟、酗酒、高盐高脂饮食等。20 世纪 70 年代，美国国家保健统计中心报道，每日吸烟 40 支者要比不吸烟者丧失 65% 的工作日。

三、生理因素的致病机制

具备一定的生理始基，同时，社会心理因素通过神经 - 内分泌 - 免疫系统产生应激反应，是生理因素的主要致病机制。后者见第五章第一节"心理应激"，兹不赘述。而生理始基是个体患病前所具有的易罹患性生理学特点。如高甘油三酯血症的人罹患心血管疾病的风险较高。

知识链接

过氧化物质在心身疾病发病中的作用

氧化代谢是机体生存所必需的生化反应过程，不可避免产生过氧化氢（H_2O_2）、超氧阴离子（O_2^-）、单线态氧（$^1O_2$）、各种有机分子烷氧等过氧化物质。1893 年，Fenton 报道 Fe^{2+} 与 H_2O_2 反应产生羟自由基（·OH）。由于·OH、过氧自由基（RO·；ROO·）、一氧化氮自由基（NO·）等活性氧自由基反应迅速，几乎所有生物分子均可受到攻击，导致细胞膜脂质过氧化损伤、DNA 损伤、癌变等，同时与动脉粥样硬化、帕金森病（PD）、阿茨海默病（AD）等密切相关，此即氧化应激作用。正常人体在抗氧化缓冲系统的作用下，维持平衡，但近年来的研究表明，持续或严重的心理应激可导致过氧化反应增强，特别是 Fenton 反应所形成的氧自由基最为典型。

另外，自 1972 年 Kerr 和 Wyllie 首先使用有别于坏死的细胞凋亡（apoptosis）来描述正常细胞替代、更新、死亡之间的平衡关系以来，细胞凋亡与心理应激、心身疾病关系的研究便迅速成为各学科关注的焦点。近年来，已观察到各种应激源作用于机体促使细胞凋亡减弱，可能导致癌症、系统性红斑狼疮等心身疾病，但其在心身相关中的具体作用机制尚未阐明。

第三节　心身疾病的诊断与防治原则

一、心身疾病的诊断

心身疾病是心身相关的一组病症，决定了对其的诊断应针对个体差异具体分析，以生物医学的方法确定疾病的生物学基础，以心身医学的方法确定心理行为特征，并排除精神病、神经症，以及无明显心理社会因素影响的躯体疾病。

（一）诊断程序

诊断程序包括采集病史、体格检查、实验室检查与心理检查。见图6-1。

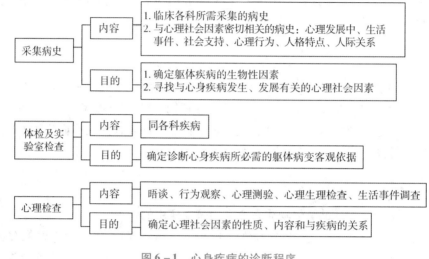

图6-1 心身疾病的诊断程序

（二）诊断

根据哈雷德的研究，与心身疾病诊断相关的因素包括：①发病因素与情绪障碍有关；②大多与某种特殊的性格类型有关；③发病率有明显的性别差异；④同一患者可同时患有多种疾病或交替发作；⑤常常有相同的或类似的家族史；⑥病程往往有缓解和复发的倾向。因此，明确诊断须同时具备以下基本条件。

1. 具有确定的躯体症状，且这种症状源于明确的病理过程或器质性病变。广义的范畴还包括伴随躯体功能障碍所表现出的躯体症状。

2. 具有明确而不良的心理社会因素，而且心理社会因素与该躯体症状之间在时间上有密切关系。

3. 有特定的人格特征或心理缺陷等易患素质。

（三）鉴别诊断

1. 心身疾病与神经症相鉴别

（1）症状：心身疾病以躯体症状为主，且其症状相对固定而局限；神经症以某种相对固定的心理症状为主，若伴有躯体症状，往往与固定的病理心理活动不同，表现为多系统、多器官性反应，而且反复易变。

（2）病理：心身疾病可有明确的病理变化或器质性病变；神经症则缺乏或无此变化。

（3）病因：二者比较，神经症的心理社会因素成分更大，可能有社会适应不良的情况存在。

2. 心身疾病与躯体性疾病相鉴别 当躯体性疾病明显伴有心理变化、情绪障碍时，二者需要鉴别。主要从心理、情绪障碍与躯体症状的前后时间关系上。心身疾病在发病前就存在明确心理社会因素，而且有人格或心理缺陷；躯体疾病的心理社会因素在发病之后或之中。中医将此区分为因郁而病和因病而郁。

（四）诊断的命名形式

心身疾病的诊断命名涉及心理诊断和疾病的临床诊断两部分。主要命名形式有：

1. 明确的诊断命名形式 这种命名形式具备：①患者的病理心理活动明显而持久，但未达到某种精神疾病的诊断标准或者明显有别时，可作出焦虑状态、抑郁等心理诊断；②可确诊某种心身相关性躯体疾病。这时诊断的命名形式采用两种诊断并行，例如原发性高血压伴焦虑状态；糖尿病伴抑郁等。

2. 倾向性诊断命名形式 当患者同时存在如下两种情况时，可采用倾向性诊断的命名形式。这两种情形包括：①患者的病理心理活动不属于某一类别或形式混合易变；②患者的躯体症源于功能障碍而非器质性病变。此时，通常在临床病症前冠以"心因性"或"神经性"进行诊断命名。如心因性呼吸困难、神经性呕吐等。

二、心身疾病的防治原则

心身疾病重在预防，强调早发现、早治疗，且因其涉及心和身两大彼此影响、交叉作用的系统，故应该坚持"心身综合防治模式"。护理人员作为医嘱的具体执行者，与患者及其家属直接接触最多、时间最长，已逐渐成为临床各科心身疾病患者心理健康教育和干预的中坚力量。

（一）预防原则

1. 个体预防 作为首要环节，对心身疾病应重视个体预防。指导个人学习应激与心身疾病的相关知识，强化自我管理与防护技能训练。

目前许多综合性医院、学校都建立了健康咨询室，对某些易患个体，在心理应激的初始阶段即进行应激接种训练、自我行为管理、放松训练等心理咨询。或者提供专业心理与行为指导，如对于冠心病罹患个体而言，除传统告诫戒烟、合理饮食、运动以外，还需采用专业心理干预技术，处理曾经历的严重心理创伤，解除内心冲突，改变某些A型行为，否则仅仅采用告诫的方式，很难取得良好的预防效果。所有这些个体预防措施的最终目的，都是为了促进人们学会有效的应对策略与方法，培养健全的人格，正确对待生活、工作和学习中的各种应激性事件。

2. 社会预防 无论护理还是社会预防均可采取"社会–家庭–患者–医院"联合模式。不仅在护理病患及教学讲座中不遗余力地加强应激与心身疾病知识宣传和心理健康教育，还应该与社会工作者、患者及其家人、朋友、同事保持合作，降低各种社会应激对心身的损害。如陈嵘等长期使用支持性疗法、人际交往训练、家庭疗法对应激状态下医学生进行咨询性干预，提高心身健康水平，能有效预防心身疾病的发生。

（二）治疗原则

一旦确诊为心身疾病，必须坚持"躯体治疗为基础，心理治疗为主导，综合护理为平台，中西医结合为主线"的综合治疗原则。

1. 综合治疗的基本目标

（1）治疗躯体疾病：采用手术治疗，以及针对性药物、中医针药、心理学技术、综合护理等治疗躯体疾病，保护脆弱的脏器，预防并发症。

（2）重建合理认知：面对同样的应激刺激和躯体疾病，不同的看法、评价、信念与态度往往产生不同的反应。医护工作者要善于在理解、接纳、信任的基础上，应用面质、解释、辩论等方法改变患者不合理信念，重新对应激源进行合理评价，应用更积极的方式予以应对。

（3）建立成熟的心理防御方式：个体之所以产生心理症状、导致躯体功能受损，很大程度上是因为原有的心理防御方式失效或者不恰当的结果。医护人员应该敏锐地掌握病人所使用的心理防御方式，给予适时指导，重建升华、幽默、利他等成熟策略。

（4）调动一切可利用的社会支持系统：医护人员不仅要在言语、肢体语言等方面体现共情、责任心，以使患者把深埋心中的郁闷倾吐出来，以缓解应激性压力，还要训练自己根据病人的智力水平、认知结构、期望、人格特征和疾病特点进行有效表达和沟通的能力，个体化地提供准确、明白的解释、让人信服的合理保证和鼓励，营造温暖、支持的医患、医护氛围，而不是虚言安慰、冷漠处理或给予无法达到的保证。同时，调动病人的亲友、同事等，给予精神和物质上的支持。不仅如此，近年来团体心理疗法的支持性作用及其临床应用备受各界关注。

（5）鼓励患者适应环境、回归社会：在重建病人的心理结构、完善人格的同时，应鼓励其在现实生活中解决和克服现实问题，摆脱对原环境的敏感性，增强社会适应能力，不断实践新方法，验证治疗效果。

2. 具体治疗方法 护理人员执行医生的医嘱，并配合运用各种心理干预、咨询与治疗方法，可极大地提高整体疗效。

（1）西医药物治疗：首先，针对性选择相应的药物治疗躯体疾病，如使用卡托普利、依那普利等抗原发性高血压药物，以降低并维持动脉血压。其次，负性情绪水平较高或已持续较长时间，常导致认知功能降低，单纯心理治疗可能无法立刻缓解不良情绪，但又没有同时达到神经症诊断标准，可在医生指导下使用抗焦虑或抗抑郁药物改善症状，剂量不宜过大，用药时间不宜过长，初期以小剂量递增，维持一段时间后，逐渐减量，直至停用。如果合并神经症或者确需使用抗精神病药物，则需在精神科医生指导下，足量、足疗程用药。因为这类药物均有一定的副作用，特别当药物对某一脏器具有特殊不良反应，而该内脏恰又患有疾病时，则须禁用该药。

（2）手术治疗：对内科治疗无效的疾病，严格掌握手术适应证，综合评估风险，适时采取手术方式切除病灶，如可能恶化的良性肿瘤、早期癌症、穿孔性胃溃疡等。其中也包括放置动脉支架、心脏起搏器等介入治疗。

（3）中医治疗：各种心身疾病均可在中医理论的指导下纳入某种证型，辨证施治。方药不仅具有调节脏腑功能治疗躯体病变之功效，还可调节情志，降低应激反应，如逍遥散、甘麦大枣汤等通过疏肝解郁可缓解心身疾病所伴发的各种抑郁情绪。同时可采用针灸、推拿，以及拔火罐、艾灸等方法，经临床实践和现代动物实验研究证实疗效确切。其次，充分发挥中医饮食治疗的特色，在调护过程中，进行合理搭配，促进康复。

（4）心理治疗：心理治疗有规范的要求、原则和程序。第八章"心理治疗"所介绍的各种心理疗法均可根据护患双方的实际情况和适应证选择使用。其中，放松训练对于护理人员而言，较容易掌握，是临床各科广泛应用的治疗技术。

知识链接

心身疾病的绘画艺术治疗

文化艺术是人类精神文明的产物，可促使人心身放松、心情愉悦达到防治心身疾病的良好效果。广义的艺术治疗包括视觉艺术、音乐、舞蹈、戏剧、文学、书法等；狭义的艺术治疗特指绘画治疗。通过各种创造性的艺术活动，呈现内心冲突、情感反应，具有一定的诊断价值。同时，获得情绪纾解和满足。

近代绘画治疗开始于19世纪30年代的精神分析运动，后逐步发展、完善而被临床心理学接纳。

1. 基本理论 心理投射理论认为，绘画作为非语言的象征性工具可以表达自我潜意识；右侧大脑半球主要感知视觉图像、艺术能力以及情绪反应等；内心原始的欲望、冲动、冲突、本能等元素反映到画面上的时候，就是一次心理升华的过程；应用相关理论秉持客观的态度评估患者的画作及绘画方式，可以解读其象征性意义，为心理诊断提供丰富的信息。

2. 常用技术 素描有利于传递观念，油画彩绘有利于情感表达。应用最广、最基本的绘画技术是画人测试。常用来考察智力成熟度、情绪问题和人格特点。在此基础上，衍生出树木人格图，用树比喻人的成长，指导进行丰富的想象，更容易表达自我的负面感受；房－树－人投射画则用于观察和分析患者的人格特质、行为模式、人际互动特点等。其他还包括了自由绘画、涂鸦、风景构成法、家庭图等。在临床实践中可以多种配合连续进行。

第四节 常见心身疾病

常见心身疾病的不同致病因素均可在一定生理始基的基础上，导致持续或严重的应激反应，造成神经－内分泌－免疫功能失调，再作用于各器官、系统，是心身疾病发生的主要心理生理机制。详见第五章第一节"心理应激"，兹不赘述。

一、冠心病

冠状动脉粥样硬化性心脏病，简称冠心病。是最常见的心身疾病，死亡率一直高居首位。其发生、发展除与高血压、高血脂、高血糖、遗传等传统因素有关外，还与应激密切相关。

（一）致病因素

1. 行为因素　成立于1960年5月的西方A型行为协作组研究均证实，A型行为与冠心病的发生关系最为密切。国际心肺和血液病学会及国内相关专业自1985年以来的大量报道也获得一致性结论。吸烟、高脂和高糖饮食、缺乏运动等行为习惯，均可增加冠心病的罹患风险。高阅春等在2012年报道，吸烟与冠心病的严重程度显著相关。

2. 社会因素　近年来的大量研究表明，将人的行为简单划分为A型或B型进行探索，只是单一因素模型，还要考虑更为复杂的社会因素。如突发性生活事件常导致焦虑、恐惧、愤怒、内疚和沮丧等负性情绪，与冠心病的发生密切相关。帕克斯（Parkes）等随访了178名患冠心病的中年寡妇后发现，死亡率增高40%的主要原因是冠心病和动脉硬化，而在服丧后的最初6个月内，死亡率可增加至60%。

社会文化背景显著影响个人自我行为管理水平。长期缺乏有效的自我管理，可导致冠心病。任洪艳等在2009年对209例冠心病患者的调查结果显示，工作状况不良与日常生活管理水平低下相关；低文化程度与疾病医学管理水平降低相关；缺乏认知、经济状况不良与情绪认知管理下降相关。

各种致病因素，特别是A型行为所导致的心理应激，在遗传性或后天生理始基存在的基础上，通过心理生理机制，导致持续的交感神经兴奋，去甲肾上腺素分泌增多，作用于心血管细胞膜受体，引发反馈机制过度激活，增加了心肌耗氧和血液黏滞度，并且增强血小板的黏附聚集性，释放大量血栓素A2，造成血栓素A2与前列腺素的平衡失调，逐步促使冠状动脉痉挛、硬化，甚至动脉内血栓形成。有研究表明，工作紧张度增加，能在短时间内促使血浆胆固醇上升0.26mmoL/L。

（二）心理干预策略

1. 矫正不良行为

（1）干预AIAI反应：冠心病患者A型行为中的高效率、快节奏，以及富含竞争性具有环境适应的意义，因此，罗斯曼（Rosenman）在保留上述特征的前提下，创建了AIAI反应自我训练。主要包括：建立一个新习惯，每天记录自己匆忙事例，并检查出现匆忙的原因，每周小结一次，以便找出克服匆忙的办法；听他人讲话时应该学会保持安静倾听，不要随意打断；放弃同时思考多个问题或完成几件事的习惯，要记住即使是爱因斯坦，当他系鞋带时也只是想着怎样"打结"而已；为避免匆忙做出反应的习惯，可以让舌头在嘴里转30圈后再发言，这样会冷静等。

（2）改变行为习惯：对吸烟、缺乏运动等不良习惯，大多通过言语开导、加强运动，或者移精变气、转移注意力等即可改善。但针对矫治困难者，可采用认知－行为疗法进行专业干预。

2. 其他心理疗法

详细内容参考第八章第二节"心理治疗的主要方法"。

二、原发性高血压

原发性高血压是多种原因导致的以高血压为主要临床表现的疾病，不仅占全部高血压病人的90%以上，而且是世界上发病率很高的心血管疾病。到目前为止，我国共开展了四次全国性的高血压流行病学抽样调查，1959年15岁以上人群高血压患病率为5.11%，1979年为7.73%，1991年为11.88%，2002年18岁以上人群高血压患病率达到18.8%，呈明显上升趋势。2006年，亚太群组协作研究组织（APCSC）研究报道，亚洲人群的收缩压（SBP）每增加10 mmHg，冠心病死亡率便增加31%。

（一）致病因素

原发性高血压的发病除与遗传等生物因素有关外，还与社会心理因素关系密切。

1. 心理冲突　亚力克山大（F. Alexander）指出，高血压患者都有典型的压抑和敌意、愤怒情绪，却不能表达攻击性而获宣泄的特性。1971年，汉克逊（Hokanson）在实验中均给予被试者同等强度的激怒，一组允许他们发泄自己的愤怒，另一组不允许发泄愤怒，结果显示，具有敌意但却被强力压抑的人发生高血压。另外大量的研究与临床观察也获得了类似结果。

2. 长期心理紧张状态　长期心理紧张状态导致血压升高已成共识。但并非所有感到紧张的人群高血压的发病率均相同，也不是所有人的血压都随着年龄增大而升高。这种比例上的差别说明"心理紧张"可归因于不同的社会文化背景和生存压力。如不同职业的影响，2003年，姚三巧等调查分析839人后指出，工作冲突多、参与机会少、工作负荷重是职业人群原发性高血压的危险因素，主要体现为：工作控制、工作需求、工作责任、工作角色和倒班。

3. 人格特征　日本的石川中认为，高血压病人所表现出的被压抑之敌意、攻击性和依赖性等人格特征，与其他多种心身疾病关系密切，对高血压病而言并不具备特异性。因此，原发性高血压是否对应某种典型的人格特征尚存争议，但高血压合并冠心病的患者往往具有A型行为特征。

（二）心理干预策略

在护理过程中，应注意采用情绪宣泄技术有效疏导被压抑的愤怒、焦虑、紧张，缓解压力，维持动脉血压的稳定，并改变错误认知、矫正不良行为。针对紧张状态可进行放松训练，研究证实效果显著。如2012年，项颖等报道，用放松训练有效改善绝经期高血压前期患者的睡眠质量，进而使血压转归正常；2014年沈红五等以某社区高血压患者122例为被试，经对照研究显示，冥想性放松显著降低患者血压。

三、消化性溃疡

消化性溃疡是指发生于胃和十二指肠的溃疡。

（一）致病因素

消化性溃疡的病因除了与幽门螺旋杆菌、胃酸、胃蛋白酶等生物学因素有关外，心理社会因素在本病发生中具有重要作用。

1. 生活事件 其中尤以突发重大的或反复经历的负性生活事件最为典型。一项调查研究把 1980 名患者与正常人配对研究，发现消化性溃疡病人的各种负性生活事件明显高于正常人群，特别是十二指肠溃疡患者。

2. 心理过度紧张 在高度紧张的环境中工作，或生活过于忙碌、社会环境剧烈变化等可导致个体经历长期紧张状态，而紧张状态与该病的发生关系密切。

导致消化性溃疡的生理心理致病机制主要为脑机能紊乱导致自主神经功能失调，进而引起：①胃肠组织因血管痉挛而缺血，形成营养障碍。②胃酸分泌量增加。有研究表明，被试者在进行紧张的谈话，或在焦虑、痛苦、愤怒、羞辱、罪恶感时，都可增强迷走神经的兴奋性，促进胃液分泌。③胃蛋白酶分泌增多起到"扳机"效应。对 2000 名新兵进行相关性研究，经过 4~8 周的紧张军训后，63 名胃蛋白酶原高者中有 5 人罹患十二指肠溃疡，而 57 名胃蛋白酶原低者中无人患病。④皮质醇激素分泌增加，加速了消化性溃疡的形成。

（二）心理干预策略

1. 缓解紧张情绪 以接受、保证、鼓励为原则给予支持性治疗。如果紧张不缓解，则需进一步做放松训练，并针对致病因素改变不合理认知、矫正不良行为。

2. 有意识调控胃肠功能 首选生物反馈疗法，配合呼吸放松、想象放松、骨骼肌放松等训练程序，达到对消化道平滑肌、消化腺分泌的有意识调控，缓解平滑肌痉挛、减少分泌。

四、支气管哮喘

支气管哮喘是一种以嗜酸粒细胞、肥大细胞反应为主的气道变应性炎症和气道高反应性为特征的疾病。发病特点是阵发性的肺气体交换阻塞。其发病率从中国的 1% 至新西兰的 13%，全世界至少有 1 亿以上的患者。全国儿科哮喘防治协作组于 2003 年调查了 31 个省 43 个城市的中国城区 0~15 岁儿童，平均累计患病率为 1.97%。

（一）致病因素

支气管哮喘的病因通常是混合性的。主要为外源性过敏源、内源性感染等，其次为社会心理因素。有学者认为，外源性过敏源因素优势者占 29%，呼吸道感染占 40%，而心理因素占 30%。因此，单独心理因素不足于引起本病，但由于心理因素所导致的强烈情绪可改变呼吸系统的生理功能，影响机体的免疫机制，当接触到过敏源和呼吸道感染相互作用时，则可引起支气管哮喘。下面介绍社会心理因素的致病性作用。

1. 生活事件 在本病患者用生活事件量表（LES）检测出负性事件分值 > 30，且负性生活事件主要存在于家庭、工作和生活三个方面。2004 年石寿森等报道，支气管哮喘患者的 LES 总分显著高于正常人。

2. 情绪因素 多数病人在具有明显的过敏或感染基础上，又遭遇强烈的情绪体验或受到精神刺激而引发。1971 年，Luparello 报道，通过对比实验发现，哮喘病人极易受暗示，这是心理刺激诱发疾病的重要原因。1995 年，卡尔（Carr）等报道，对哮喘症状不利后果的认知导致惊恐发作，从而加重哮喘症状。段熙明等在 2007 年的报道也获得一致结论，认为成人消极认知、内向性激惹与抑郁情绪与哮喘的发生密切相关。

3. 人格特征 1978 年，格瑞尔（Creer）指出，过度依赖、敏感和过于被动、神经质倾向是该病的人格因素。但 Neuhaus 在 1958 年将这些特点与其他慢性病进行比较后，结果显示差异不显著。因此，迄今为止尚无科学研究证明支气管哮喘与特殊人格之间有明确的对应关系。

4. 家庭因素 家庭因素对儿童哮喘病人的影响日益受到重视。Rurcall 等在 1969 年报道，让情绪因素较高且对变应原过敏的儿童留在家里，父母亲离开家，结果即使变应原依然存在但这些儿童并不发生哮喘。又有人在临床观察中发现，患儿一旦离开父母，在医院内有医护工作者照顾，则支气管哮喘很少发作。据此可以推测，家人的过度关注、过高要求和保护，可能诱发本病。

支气管哮喘发病的心理生理机制主要有两个方面：①不良情绪通过边缘系统影响下丘脑功能，直接刺激副交感神经兴奋，反射性地引起支气管平滑肌收缩、痉挛、黏膜水肿、分泌物增加；②引起促肾上腺皮质激素、去甲肾上腺素、内啡肽等应激性激素分泌变化，抑制免疫功能。

（二）心理干预策略

在使用各种心理治疗方法时，应注意采用支持、鼓励等技术促进患者更加独立、自主，同时降低患者的受暗示性。鉴于家庭冲突是本病的重要应激源，发病与父母行为、家庭习惯，特别母子间矛盾紧密关联。因此，在护理过程中，可针对性地开展家庭治疗。有研究显示，接受家庭治疗的患儿呼气流速（PEF）、每日气喘症状、总体临床评价及功能受损天数均有改进。

五、糖尿病

糖尿病是一组由遗传、环境和免疫等综合原因所致的胰岛素绝对或相对不足而引起的代谢障碍性疾病。分为原发性与继发性两种类型。临床以包括 I 型和 II 型在内的原发性糖尿病较多见。日内瓦《2012 年世界卫生统计》报道了世界 194 个国家糖尿病发病率，成年人高达 10%，且有逐年增高趋势。我国在中华医学会糖尿病学分会组织下，于 2007~2008 年进行了最近的一次大规模流行病学调查，14 个省市 20 岁以上的成年人患病率为 9.7% ，比 1980 年增加了近 3 倍。

（一）致病因素

糖尿病的发病除与遗传、自身免疫、感染和肥胖等躯体因素有关外，还与社会心理因素存在密切联系。

1. 情绪因素 短暂、剧烈的情绪反应可通过神经、内分泌调节引发血糖波动性升高。但与糖尿病存在因果联系的不良情绪主要是长期焦虑或抑郁。大量研究表明，高特质焦虑患者因长期处于紧张、恐惧状态，2013 年而对应激性生活事件的反应更强烈、更持久，进而通过胰岛素抵抗等途径引起血糖升高。林田等报道，通过对 120 例老年糖尿病患者抑郁水平的调查分析，获得与其他研究较为一致的结论：51.67% 的患者存在抑郁情绪状态。

2. 生活事件与应对方式 反复经历生活事件刺激，能破坏并致心理防御与应对机制动态失衡，削弱个体自我调节和稳定内环境的能力，使其长期处于严重耗竭状态，并且循环性地加重焦虑、抑郁等情绪体验。1995 年许秀峰等报道，通过对 82 例Ⅱ型糖尿病患者进行明尼苏达多项人格问卷（MMPI）测查后发现，不论男女均倾向于采用否认、压抑等消极应对方式。因此，生活事件、消极应对方式与Ⅱ型糖尿病的发生关系更为密切。

3. 人格特征 内倾、固执、神经质、情绪不稳是易罹患糖尿病的共同个性特征。表现出自卑、攻击倾向、喜怒无常、缺乏理性、环境适应不良、抑郁、易焦虑等。

导致糖尿病的主要心理生理机制为：各种致病因素与耗竭性的不良状态，导致自主神经系统、代谢、内分泌等功能紊乱，形成胰岛素抵抗、胰岛细胞功能降低。

（二）心理干预策略

除针对性进行不同取向的心理治疗外，还需加强健康教育，教会患者进行不同时段的血糖自我监控和管理。对于Ⅰ型糖尿病患者还可针对性地开展血糖觉察训练（BGAT）。即训练患者利用内部和外部的线索作为反馈信号，及时觉察并预测血糖波动，同时学会自我调节。

六、癌症

癌症的发病率逐年增高，成为严重威胁人类生命的重大疾病。2012 年王永川等通过对比分析发达国家与发展中国家常见癌症的发病率与死亡率，并将中国的癌症现状与之比较，结果显示：肺癌发病率、死亡率均居发达国家和发展中国家首位，列居其后的癌症在发达国家依次为结直肠癌、乳腺癌、前列腺癌，发展中国家依次为胃癌、乳腺癌和肝癌；中国的肺癌、胃癌、肝癌发病率和死亡率均高于其他发展中国家和发达国家。

（一）致病因素

癌症的病因及发病机制尚未完全阐明。除与遗传、基因突变、物理化学刺激、病毒、慢性感染等生物学因素有关外，心理社会因素的诱发作用及其对治疗康复的影响不容忽视。

1. 情绪因素 如前所述，心理社会应激所引起的不良情绪常常是引起癌症的重要因素。其中又以情绪抑郁最为典型。

2. 人格因素与应对方式 C 型行为特征者,在面对压力时,常采取消极应对。管琳、陈嵘等在 2014 年采用 Bond 防御机制问卷（DSQ）对 198 例乳腺癌患者进行测评,与健康人对比,患者多采用不成熟和中间型防御方式应对挫折,显现潜意识敌意,于是,当抱怨、掩饰等无法处理困境和心理矛盾时,产生被动、自我攻击,更采用退缩、否认等防御方式,导致消耗性倾向。

同时,由消极应对所引起的不良生活方式也为癌症高发提供了温床,如大量吸烟、酗酒、熬夜等。

导致癌症发生的心理生理机制较为复杂,尚未完全阐明,但中枢神经和内分泌功能的长期紊乱和免疫功能降低导致癌症已成共识。例如,垂体与性腺之间激素分泌的对抗平衡被打破,致使过多的激素透过细胞壁,激发细胞嗜激素异型染色体表达增强,造成异型染色体基因突变,遂发生胚胎样性质的逆变,出现胚胎样的生长、表现胚胎样的细胞特性,最终形成恶性肿瘤。另外,免疫细胞能够监视、识别并破坏肿瘤细胞,应激反应所致的免疫功能低下或抑制,都会增加罹患风险。例如,长期处于紧张状态,可使皮质醇增多、胸腺缩小,进而引起 T 淋巴细胞、自然杀伤淋巴细胞、吞噬细胞减少。近年来,氧化应激、细胞凋亡途径在癌症发生中的致病机制日益引起关注,并成为研究热点。

（二）心理干预策略

提供心理与社会支持、疏导不良情绪、建立积极心态、改善生活质量是癌症患者心理干预的最重要目标与原则。其中,辅予放松训练的团体心理疗法与个别支持性治疗受益较大。

本章知识结构导图

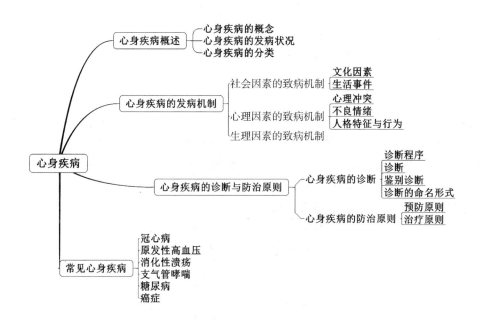

拓 展 阅 读

放松训练

放松训练（relaxation training）是通过反复有意识控制心理生理活动，降低身心唤醒水平，缓解紧张、焦虑情绪、躯体症状，进而促进机体功能重归平衡的一种常用行为治疗技术。具有操作简便易行、有效实用、起效快、受限少等优点。

一、基本原理

治疗者通过一定指导语的暗示，让患者控制随意肌呈现松弛反应，同时集中注意力在主观体验上，建立全身放松的感觉，达到心静的状态。反复操作之后形成即便进入紧张情景也可主动调节、自动放松的条件反射。因此，其基本原理是操作性条件反射。

二、基本操作步骤

1. 向患者简单介绍基本原理及治疗过程。
2. 治疗者示范、讲解要点并指导患者放松。
3. 患者在书面或录音指导语下自行练习与强化。

注意：放松训练时，患者最好闭眼完成；尽量选择安静、光线柔和的地点，且让患者着宽松的衣服，解除或松开领带等束缚物，坐或躺均可。而且，治疗者须在每个步骤的间隔，指导患者充分体验松弛感，如"注意放松状态的沉重、温暖和轻松的感觉""感到你身上的肌肉放松"，或者"注意肌肉放松时与紧张的感觉差异"等。

三、具体方法

放松训练种类繁多，包括鼻腔呼吸放松法、腹式呼吸放松法、控制呼吸放松法、肌肉放松法、想象放松法、冥想放松法等。下面简介较常用的两种。

（一）腹式呼吸放松法

指导语可以采用：请你调整一个舒适的姿势，一只手放在腹部，另一只手放在胸部。开始先尽量地呼气，好的，现在用鼻子快速地深深吸气，停顿，保持，心里默数1，2，3，好的，现在张大嘴，用鼻子和嘴慢慢地、均匀地呼气，心中默数1，2，3，4，5，放松，现在，再来一遍……吸气，感觉空气进入腹部，感觉那只放在腹部的手向上推，而胸部只是在腹部隆起时跟着微微的隆起……呼气，感觉残留在肺里的所有气体都完全呼出，同时想象，你所有的不快、烦恼、压力都随着每一次呼气慢慢地呼出了，现在你的身体越来越放松，你的心情很平静，你已经学会了放松。

（二）肌肉放松法

1. 指导语（以坐姿为例） 现在我们要做肌肉放松训练，学习这项放松训练可以帮助你完全地放松身体。首先，请把头和肩都靠到椅背上，胳膊和手都放在扶手或自己的腿上，双腿平放在椅子上，双脚平放在地上，脚尖略向外倾，闭上双眼，这时你很放松地坐在椅子上，感到非常舒服。在下列的步骤中，感到紧张时，请你先保持这种状态，可以在心里慢慢地默数 1，2，3，4，5，直到感觉紧张到达极点，当你要放松时，又一下子突然完全松弛下来，并且感觉有关部位的肌肉十分无力。注意一定要用心体验彻底放松后的那种快乐的感觉。现在，请跟着我的指示做。首先，请深呼吸 3 次，吸气，呼气，吸气，呼气，吸气，呼气，现在左手紧握拳，握紧，心里慢慢地默数 1，2，3，4，5，注意体会有什么样的感觉。好的，现在放松。现在，再次握紧你的左拳，体会一下你感到的紧张状况，然后放松，好的！想象紧张消失得无影无踪了，非常好。接下来的训练中，你都要感觉到肌肉的紧张，然后充分地放松，体会放松后的感觉。

2. 顺序 以下每个动作后均有"心里慢慢地默数 1，2，3，4，5，完全放松下来"。

（1）右手紧紧握拳、手臂弯曲、肱二头肌拉紧。重复 2 次。

（2）左手紧紧握拳、手臂弯曲、肱二头肌拉紧。重复 2 次。

（3）双臂同时紧紧握拳、手臂弯曲、肱二头肌拉紧。之后注意体会放松时感觉血液流过肌肉，所有的紧张流出指尖。

（4）把眉毛用力向上抬，紧张使前额起皱纹。

（5）皱眉头，眼睛紧闭，使劲把眉毛往中间挤，感觉这种紧张通过额头和双眼。

（6）嘴唇紧闭，抬高下巴，使颈部肌肉拉紧，用力咬牙。

（7）各个部位一起做，皱眉头，紧闭双眼，使劲咬上下颚，抬高下巴，拉紧肌肉，紧闭双唇，保持全身紧张的姿势，并且感觉紧张贯穿前额，双眼、上颚、下颚、颈部和嘴唇，保持姿势。注意体会此时的感受。

（8）双肩外展扩胸，肩胛骨尽量靠拢好像两个肩膀合到一起。

（9）尽可能使劲地向后扩肩，一直感觉到后背肌肉被拉得很紧，特别是肩胛骨之间的地方，拉紧肌肉，保持姿势。

（10）再一次把肩胛骨往内收，这一次腹部尽可能往里收，拉紧腹部肌肉，紧拉的感觉会贯穿全身，保持姿势。

（11）完成刚才所有肌肉系统的练习后，深呼吸 3 次，然后暗示其同时做：握紧双拳，双臂弯曲，把肱二头肌拉紧，紧皱眉头，紧闭双眼，咬紧上下颚，抬起下巴，紧闭双唇，双肩往内收，收腹并拉紧腹部肌肉，保持这个姿势，感觉到强烈的紧张感贯穿上腹各个部位。之后注意体会紧张消失，想象一下所有肌肉手臂、头部、肩部和腹部都放松，放松。

（12）伸直双腿，脚尖上翘，使小腿后面的肌肉拉紧。

（13）把左脚跟伸向椅子，努力向下压，抬高脚趾，使小腿和大腿都绷得很紧，抬起脚趾，使劲蹬后脚跟。

（14）把右脚跟伸向椅子，努力向下压，抬高脚趾，使小腿和大腿都绷得很紧，抬起脚趾，使劲蹬后脚跟。

（15）双脚跟伸向椅子，努力向下压，抬高脚趾，使小腿和大腿都绷得很紧，抬起脚趾，使劲蹬后脚跟。

（16）把前面做的同时做 1 次。首先深呼吸 3 次，所有的肌肉都开始拉紧，左拳和肱二头肌，右拳和肱二头肌，前额、眼睛、颚部、颈肌、嘴唇、肩膀、腹部、右腿、左腿请保持这个姿势。重复 2 次。

（17）平静呼吸，享受全身肌肉完全没有紧张的惬意之感，深呼吸 3 次，然后活动一下颈部、手腕，暗示已经完全学会了放松，慢慢睁开你的双眼。睁眼之前也可以让患者想象一个美好、轻松、愉悦的情景来强化效果。

实 训 项 目

放松训练

实训目的

1. 熟悉放松训练的内容，掌握操作方法。
2. 熟练运用放松训练技术对心身疾病患者进行治疗。

实训用具

1. 安静的没有桌子的教室 1 间。
2. 每人一把椅子。

实训评价

1. 教师在示范之后，根据学生的参与度进行点评。
2. 学生对体验及掌握程度进行自我评价。

目 标 检 测

一、名词解释

1. 心身疾病
2. 职业耗竭
3. 心理冲突
4. A 型行为
5. B 型行为
6. C 型行为

二、填空题

1. 目前认为，广义的心身疾病在疾病谱上介于_____和_____之间。

2. 心身疾病的致病因素包括：＿＿＿＿，＿＿＿＿和＿＿＿＿三个方面。

3. 心身疾病的诊断程序包括：＿＿＿＿，＿＿＿＿，＿＿＿＿，＿＿＿＿。

三、单项选择题

1. 首先提出心身疾病概念的人是(　　)
   A. 弗洛伊德　　　　　　　B. 哈雷德　　　　　　C. 邓巴
   D. 亚力克山大　　　　　　E. 雷特

2. 属于狭义心身疾病范畴的是(　　)
   A. 神经症　　　　　　　　B. 精神分裂症　　　　C. 创伤后应激障碍
   D. 癌症　　　　　　　　　E. 以上都不是

3. 属于心身疾病心理性致病因素的是(　　)
   A. 不良行为　　　　　　　B. 急剧的文化变迁　　C. 生活事件
   D. 生理始基　　　　　　　E. 不良政治、经济制度

4. 属于心身疾病社会性致病因素的是(　　)
   A. 内心冲突　　　　　　　B. 不良情绪　　　　　C. 生活事件
   D. 生理始基　　　　　　　E. 遗传

5. 属于心身疾病生理性致病因素的是(　　)
   A. 文化变迁　　　　　　　B. 职业因素　　　　　C. 行为学习
   D. 挫折　　　　　　　　　E. 神经内分泌系统紊乱

6. 亚历克山大和邓巴的冲突特异理论认为，导致心身疾病的机制是(　　)
   A. 自主神经系统的活动过度减弱
   B. 早年被压抑到潜意识中的心理冲突
   C. 形成条件反射
   D. 后天对不良行为的习得
   E. 以上都不是

四、简答题

1. 叙述心身疾病的发病机制。
2. 简述心身疾病的防治原则。
3. 简述常见心身疾病的心理干预策略。

第七章 心理评估

【导学案例】

　　六年级的女生毛某，她长着一对会说话的大眼睛，头发黄黄的，稍稍有些卷曲，成绩上游，中等智商，非常腼腆，性格内向，不苟言笑，上课从不主动举手发言，老师提问时她总是低头回答，声音小得听不清，脸蛋涨得绯红。下课除了上厕所外总是静静地坐在自己的座位上发呆，老师叫她去和同学玩，她会冲你勉强笑一下，仍坐着不动。平时总是把自己关在房里，不和同学玩。遇到节假日，父母叫她一起出去玩，她都不去，连外婆家也不去。

　　在学校生活几个月以后，在老师那儿她得不到适时的表扬和赞赏，便逐渐产生了失落感，久而久之便否定了自己的一些行为和想法，甚至不相信自己的能力与水平，表现得也越来越不自信，自卑感慢慢占了上风。另外，老师对少数心目中的优等生日益产生的偏爱，对毛某来说是一个沉重的压力，滋长了严重的自卑心理。如果能早点发现毛某的心理问题，提早介入干涉，对促进她的身心健康更有利。

思考问题

　　1. 什么是心理评估？
　　2. 心理评估的原则是什么？
　　3. 心理评估者应具备条件？
　　4. 心理评估常用的方法有哪些？

【学习目标】

知识目标

　　1. 掌握　心理评估的概念和原则。
　　2. 掌握　心理评估者应具备的条件。

能力目标

　　1. 熟悉心理评估常用的方法。
　　2. 了解常用的心理评估量表的使用方法。

情感目标

1. 提高个人心理评估的能力与水平。

2. 能够掌握护理工作中心理评估方法，自我评估，促进个人心理健康。

第一节　心理评估概述

一、心理评估的概念

心理评估是应用心理学的理论和方法对人的心理品质及其水平做出的鉴定。所谓心理品质包括心理过程和人格特征等内容，如情绪状态、智力水平、性格特征等。心理评估的对象可以是有心理障碍的患者，也可以是健康的人，因此心理评估不仅可以对有心理障碍的患者进行测评和诊断，还可以帮助正常人了解自己的心理特点和存在的心理问题，以便及时做出调整和矫正。心理评估被广泛地应用于心理学、临床医学、教育教学、人力资源、军事司法等领域。

二、心理评估在临床护理工作中的意义

临床心理评估为护理活动提供重要依据，如辅助护理诊断、制定和实施护理计划、实现护理目标等。护理程序是一个各环节互相渗透、循环往复的动态护理过程，临床心理评估贯穿于护理全过程，它既可与各护理环节实施同步，也可独立进行。因此，临床心理评估对于促进患者康复、和谐护患关系、提高护理质量诸方面具有重要意义。

（一）提高护理质量

通过临床心理评估，可及时准确了解各类患者的心理特征和心理状态，有针对性地制定出心理护理计划并保证护理措施的实施，增加药物的疗效，甚至起到药物所不能起到的作用，从而有利于提高护理质量。

（二）促进患者康复

心理评估也是心理护理的技术手段，鉴于心理状态对健康的影响，有效的临床心理评估可提高患者的抗病能力和对手术的耐受性，预防和减少并发症的发生，促进疾病预防，指导患者康复。

（三）优化护士职业心理素质

现代护理对护士提出了许多职业心理素质方面的要求，影响护士职业心理素质的因素有很多，护士角色行为的自我调控是重要影响因素之一。只有在心理学理论的指导下，通过护理实践，包括临床心理评估的实践，有意识地自我磨炼，自我修养，才能较

成功地实现自我调控。

（四）融洽护患关系

虽然护患关系是护士与患者等在特殊环境中进行互动所形成的短暂人际关系，但它包含护患之间的多种联系。临床心理评估有利于心理护理措施的针对性和有效性，不仅可削弱疾病对患者所造成的心理应激，强化良好的情绪反应，使躯体反应从中获益；还能促进护患双方的密切接触、交流、沟通和相互理解，使护患关系更加融洽。

三、心理评估者应具备的条件

（一）专业知识

1. 心理评估者应对心理学、病理心理学、精神病学、心理评估和心理测验等方面的知识有较为系统、全面、深入地了解，有一定的社会、人文知识的积累，能鉴别正常和异常的心理现象。

2. 心理评估者要接受过相关的专业培训，对心理评估的理论和操作技巧能熟练地掌握和运用。

3. 掌握评估技术，精通多种测验手段，并具有分析结果的能力和应用结果的能力。

（二）心理素质

良好的评估者要具备适合本工作的一些心理素质，如敏锐的观察能力，善解人意，稳定的情绪，健康的人格，乐于与人交往，尊重人，有耐心和通情等。

（三）良好的协调能力

在心理评估中，良好的协调关系指的是评估者努力设法引起被评估者对评估内容或测验的项目感兴趣，取得他们的合作，并保证他们能按照评估或测验指导语行事。这是建立在相互信任、尊重上的一种合作关系。

（四）职业道德

1. **心理评估要严肃、慎重**　心理评估工作涉及被评估者的切身利益，有时还涉及法律问题。因此，对评估方法的选择、实施步骤都必须严肃认真，对结果的分析和结论更要特别慎重。

2. **保护被评估者利益**　心理评估工作常常会接触到被评估者的个人隐私，评估者要充分尊重被评估者的人格尊严，保守他们的秘密，切不可粗心大意、随意泄露，以免增加他们的痛苦和损失。

3. **严管评估工具**　心理评估所用的心理测试量表内容不得公开，尤其某些标准化心理测验量表是受管制的测量工具，不允许向无关人员泄露其内容。

知识链接

心理测验工作者的道德准则

1. 心理测验工作者应知道自己承担的重大社会责任，对待测验工作须持有科学、严肃、谨慎的态度。

2. 心理测验工作者应自觉遵守国家的各项法令与法规，遵守《心理测验管理条例》。

3. 心理测验工作者在介绍测验的效能与效果时，必须提供真实和准确的信息，避免感情用事，虚假地断言和曲解。

4. 心理测验工作者应尊重被测试者的人格，对测量中获得的个人信息要加以保密，除非对个人或社会有可能造成危害的情况，才能告知有关方面。

5. 心理测验工作者应保证以专业的要求和社会的需要来使用心理测量，不得滥用和单纯追求经济利益。

6. 为维护心理资源的有效性，凡规定不宜公开的心理测验内容、器材、评分标准及常模等，均应保密。

7. 心理测验工作者应以正确的方式将所测结果告知被测者或有关人员，并提供有益的帮助与建议。在一般情况下，只告诉测验的解释，不要告诉测验的具体分数。

8. 心理测验工作者及各心理测量机构之间在业务交流中，应以诚相待，互相学习，团结协作。

9. 在编制、修订或出售、使用心理测验时，应考虑到可能带来的利益冲突，避免有损于心理测量工作的健康发展。

四、心理评估的实施原则

心理评估的原则体现的是开展心理评估工作的最基本要求和指导思想。心理评估一般应该遵循6个基本原则。

（一）客观性原则

心理评估的客观性原则，指在心理评估过程中要遵循实事求是的原则，依据被评估者的客观心理事实，用科学的方法对其心理问题进行科学的评估，防止主观臆断，更不允许猜测虚构。心理评估的客观性原则非常必要，它直接关系到收集的资料是否真实、观测的数据是否可靠、评估的是否科学、辅导效果是否有效等。因此，客观性是心理评估的最基本原则。

贯彻客观性原则，要求评估者做到以下几点：

1. 心理评估确定的目标或指标要客观，应选择那些客观存在的现象作为焦点进行观测和探讨。

2. 收集资料时要尊重来访者的客观心理需求，不能以辅导员主观感受和体验来代替观测到的现象或事实。

3. 在实施心理测量时，要运用适当的心理评估工具，严格按有关的操作标准进行，对测量结果以科学、严谨的态度予以解释。

4. 评估结论时，对通过各种途径获得的全部事实要综合分析，以保证评估结果的科学性、准确性。

（二）整体性原则

心理评估的整体性原则，是指在心理评估过程中，要运用系统观点对被评估的心理现象及影响因素之间的相互关系进行整合研究，同时对被评估的心理现象进行多层次、多水平的系统分析。

整体性原则的贯彻要求心理评估者注意以下几点：

1. 对心理问题的分析和研究应从整体出发，从内在心理要素的相互联系中去把握和认识心理现象。

2. 对心理现象的评估要从不同层次、不同水平和侧面予以分析，从横向和纵向去揭示心理问题的成因。

3. 既要研究被评估心理现象的构成，又要研究其所起的作用，从而实现整体认识。

（三）动态性原则

心理评估的动态性原则，是指要运用变化、发展的观点对学生的心理问题力求做动态的考察，把握心理发展的轨迹和外部影响的脉络，防止僵化的评估模式对评估工作的干扰。例如，从身心发展的特点看，青春期正处于身体发育和心理成长的变化期，由于身体、心理发育未成熟，往往会表现出某些心理问题的征兆，但并非是明显的心理障碍，而是成长过程中表现出的正常现象或暂时的心理失调，如果不以动态的观点看待问题，机械套用现有评估标准对其表现出的心理问题进行简单的鉴别或归类，就会造成评估上的失误，导致评估对象心理上的伤害；而心理问题产生的原因复杂多样，影响因素变化多端，并且还有一个产生、发展、形成的过程，如果不以动态的观点加以分析，往往难以看到心理问题发展的轨迹和外部影响的发展脉络，很难全面地评估与辅导。

贯彻动态性原则需要做到以下几点：

1. 来访者的心理特点是在社会环境发生过程中形成与变化的，因此，在实际评估过程中，往往要探求家庭环境、学校教育、社会环境等对来访者的影响。

2. 探求来访者在不同年龄阶段，特别是成长早期的心理活动变化。

3. 不仅要善于发现与分析当前表现出的心理特点，还要预测将要出现的心理迹象，以求从发展的角度对心理现象做全方位的评估。

（四）综合性原则

心理评估的综合性原则，是指在心理评估中除运用心理学的方法和技术外，还要根据需要结合运用多种学科的方法和技术以取得最佳的评估结果。心理评估不同于医学评估，其复杂性决定了它是一种多层次、多水平的评估。在实践过程中，除以心理学的评估方法为主外，有时还需借助多种方法综合进行。如采用一定的生化、物理检测手段，从神经生理学的角度获取一些有价值的信息；通过访谈、调查、现场考察等方法，从教育学、社会学等方面获取丰富的内容。总之，采用综合性原则进行心理评估，可以博采众长、取长补短，全面提高心理评估的水平与质量。

（五）指导性原则

心理评估的指导性原则，是指对来访者的心理问题做出评估后，对其存在的心理问题给予有针对性的指导，从而更好地促进其心理问题的解决和心理的健康发展。心理评估是心理治疗的一个基本环节，它最终以促进人的发展为宗旨，因而，心理评估也要从教育、指导与预防的角度去开展工作，避免以评估结果贴标签，应将心理评估与心理辅导结合起来，根据具体心理问题，采用具体的指导方法。

（六）保密性原则

心理评估的保密性原则，是评估者最基本的道德水准和从事评估的最基本要求，是鼓励来访者真实提供材料的基础，也是对来访者的人格与隐私权的最大尊重。保密性的内容包括：①不公开来访者的姓名；②为来访者提供的心理问题的内容保密；③拒绝关于来访者情况的调查；④尊重来访者的合理要求。

但在实际工作过程中，有时对一些特殊情况可以酌情处理。如评估的某些内容供科研和教学使用，但须隐去能辨认出来访者的相关信息；对意外事件进行处理、专家会诊等；当来访者可能会对社会或他人构成危害时，需与有关部门及时沟通等，此时可对保密性问题放宽尺度。

第二节　心理评估的常用方法

一、观察法

观察法是心理学研究中最基本的方法，也是心理评估的基本方法之一。评估者通过对被评估者的可观察行为进行有目的、有计划的观察和记录，并进行评估。观察的途径可以是直接观察或间接观察（如：通过摄、录影设备等）。根据研究者是否参与被观察者的活动，以及是否预先设置情景，观察法可以分为自然观察法和控制观察法。

（一）自然观察法

在自然情景中对个体的心理行为进行直接或间接观察、记录，然后综合分析并作出科学解释的研究方法。这时观察者必须防止被观察者觉察到自己的行为受到他人的观察，否则会影响被观察者的行为表现，导致观察失效。

（二）控制观察法

将研究对象置于预先设置好的一定情境中进行直接或间接观察的研究方法。如将研究对象带入预先设置好的刺激情景房间中，通过单向玻璃来观察、记录其进入房间后的行为活动表现，并分析其心理、行为或生理反应。

二、晤谈法

晤谈法又称访谈法，基本形式是通过评估者与被评估者面对面的谈话而进行的评估。晤谈法是心理评估最常用的一种方法，根据晤谈的组织结构，可以分为自由式会谈和结构式会谈两种形式。

（一）自由式会谈

自由式会谈中双方以自然的方式进行交流。谈话是开放的，没有固定的问题和程序。评估者可以根据评估的目的和被评估者的实际情况灵活提问。被评估者可以自由表达，受到的限制较少。自由式会谈的气氛比较轻松，且容易获得较为真实的资料。

（二）结构式会谈

结构式会谈中评估者根据特定的目的预先设定好一定的结构和程序，按照同样的措辞和顺序向每一位被评估者询问同样的问题。结构式会谈的内容有明确的目的性，谈话的效率较高。评估者可以根据统一的方法处理被评估者的回答，资料便于统计分析和交流。结构式会谈受评估者主观因素影响较小，但是缺乏灵活性，会谈气氛比较死板，容易让被评估者感到不自在。

知识链接

会谈的技巧

会谈是一种技术，也是一种艺术，会谈成功与否取决于许多因素。会谈中注意以下几个问题，可以帮助会谈达到既定的目的。

1. 主谈者与来访者建立良好的关系是会谈成功的关键 只有取得来访者的合作，才能获得内心真实感受和实际情况的资料，因此要根据来访者的实际情况，采取易为来访者所接受的会谈方式。充分关心，理解以赢得来访者的信赖、尊重和合作。

2. 表里兼顾 不仅要注意来访者的谈话内容，还应仔细观察其非言语表现，如表情、姿势、语调等，体察其内在的情感、动机、欲望等真实情况，以充分掌握来访者当时的心理状态。

3. 把握会谈方向 在会谈过程中，有目的、有方向地诱导来访者，抓住所谈问题的主要线索，从其自己提出的主要问题去追寻，从而获得可靠的资料。

4. 联系过去和现在，结合主观和客观 注意来访者的心理状况是如何从过去开始演变的，不仅从主观方面去体会还要以客观的态度去观察分析，这样才能全面深刻的了解。

三、心理测验法

心理测验法是在实验心理学的基础上形成和发展起来的一种测量工具。在心理评估中，心理测验占据重要地位。心理测验可以对心理现象的某些特定方面进行系统的评估，如个体的能力、态度、性格、情绪状态等。由于心理测验一般采用标准化、数量化的原则，所得结果可以参照常模进行解释，因此可以减少主观因素的影响。心理测验的种类繁多，应用范围广泛。在医学领域应用心理测验主要是对器质性和功能性疾病的诊断，以及对心理学有关方面的内容如智力、人格、特殊能力、症状等进行评定。心理测验可以为心理评估提供巨大帮助，但应用不当也会造成不良后果。因此，对心理测验的应用和测验结果的解释应当慎重，不可夸大和滥用，应当结合其他资料进行综合分析，以充分发挥心理测验的效力。

第三节 临床护理中常用的评定量表

一、气质类型问卷

（一）量表简介

目前临床使用陈会昌气质量表，又称"陈会昌六十气质量表"。该量表是由山西省教科院陈会昌等编制，共60题，用来测量4种气质类型：胆汁质、多血质、黏液质和抑郁质，每种气质类型15题。

气质指个体心理活动的稳定的动力特征，它是职业选择的依据之一，也是人才测评的一个重要内容。某些气质特征为一个人从事某种工作提供有利的条件，但在一般的实践活动中，由于气质的各种特质之间可以相互补偿，因此对实践活动效率的影响并不明显。但一些特殊职业，如运动员、宇航员、雷达观察员等类人的气质特征有特定的要求。必须经过气质的测验，进行严格的选拔和淘汰，才能使他们胜任这类活动。

（二）计分方法

1：2、6、9、14、17、21、27、31、36、38、42、48、50、54、58题为胆汁质；
2：4、8、11、16、19、23、25、29、34、40、44、46、52、56、60题为多血质；
3：1、7、10、13、18、22、26、30、33、39、43、45、49、55、57题为黏液质；

4：3、5、12、15、20、24、28、32、35、37、41、47、51、53、59 题为抑郁质。

如果某一气质类型的得分明显地高出其他 3 种（均高出 4 分以上），则可定为该种气质。如果两种气质的得分接近（低于 3 分），而 3 种气质的得分接近但均高于第 4 种，则为 3 种气质的混合型。

二、A 型行为问卷

（一）量表介绍

A 型行为问卷也称为 A 型行为类型评定量表，此表为张伯源修订的适合我国的 A 型行为类型评定量表。该问卷由 60 个条目组成，包括 3 个部分："TH"（time hurry）25 题，反映时间匆忙感，时间紧迫感和做事快等特征；"CH"（competitive，hostility）25 题，反应争强好胜、敌意和缺乏耐性等特征；"L"（Lie）10 题，为回答真实性检测题。由被试者根据自己的实际情况填写问卷。在每个问题后面符合答"是"，不符合回答"否"。

（二）计分方法

1. TH 共 25 题，表示时间匆忙感觉等特征　2、3、6、7、10、11、19、21、22、26、29、34、38、40、42、44、46、50、53、55、58 题答"是"和 14、16、30、54 题答"否"的，每题记 1 分。

2. CH 共 25 题，表示争强好胜，怀有戒心或敌意等特征　1、5、9、12、15、17、23、25、27、28、31、32、35、39、41、47、57、59、60 题答"是"和 4、18、36、45、49、51 题答"否"的，每题记 1 分。

3. L 有 10 题，代表掩饰分　若 L 过高则应考虑该问卷无效。8、20、24、43、56 题答"是"和 13、33、37、48、52 题答"否"的，每题记 1 分。

4. 首先计算 L 分　L≥7 表示真实性不大，剔除该问卷，不进一步调查；L＜7 则计算 TH 和 CH 分。

行为模式：TYPE = TH + CH

A 型　TYPE≥36，A 型行为特征；

A－型　28≤TYPE＜35，中间偏 A 型行为特征；

M 型　TYPE = 27，极端中间型；

B－型　19≤TYPE＜26，中间偏 B 型行为特征；

B 型　TYPE≤18，B 型行为特征。

三、症状自评量表

（一）量表介绍

SCL－90 为 H. R. Derogatis 在 1973 年从"霍普金斯症状校核表"（HSCL）发展而

来。在 SCL - 90 内还有来自 Woodworth 的一个自陈症状调查表（1918）中的项目；SCL - 90 的修订本称 SCL - 90 - R（1975）；Derogatis 还编了一个 SCL - 90 简本，只有 53 个项目，称简短症状调查表。SCL - 90 为常用的自评量表，可用于个别或团体测验。在国内，常用于心理健康调查。SCL - 90 共 90 个项目，分为 9 个症状维度和 3 个苦恼指数，每一症状为 5 级评分。

（二）计分方法

1. 9 个症状维度

（1）躯体化：包括 1，4，12，27，40，42，48，49，52，53，56 和 58，共 12 项。该因子主要反映主观的身体不适感。

（2）强迫症状：包括 3，9，10，28，38，45，46，51，55 和 65，共 10 项，反映临床上的强迫症状群。

（3）人际关系敏感：包括 6，21，34，36，37，41，61，69 和 73，共 9 项。主要指某些个人不自在感和自卑感，尤其是在与其他人相比较时更突出。

（4）抑郁：包括 5，14，15，20，22，26，29，30，31，32，54，71 和 79，共 13 项。反映与临床上抑郁症状群相联系的广泛的概念。

（5）焦虑：包括 2，17，23，33，39，57，72，78，80 和 86，共 10 个项目。指在临床上明显与焦虑症状群相联系的精神症状及体验。

（6）敌对：包括 11，24，63，67，74 和 81，共 6 项。主要从思维、情感及行为三方面来反映病人的敌对表现。

（7）恐怖：包括 13，25，47，50，70，75 和 82，共 7 项。它与传统的恐怖状态或广场恐怖所反映的内容基本一致。

（8）偏执：包括 8，18，43，68，76 和 83，共 6 项。主要是指猜疑和关系妄想等。

（9）精神病性：包括 7，16，35，62，77，84，85，87，88 和 90，共 10 项。其中幻听、思维播散、被洞悉感等反映精神分裂样症状项目。

另外，还有 19，44，59，60，64，66 及 89，共 7 个项目，列为其他项目，系有关睡眠及饮食的内容，一般无特殊意义。

2. 三个苦恼指数

（1）总严重指数（GSI），90 项的平均分。

（2）阳性症状苦恼指数（PSDI），即症状中得到 1～4 级评分的总数指数。

（3）阳性症状数（PS），除得 0 外，其他得分者的总项目数。

四、非精神科患者心理状态评估量表

（一）量表简介

非精神科患者心理状态评估量表 2003 年由第二军医大学心理学教研室编制，适用于所有非精神疾病患者（含住院患者），但不适用于精神疾病患者及 16 岁以下未成年人。

(二) 计分方法

选用标准化测题,评定非精神疾病患者(含住院患者)的焦虑、愤怒、孤独的程度及其总体心理状况。采用 4 级法分级,分别是①为没有或很少;②为有时有;③为相当多时间有;④为绝大多数时间有。按照答题序号,分别记 1~4 分,分数越高,表明患者的情绪反应强度越高。

五、特质应对方式问卷

(一) 量表简介

特质应对方式问卷是自评量表,由 20 条反映应对特点的项目组成,包括两个方面:积极应对与消极应对(各含 10 个条目),用于反映被试者面对困难挫折时的积极与消极的态度和行为特征,适用于 18 周岁以上的成年人。

(二) 计分方法

积极应对分:将题号 1、3、5、8、9、11、14、15、18、20 的评分累加,分数高反应积极应对特征明显。

消极应对分:将题号 2、4、6、7、10、12、13、16、17、19 的评分累加,分数高反应消极应对特征明显。在实际应用中,消极应对特征的病因学意义大于积极应对。

六、领悟社会支持量表

(一) 量表介绍

本量表参照姜乾金编制的领悟社会支持量表,由 12 个条目组成,分为 3 个分量表,每个分量表含 4 个条目,包括家庭支持、朋友支持和其他支持 3 个维度:其中第 1、3、4、8 是家庭支持的条目;6、7、9、12 为朋友支持的条目;其余为其他支持的条目。用于测试个人的社会支持系统,适用于 18 周岁以上的成年人。

(二) 计分方法

本量表含有 12 个自评项目,采用七级计分法,选项从 1 = 极不同意,过渡到 7 = 极同意。总分由所有条目分累加,以总分反映个体感受到的社会支持总程度。计分方法:选 1 得 1 分,选 7 得 7 分,其余类推。总分在 12~36 之间为低支持状态。总分越高,说明个体感受到的社会支持越高。

七、一般自我效能感量表

自我效能感是 Bandura 社会认知理论中的核心概念。自我效能感与结果期望不同，后者是指个体对自己行动后果的知觉，而自我效能感指的是人们对自己行动的控制或主导。

(一) 量表介绍

按照班杜拉的理论，不同自我效能感的人其感觉、思维和行动都不同。就感觉层面而言，自我效能感往往和抑郁、焦虑及无助相联系。在思维方面，自我效能感能在各种场合促进人们的认知过程和成绩，这包括决策质量和学业成就等。自我效能感能加强或削弱个体的动机水平。自我效能高的人会选择更有挑战性的任务，他们为自己确立的较高的目标并坚持到底。一旦开始行动，自我效能感高的人会付出较多的努力，坚持更长的时间，遇到挫折时他们又能很快恢复过来。自我效能感还被广泛用于学校环境、情绪障碍、心理和生理健康，以及职业选择等领域。因此可以说自我效能感已成为临床心理学、人格心理学、教育心理学、社会心理学、健康心理学的主要变量。

(二) 计分方法

自我效能量表（GSES）共 10 个项目，涉及个体遇到挫折或困难时的自信心。GSES 采用李克特 4 点量表形式，各项目均为 1 ~ 4 评分。对每个项目，被试者根据自己的实际情况回答 " 完全不正确 "" 有点正确 ""多数正确 "或 "完全正确 "。评分时，"完全不正确 "记 1 分，"有点正确 "记 2 分，"多数正确 "记 3 分，"完全正确 "记 4 分。

GSES 为单维量表，没有分量表，因此只统计总量表分。把所有 10 个项目的得分加起来除以 10 即为总量表分。我国男女大学生在 GSES 上得分分别为 2.69 和 2.55，和其他亚洲国家（或地区）的得分比较接近，但显著低于国际平均水平。男女高中生在 GSES 上得分分别为 2.52 和 2.39。

八、工作倦怠量表

(一) 量表介绍

职业倦怠（burnout）指个体在工作重压下产生的身心疲劳与耗竭的状态。最早由 Freudenberger 于 1974 年提出，他认为职业倦怠是一种最容易在助人行业中出现的情绪性耗竭的症状。随后 Maslach 等人把对工作上长期的情绪及人际应激源做出反应而产生的心理综合征称为职业倦怠。一般认为，职业倦怠是个体不能顺利应对工作压力时的一种极端反应，是个体伴随于长时期压力体验下而产生的情感、态度和行为的衰竭状态。

（二）计分方法

根据 0 = 从不；1 = 极少，1 年几次或更少；2 = 偶尔，1 个月 1 次或者更少；3 = 经常，1 个月几次；4 = 频繁，每星期 1 次；5 = 非常频繁，1 星期几次；6 = 每天。六级评分，分数越高说明工作倦怠程度越高。

九、护士用住院患者观察量表

（一）量表介绍

护士用住院病人观察量表是由 G. Honigteld 等于 1965 年编制，主要用于评定住院承认精神病和老年痴呆病人的生活、行为和情绪等方面状况，它包括 30 项和 80 项两种版本，这里介绍 30 项版本。

（二）计分方法

评定方法应由经过训练，并熟悉病人情况的护士进行评定。每一次评定应由两名护士同时分别评定，记分时将两位评定者的各项评分相加；如果只有一名护士评定，则其结果应当乘以 2。评定时应根据病人最近 3 天（或一周）的情况评分。评定 3 次，在治疗前、治疗后 3 周和 6 周各评一次。评分为 0 ~ 4 级五级评分（第 1 - 30 项）。0 分：无；1 分：有时有；2 分：常常有；3 分：经常有；4 分：一直是。此外有 2 个附加项目：即第 31 项"病情严重程度"，第 32 项"与治疗前比较"，该 2 项评定者根据自己的经验，按 1 ~ 7 级七级评分。

十、创伤后应激障碍自评量表

（一）量表介绍

创伤后应激障碍自评量表（PTSD – SS）为一自评量表，由 24 个条目构成，分为对创伤事件的主观评定、反复重复体验、回避症状、警觉性增高和社会功能受损 5 大部分。PTSD – SS 有较好的信度和效，易于实施，评分简单，在我国目前尚无 PTSD 评定量表的情况下，PTSD – SS 是一种理想的评定工具。

（二）计分方法

该量表可划分为对创伤事件的主观评定（条目 1）、反复重复体验（条目 2，3，4，5，17，18，19）、回避症状（条目 6，8，9，10，16，21，22）、警觉性增高（条目 7，11，12，15，20，23）和社会功能受损（条目 14，24）5 个部分。若条目与总分间的相关系数≥0.4，且在某一因子上的负荷量≥0.4 时为选取条目的标准，24 个条目均达到此标准。每个条目根据创伤事件发生后的心理感受分为没有影响到很重 1 ~ 5 级评定，累积 24 个条目得分为 PTSD – SS 总分，得分越高应激障碍越重。

本章知识结构导图

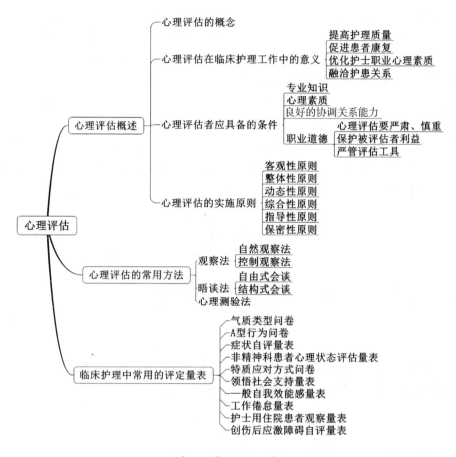

拓 展 阅 读

中国古代的心理（能力）测量

许多科学理论与科学发明均起源于中国古代，心理与教育测量技术的最早故乡也在中国。中国古代的测量，特别是在心理与教育测量方面取得了举世公认的成就。中国古代的能力测量可以上溯到 2500 年前的思想家和教育家孔子，他在教育实践中凭借自己的经验观察首先评定学生能力的个别差异，并将人的智力分成三个等级，即中上之人、中人和中下之人。按照现代人的说法，就是智力水平较普通人（中人）高的人可以给以高等教育，智力水平较普通人（中人）低的人不可以给以高等教育。

汉代学者董仲舒已论及注意测验，他说："一手画方，一手画圆，莫能成。"这无疑是世界上最早的心理（注意）测验。此后，东汉王充的《论衡·书解篇》、东汉桓谭的《新论》、明代王守仁的《传习录》等都抄录了这个测验。

三国时期刘劭的《人物志》可以说是一部研究能力的专门著作。在该书中，刘劭把人的才能划分为 12 种类型，即：清节、法家、术家、国体、器能、臧否、伎俩、智意、文章、儒学、口辩和雄杰。1937 年美国学者施瑞奥克将该书以《人类能力的研究》为书名译成英文在美国发表。

6 世纪中叶，中国江南就有了类似于现在的婴儿发展测验的"周岁试儿"习俗。对此，颜之推在《颜氏家训》中做了详细记载："江南风俗，儿生一期，为制新衣，盥浴装饰。男则用弓矢纸笔，女则用刀尺针缕，并加饮食之物及珍宝服玩，置之儿前，观其发意所取以验贪廉、智愚，名之为试儿。"

出现于清代的益智图、九连环可以说是最早的创造力测验。益智图用形状大小不同的七块小木块能够组合成上百种动植物和其他实物图案。九连环的设计之巧妙，足可以与现代的魔方相媲美。后来，刘湛恩用英文撰写了《中国人用的非文字智力测验》一文，将七巧板、九连环推广到国外。美国心理学家武德沃斯对九连环极为赞赏，把它视为"中国式迷津"。至于七巧板的操作，则与现在的发散思维测验完全一致。

实 训 项 目

护士用住院患者观察量表的使用

实训目的

1. 熟悉护士用住院患者观察量表内容，掌握该量表的测量、统计方法。
2. 熟练运用护士用住院患者观察量表对患者进行筛查。

实训用具

1. 护士用住院患者观察量表若干份。
2. 纸、笔、计算器。

实训评价

1. 教师根据学生参与度进行点评。
2. 教师根据学生对该量表使用的掌握程度进行评价。

目 标 检 测

一、名词解释

1. 心理评估
2. 整体性原则
3. 保密性原则

二、填空题

1. 心理评估的对象包括：_____和_____。
2. 心理评估者的心理素质包括：_____，_____，_____，_____，_____。
3. 心理测验法包括：_____，_____，_____。
4. 气质类型分为_____，_____，_____，_____。

三、单项选择题

1. 应用多种方法所获得的信息，对个体某一心理现象作全面、系统和深入的客观描述，这一过程称为（　　）。
   A. 心理测评　　　　　B. 心理评估　　　　　C. 心理咨询
   D. 心理测试　　　　　E. 心理治疗

2. 在心理评估过程中要遵循实事求是的原则，依据被评估者的客观心理事实，用科学的方法，对其心理问题进行科学的评估，防止主观臆断，更不允许猜测虚构，这是心理评估的（　　）
   A. 客观性原则　　　　B. 整体性原则　　　　C. 综合性原则
   D. 动态性原则　　　　E. 保密性原则

3. 对来访者的心理问题做出评估后，对其存在的心理问题给予有针对性的指导，从而更好地促进其心理问题的解决和心理的健康发展，这是心理评估的（　　）
   A. 保密性原则　　　　B. 整体性原则　　　　C. 综合性原则
   D. 指导性原则　　　　E. 客观性原则

4. 是个体心理活动的稳定的动力特征是（　　）
   A. 性格　　　　　　　B. 个性　　　　　　　C. 气质
   D. 兴趣　　　　　　　E. 价值观

四、简答题

1. 简述心理评估者应具备的条件。
2. 简述心理评估实施的原则。
3. 简述心理评估常用的方法。

第八章　心理治疗

【导学案例】

　　患者，女，48岁，1年前确诊为乳腺癌，经综合治疗无转移、复发。近3个月来，因几名病友相继死亡而陷入了极度的恐慌和绝望，伴随噩梦、早醒、食欲减退、易激惹。既想一死了之，又顾虑重重，十分矛盾。自知这样的心理状态会加重病情，于是，决定求助医院精神卫生中心。该中心下设的临床心理治疗科由医护人员组成多个团体治疗小组，并提供多种取向的个体心理治疗。面对颇感茫然的患者，护士应如何介绍心理治疗、全面评估心理状态？如何协商治疗方案？治疗中保持怎样的态度，坚持哪些原则？怎样推动治疗，取得良好效果？

思考问题

1. 什么是心理治疗？
2. 心理治疗应遵循哪些基本原则？
3. 常用心理治疗方法有哪些？

【学习目标】

知识目标

1. 掌握　心理治疗的基本原则，主要心理疗法的基本理论。
2. 熟悉　心理治疗的概念，心理治疗的对象和范围。
3. 了解　心理治疗与心理咨询的异同，及其与思想工作的差异。

能力目标

1. 熟悉心理治疗的基本过程。
2. 熟练运用主要心理疗法的基本技术。

情感目标

1. 培养面对治疗患者时共情、理解、尊重与无条件关注的态度。
2. 以持续性自我调整为基础，全情投入心理护理工作，实现人生价值。

第一节　心理治疗概述

一、心理治疗的概念

心理治疗（psychological therapy）又称为精神治疗，指经过专业训练的治疗者，在良好治疗关系的基础上，以心理学相关理论为指导，应用心理学方法、技术，矫正或消除患者不合理认知、情绪障碍、异常行为及其所导致的躯体症状，最终促进人格健康发展的一类治疗方法。必须指出，心理治疗不能替代患者直接处理现实问题；躯体症状的改善必定是因为首先解决了引起该症状的心理原因。心理治疗与思想工作不同，思想工作是按法规、制度的要求处理世界观、价值观、人生观等思想道德问题。

知识链接

心理治疗的发展趋势

自精神分析学派创立至今，心理治疗方法与技术如雨后春笋，交叠更新。近年来更表现出一些新的发展趋势。

1. 折衷整合化　包括理论取向整合与技术整合两种模型。前者是在治疗中选择有交叉的两种以上理论，且在不相互冲突的情境下综合应用；后者是在某种理论框架指导下，在某一具体环节采用几种技术进行治疗。

2. 方法本土化　文化多元与跨文化研究促使心理治疗从传统以问题或疾病为中心的模式转向以文化为中心，参考患者文化背景与结构差异调整治疗方法、技巧，从而避免西方心理疗法在价值取向与标准方面的绝对化倾向。

3. 疗程短程化　生活节奏不断加快的现代人对心理治疗提出更高的要求。心理问题的发生原因错综复杂，与其花费大量时间和精力探讨原因，不如尽快寻找解决之道。因此，以协助患者思考此时此地做什么而非问题为导向的短程治疗应运而生。

4. 疗效评价客观化　不同取向的心理疗法目标不同，因此疗效评价标准与方法存在差异。更客观意味着整合共性，从外显症状、情绪行为、认知模式等各个方面系统评价；意味着综合多个维度，从患者、治疗者、他人等各个方面整体评价；意味着主观评价与测评工具科学结合。

二、心理治疗与心理咨询的异同

陈仲庚教授等认为心理治疗和心理咨询（psychology counseling））没有本质区别，二者的指导理论、方法技术、关系性质、过程、目标均一致。但美国心理学会视二者为不同的分支，例如，心理咨询的对象侧重健康人群和有心理问题者，而心理治疗侧重病人；前者历时短，后者较长。

三、心理治疗的对象和范围

心理治疗的适应证主要是适应性心理问题和各类行为问题，而癔症、神经症、应激相关障碍、心境障碍、精神障碍恢复期、酒精与药物依赖、性心理障碍等在精神科药物等治疗的同时，为尽可能恢复社会功能，可进行辅助性的心理治疗。心身疾病必须在躯体疾病或功能障碍治疗的前提下，考虑采取小剂量抗焦虑、抗抑郁治疗或心埋治疗。而人格障碍、精神病性障碍发作期等，心理治疗无效。

四、心理治疗的基本原则

（一）自愿原则

自愿意味着患者主动"求"，治疗者才能积极"帮"。患者必须对解除自身心理问题有主动求助的愿望，并愿意身体力行地付出努力，亲自与治疗者保持治疗性接触。这是开展治疗并取得疗效的前提，缺乏动机或动机与解决心理问题无关，由他人强制或在他人要求下迫不得已走进治疗室，为解决他人问题而求治，均无法实施心理治疗。

（二）助人自助原则

助人自助意味着治疗者是协助、引导的角色，工作目的是促进患者建立、提高其自己处理自身心理问题和现实困难的能力。虽然心理治疗通过帮助患者收取合理的费用，但并不意味着治疗者可以滥用治疗关系。为满足性、攻击、建立人脉关系等需要而达到"助己"，既违反伦理与治疗原则，还可能涉及违法犯罪。

（三）尊重原则

尊重是治疗者理性的表达，意味着对所有患者无论年龄、地位、职务，还是罹患何种疾病都平等对待、一视同仁、无条件关注。在倾听的基础上，以信任、共情、理解、鼓励的态度进行引导与启发。

（四）真诚原则

真诚意味着在治疗关系中，治疗者表里一致、真实可信，不防御伪装、戴面具，隐藏于专业角色之后例行公事。因患者及其家属十分关注病情、疗效，故而要求治疗者的解释要真实，除罹患癌症等严重疾病与家属签订保密协议外，应尊重患者知情权。如确需评论，须对事不对人。不夸大疗效、过度保证，做到实事求是。

真诚与实话实说既有联系也有区别，例如：

患者："我的病情是不是很糟糕？"

治疗者："是的，确实预后很糟。"（实话实说但缺乏共情）

治疗者："不怕，一定会好的。"（不真诚也不实话实说）

治疗者："按照目前的评价标准，病情确实有些严重，因此你很担心，或许你可以

把这种担心讲给我听，然后就能以更加轻松的心态积极面对，似乎更有利。"（真诚）

可见，表达真诚既是理念问题也是技术问题。

（五）支持原则

患病是一种强烈的应激。迫不得已或辗转数次而求治的患者常常十分矛盾，既失落、绝望又抱有一丝希望。因此，治疗者通过积极倾听、准确解释，表达关切、提供信息、恰当保证与鼓励，可有效缓解患者不良情绪，增强治疗信心。

（六）保密原则

作为职业道德的基本要求，患者的个人信息、病情、诊断、心理测验及治疗过程是保密的。如需学术交流、教学、案例讨论，要隐去患者的个人信息。如涉及违法犯罪、自伤、伤人、危害公共安全（导致传染病传播、恐怖活动等）的行为属保密例外。但在接受相关部门调查时，应坚持暴露的必要性及最低限度原则。

（七）中立原则

治疗者的角色是协助、引导患者，促进其自我功能重建与完善，最终能独立解决心理与现实问题。因此，中立意味着不出谋划策、替代患者做选择或决定，也不做现实干预。如确有必要改变生存环境，仅提供必要的建议。但中立是相对的，面对重大原则性问题，治疗者应有自己的观点，并与患者平等讨论。

（八）回避原则

心理治疗深入内心世界，往往涉及隐私，不宜在父母、兄弟姐妹、丈夫、妻子、同事、密友等熟人之间进行，因为面对该类人群无法保持中立。此时，可转介治疗。

五、心理治疗的基本过程

（一）建立治疗关系、心理评估与诊断

良好治疗关系是心理治疗的前提，开始于初诊接待。可依据病史采集提纲详细收集患者的求治动机、症状、体征、生活史、既往史等临床资料，必要时先晤谈再进行恰当的心理测验，然后列出问题清单。以症状为切入点，根据不同治疗取向，从生物学、心理学、社会学三个方面剖析原因，准确诊断，提出治疗假设，此即个案理析。诊断是确定患者是否为心理治疗对象的关键，而个案理析为后续工作的开展提供了系统、科学、完整的蓝图。

（二）商定并实施治疗方案

治疗方案是必需的，但需双方共同商定，且随治疗的深入不断补充、修改、完善。包括：治疗目标、原理、具体技术与步骤，双方的权利和义务，费用、时间，签订治疗

协议等。其中，治疗目标至关重要，必须是具体、可行、可评定、符合双方需要的心理学目标。

实施治疗方案是心理治疗的核心。往往以治疗理论为指导，应用具体技术与方法，最终达到共同目标。期间应注意根据患者的反馈，及时总结，检查双方的执行情况和效果，突破阻抗。此过程可长可短，均需要双方面对现实，共同付出艰苦卓绝的努力。对于脱诊、终止、转诊的病例，应深入剖析，不断提升治疗能力。

（三）结束治疗

结束治疗包括疗效巩固与评估两个部分。要求治疗者提前告知患者，让其有所准备，顺利渡过结束治疗阶段。巩固意味着让患者用治疗中获得的新经验、新观念、新方法自我分析，呈现良性行为与生活风貌。如症状反复，需仔细甄别原因，妥善处理。确有证据表明病情复发或出现新问题，可再行治疗。有时，重现症状是为了"挽留"治疗关系，表现为分离性焦虑，可反复解释并鼓励患者在现实生活中尽量独立实践。或者因患者的移情未获有效解决，可延长数次治疗，处理移情。

最后对治疗效果进行评估，核心是患者自评，其他方面还包括治疗者评定与他人评定，可以通过心理测验、晤谈、书面小结等方式完成。治疗期间，治疗者应避免介入患者的现实生活，治疗结束后尽可能采用追踪卡、通信、面谈或电话方式进行 3~6 个月或更长时间的随访观察，评估或研究远期疗效。

第二节　心理治疗的主要方法

一、精神分析疗法

精神分析疗法（psychoanalysis therapy）又称为心理动力学疗法，由奥地利精神医学家弗洛伊德（Sigmund Freud）于 19 世纪末创立。该疗法是心理治疗的重要流派，目前广泛使用的诸多治疗取向都曾从中受益。

（一）基本理论

1. 潜意识理论　弗洛伊德把心理活动划分为三个层次。意识（conscious）是清醒状态下，个体能够注意并可通过语言表达的感知觉、情绪、思维等心理活动；潜意识（unconscious）或无意识则指不能被客观现实、道德理智所接受、无法被意识感知的本能欲求、原始冲动、创伤性经历和未实现的愿望等；介于二者之间的部分是前意识（preconscious），又称为下意识，是指既不在潜意识又无法被意识到的负责审查的心理活动，但经他人提醒或集中注意力可进入意识领域而被感知。

个体的大部分行为受潜意识驱动，但需要通过前意识审查、认可，否则便以各种变相的方式进行表达，在临床各科的护理过程中较为常见。如求治者被多家医院确诊无躯体疾病，但无论怎样解释仍不相信检查结果，也没有任何现实动机，却总认为医院不负责任而反复诉说焦虑、恐惧，或者毫无根据地斥责、攻击他人。其行为之所以莫名其妙，动力可能来自潜意识，只要仔细探寻其生活史，特别是童年经历，进行深度分析解释，便可达成护患双方的真正理解。

2. 人格结构与发展理论 弗洛伊德将人格结构划分三个部分。其中，本我（id）是指由本能欲求支配、不考虑道德良知和理智而奉行"快乐原则"的最原始心理活动，属于潜意识。超我（superego）或"自我理想"是通过父母训谕与后天教育所形成的奉行"至善原则"的良知，大部分属于潜意识。本我是动力，超我是准则，常常相互冲突。为调节二者的矛盾，发展出遵循"现实原则"的理性自我（ego），既满足超我又满足本我欲求。三者的均衡发展是人格健康、行为合理的基础。正常人格总是在短暂对立之后又重获统一。如果三者的矛盾难于调和，可形成长期冲突，导致疾病。

弗洛伊德认为，人格发展的根本动力源自性欲驱力，即力比多（libido）。其并非专指两性间成熟的性欲，还泛指所有能满足自己、引起快感的需要，力比多投注器官顺序经过：口欲期（出生~1.5岁）获得安全感；肛欲期（1.5~3岁）形成自治自律；性器官欲期（3~6岁）通过恋母、恋父情感及其压抑过程，促进性别认同并初步理解复杂的"三角"人际关系；潜伏期（6~12岁）发展同性友谊，建立自信；生殖期（12岁之后）开始进行与性别关联的职业规划，构建婚姻理想，是成人社会化的标志。

如果力比多在生殖期之前的任何阶段未获满足，人格的发育就会停滞于该阶段，称为固着，或者受挫之后向早期退行。因为固着或退行的某个时期，力比多投注的目的和对象都与现实环境和年龄不相称，是倒错的潜意识"症结"，因而，表现各种形式的病态心理、行为和人格特征，而且退行和固着的阶段越早，症状越严重。

3. 心理防御机制理论 心理防御机制（mental defense mechanism）是指个体在面对挫折、压力、内心冲突时，为缓解紧张焦虑和痛苦所无意识采取的应对策略。各年龄阶段的心理防御机制与所处环境、发育水平相称，从而能有效应对相应的危机，是个性发展的必然要求与结果。这意味着每个成年人也会偶尔、暂时使用非成熟型心理防御，但时间短而不至于导致精神与心身疾病，只有过度、长期的使用才表现为退行或固着。因此，在精神分析或心理护理过程中，必定要面对来自治疗双方的心理防御，只有不断剖析、领悟，建立健全成熟型防御方式，方能达到治疗效果。

（1）自恋型心理防御机制（narcissistic defense mechanism）：婴儿以自我为中心通过歪曲、否定客观事实，应付挫折、自我保护所采用的防御方式。精神病人常采用此种方式，故又称为精神病性防御机制。

（2）不成熟型心理防御机制（immature defense mechanism）：幼儿的自我不成熟，遇到挫折则表现情感退化，无选择地接受各种信息。

（3）神经症型心理防御机制（neurotic defense mechanism）：是儿童能在一定程度上分辨自己的冲动、欲望、现实要求和行为规范之后，用于处理内心挣扎而呈现出来的心理机制。常常被神经症病人使用。

（4）成熟型心理防御机制（mature defense mechanism）：既能符合社会规范处理现实问题，又能满足本能欲望，是自我比较成熟以后才能建立的有效心理防御机制。

上述心理防御机制的主要类型见表 8 - 1。

表 8 - 1 心理防御机制的主要类型

类型		概念	临床护理举例
自恋型	否认	认为已经发生的、令人痛苦的事实根本不存在	暂时认为罹患癌症并非事实；妄想（与事实不相符的、不能被他人说服而坚定不移的信念）
	投射（推诿、外射）	将原本存在于内心但自己不能接受的态度、观念、欲望等转移到他人身上，从而认为自己没有	自己有攻击欲望，却认为自己受到医护人员的打击，如同"贼喊捉贼"
不成熟型	内射	广泛而毫无选择地吸收外界事物、他人的特点，并转化为自身特点	无躯体疾病，却把各种不适内化，引起自认为似乎可信的"疾病"
	仿同	潜意识化地选择性吸收外部事物的部分特征	仿同暴力的家属与仿同冷漠的护士之间易爆发护患冲突
	退行	以幼稚的方式应付压力和挫折	遇到问题就像孩子似的哭闹不休
	幻想	当愿望无法实现或遭遇困境时，以想象方式替代性满足	成年人无法分清现实与幻想内容的差异时，表现精神病态
神经症型	压抑	选择性遗忘痛苦体验或创伤性事件	"不知道、想不起来"的记忆并未消失，而在潜意识中
	隔离	暂时而剧烈地改变自己的性格或感觉，以避免接触痛苦、焦虑情绪	癔症性转换；为了麻木自己而离群索居、滥用药物
	置换	把自己的激烈感情指向一个较少被感情关注的客体（对象），而不是针对引起这种感情的人或情景	移情与反移情的基础；迁怒于人、迁怒于物
	反向形成	因自己的行为或欲望不被社会规范容忍，而表现行为与动机方向相反	"得病"可以获得更多关注与同情，但这个愿望不被理智接受，于是反向成为"过度焦虑、反复到医院检查"
	补偿	因生理上或心理上有缺陷，当感到不适时，试图用另一方面的优势弥补缺陷	鼓励适当补偿，但对自卑、失落的心理要及时疏导
	合理化（文饰）	遭受挫折或无法达到自己所追求的目标时，以各种理由为自己开脱	自我暗示的精神胜利法
成熟型	幽默	通过巧妙的语言、行为化解人际冲突、尴尬，以维护彼此自尊感，缓解焦虑与紧张	具备一定的自我解嘲能力，面对挫折、刺激，保持接纳
	升华	把不容易实现的欲望改变为能被社会所接受的、利他的高尚目标，并身体力行	以写日记、语言交流、著书立说、科学研究等缓解焦虑

基于上述理论，弗洛伊德把心理障碍的基本反应过程描述为：童年压抑的潜意识欲望 + 现实心理冲突→焦虑→采用不恰当的心理防御→退化、固着→变形症状。

（二）主要治疗方法

精神分析治疗的本质就是让潜意识上升为意识，最终达到领悟。

1. 自由联想 自由联想（free association）是精神分析最富特色的治疗技术，是通往潜意识领域的最佳途径，贯穿于整个治疗过程。指的是患者毫无目的与方向地让想法、感受、情绪、愿望等自然"流出"，而不施加任何控制。但因心理防御而困难重重，故治疗者要提供安全的环境，不断鼓励患者进行回忆、联想与表达，同时保持观察，对患者所报告的内容进行还原、去除伪装，在躯体与心理、现在与过去、当下与将来、意识与潜意识等方面进行广泛联系，最终找到潜意识症结。自由联想中最有意义的信息往往是那些患者自认为荒谬、有悖常理、难为情或细琐的隐私。

2. 阻抗分析 阻抗（resistance）存在于一切形式的心理治疗过程中。精神分析特指患者在自由联想谈到某些问题时，所表现出的谈话突然停止、转换话题、回忆困难、情绪剧烈起伏，甚至要求结束治疗的现象。往往意味着治疗已触及潜意识症结。分析阻抗时，无论患者怎样回避，治疗者都要求其尽力去识别和面对，并一起分析其根源。难点在于患者就诊前已建立一系列心理防御机制，回避、压抑内心冲突所带来的痛苦，因此，精神分析之所以耗时，原因在于克服阻抗并非一蹴而就。

分析阻抗较典型的工作之一是分析症状的两级获益。两级获益是指患者借助生病从两方面获得了好处，有意无意地"留在病中"、对抗改变的现象。一级获益又叫内部获益，即症状使潜意识欲望、无意识冲突在幻想、脱离现实的层面获得了满足；二级获益又称为外部获益，即病人因生病而获得家人、朋友和其他人的支持、同情、安慰，从而缓解压力的现象。众所周知，这些获益都是暂时的，是对现实问题的无意识回避，持久存在反而加重病情。

3. 释梦 释梦（dream analysis）是通过分析隐梦的含义，使患者了解潜意识心理冲突的方法。弗洛伊德认为，梦是潜意识未曾实现愿望的变相表达。醒来后可以回忆的梦境属于显梦，而其隐含的潜意识内涵则为隐梦。因超我、心理防御、自我理智试图排斥潜意识欲望，因此，为避免醒来后引起意识焦虑，梦采用凝缩、象征、变形、移置、二次加工、投射等形式进行变形运作。必须指出的是，释梦的基本方法即为自由联想，并非治疗者像查字典一样，先入为主地向患者解释。

精神分析学家阿德勒则提出，梦是自我欺骗和自我催眠，用梦激起自己的一种情绪，好让自己做某些不理智的事情，因此释梦多从情绪入手。

4. 处理移情 所谓移情（transference）是指在精神分析过程中，患者将与父母或者其他重要人物的情感联系，转移到治疗者身上的现象。与依赖不同，移情带有曾经的浓烈的情感体验，而依赖较为理智；移情谋求情感重现，而依赖谋求现实问题的解决。精神分析认为没有移情就没有心理治疗，处理移情既是收集个人成长史的重要途径，也是引导患者领悟潜意识的重要方法。

弗洛伊德认为，移情包括正移情（positive transference）和负移情（negative transference）。前者是患者把曾经的依恋、爱、崇敬等积极情感移植到治疗者身上的现象；后者移植的则是敌意、嫉妒、紧张等负性情感。正移情虽有助于治疗关系的建立，但两者都是曾经情感的移入，是对当下现实问题和潜意识症结的情感回避，并不真实，阻碍了患者的自我领悟。因此，精神分析工作的修通，需要最终解决移情关系。处理程序包括：①让移情达到恰当的程度，而非一有表现，即刻指出，因过于敏感易损害治疗关系；所谓恰当的移情程度没有统一的标准，一般情况下，当数次聚焦早期相关经历，特别是创伤性的伴随冲突性情感体验的经历时，患者便立刻下意识表露剧烈的情绪，导致治疗者重复体验自己好像"成为"了曾经情感指向的对象，即可认为浓度适中，进一步处理的时机已经成熟；②停留于上述情境中，充分体验，宣泄被压抑的情感；③向患者指出、说明移情的来源、机制及其对身心、人际关系的影响；④治疗者保持中立，不介入患者的真实生活，不与患者保持治疗关系以外的任何联系，直到患者领悟移情关系与现实关系的联系与界限，症状消除，自我解决问题的能力得以重建。

精神分析需要治疗者进行必要、适时的动态解释，并保证任何解释均建立在患者充分体验、理解的基础之上，避免先入为主。期间还需不断处理治疗者对患者的移情，即反移情现象。一方面，需要反复就同一事件进行说明，或者在一段时间之后，治疗者提出问题，由患者解释，称为认题对质；或者让患者自己进行分析，称为就题澄清。另一方面，潜意识在意识领悟的核心证据是情感上的吸收转变，形成内在影响，从而改变情感反应，而非理智上的接受与赞同，即完成长期修通的工作。因此，数次解释往往难以达到治疗效果。

知识链接

客体关系理论与自体心理学

客体关系理论起源于20世纪40年代的英国。由梅兰妮·克莱因（Melanie Klein）创立，代表人物包括温妮科特（D·Winnicott）、马勒（M·Mahler）、康伯格（O·Kernberg）等。自体心理学是客体关系理论更精细化的发展，创始人是海因兹·科胡特（Heinz Kohut）。

客体指的是一个被爱着或恨着的人物、地点、事物或者幻想，包括外在客体与内在客体。前者是真实的，后者是与外在客体关联的影像、想法、幻想、感觉或记忆，是一种心理表象。与客体对应的概念是自体，指的是个体精神世界的核心，相当于主体人格，只能通过对外显现象的内省和共情观察才能被发现。客体关系理论强调婴幼儿与早期重要外在客体（养育者）之间关系的重要性。在与养育者的互动过程中，借助分裂、投射、内摄等防御机制，形成内部"自体-客体"关系模型。这种内在模型作为重要的人生体验，影响其成人后的各种表现与人际交往，并能投影于精神分析治疗关系中，激起治疗者表现本属于患者但却试图排除的某种心理行为，此即投射认同现象，被认为是移情与反移情的基础。而治疗者需要充分感知自己在认同中的反移情，以觉察、理解患者早期或在日常生活中形成的自体-客体，并通过解释、对峙等促进患者领悟。因此，与弗洛伊德不同，客体关系治疗者视反移情为推动治疗的有效因素。

弗洛伊德对自恋持消极态度，认为是一种无能，而自体心理学在客体关系中赋予自体中心地位，强调自恋的重要性，认为自恋本质上是健康的，是自信的基础和推动发展的持续动力。在治疗中强调通过深度共情，激活并指出患者与父母互动关系中因自恋被不恰当挫败而形成的矛盾与紧张感，促进其领悟这是童年期的需要。进而可以向患者提供新的体验和经验，修补其缺陷自体或帮助其发展代偿结构。

弗洛伊德式精神分析强调还原论、本能论，费时耗力，遭遇了发展阻力。其后，该取向的内部体系向文化、人际关系、客体关系理论、自体心理学分化过渡，最终重焕生机。与理论发展相适应，治疗方法也出现了重大变革。现代短程精神分析采用面谈，每周 1~2 次，持续 20~30 次。具体治疗技术也如雨后春笋，如自由联想与指导联想结合。后者是指在患者进行联想的过程中，治疗者限定具有典型临床意义的主题引导其想象和思考，而非漫无边际。并且更加重视对峙、共情等的重要性。

二、认知-行为疗法

行为疗法与认知疗法是先后出现的两类临床常用治疗方法，二者的主要理论、技术、操作步骤、治疗目标均不相同。但仅改变行为而忽略认知或仅改变认知而不干预行为，都太绝对，且疗效不稳定。所以，在临床实践中常常结合使用，相辅相成。但对于认知功能发展尚不完善的儿童患者，应采用行为疗法。

（一）认知疗法

在精神分析和早期行为治疗遭遇阻力的背景下，出现了认知疗法（cognitive therapy）。认知疗法是通过分析患者的现实思维活动，识别并改变错误认知，重建合理信念，缓解或消除不良情绪及行为的心理治疗方法。该疗法取向折中与整合，富有指导性、主动性与结构性特点，被广泛应用于临床实践。

艾利斯（Albert Ellis）的合理情绪疗法、贝克（A. T. Beck）的认知转变疗法、雷米（V. C. Raimy）的认知疗法、迈切鲍姆（D. H. Meichenbaum）认知行为矫正技术是认知治疗体系中较具代表性的方法。虽然在实际操作时存在一定差异，但理论假设共性大于分歧。

1. 基本理论

（1）ABCDE 理论：由艾利斯提出。A 代表诱发事件（activating events），是患者当前所遭遇的或记忆中的刺激性事件。C 为后果（consequences），包括不良情绪、行为及其后续的心身症状、社会功能受损等。A 并非导致 C 的最主要原因，认知、评价、看法等即信念（beliefs）B 的不合理性才是根源。认知治疗就是通过理性的辩论即 D（disputing）等技术，改变不合理信念，重建正确认知，达到 E 即疗效（Effects）。

贝克所谓错误认知与艾利斯的不合理信念大同小异，其特征主要是：①绝对化要求，即从主观愿望出发，认为某事必然发生或必然不发生而不考虑客观情况的倾向；一旦事情与主观意愿不一致，便引发内心冲突，如强迫症患者之所以要求自己必须反复洗手、检查、数数或思考毫无意义的事情，根源于人格特征中力求完美的绝对化要求；②过分概括化，又称为以偏概全，即根据一件、几件孤立的事件或某种特征，就判断、评价整体，得出概括性结论，不能普遍联系、均衡考量，如焦虑紧张的患者常常因一次工作失误、挫折，便概括性地预测危险无处不在；③糟糕至极的夸大与自我贬抑，即倾向丁一旦遭遇挫折、失误，便全盘否定，认为自己一无是处，一切都必将失败，如有的患者常常认为"过去一无是处""现在一切都糟糕""未来终将失败"，此即贝克提出的抑郁症认知三联征。有时候，护患冲突的原因也可能与错误认知有关，如护士要求患者绝对服从而无须任何安抚和解释；患者认为每一个护理人员都必须笑脸相迎、事无巨细替自己处理妥当等。

总之，错误认知与不合理信念像心理世界的一副"灰色"的菱形眼镜，戴上后看自己、看他人、看社会、看环境都被蒙上了变形的阴影。

（2）自动性想法与核心错误观念：贝克提出，心理问题与疾病的根源是因为人们在遇到刺激时，总是不知不觉地自动出现一些独特的想法，而这些想法往往表现逻辑性的错误，此即自动性想法（automatic thoughts）。而且，在出现的当时，常常不能被个体的意识察觉。如恐惧症患者只要面对某一并不致引起强烈害怕的客体（对象）时，即不假思索地表现惊恐不安和回避行为。其中介性的想法是"这一定是让我恐惧的"。雷米更指出，这些自动想法并非孤立存在，而是来源于更深层次的核心错误观念。核心错误观念是个体对自我不恰当、不正确的整体评价，从而形成错误自我概念。

2. 主要治疗技术

不同的认知治疗方法同中有异，下面介绍其中常用的技术。

（1）识别 ABC 与自动性想法：治疗者可以通过提问、角色扮演等方式探查患者的想法，并加以解释，让其理解认知疗法的基本原理。

（2）真实性检验：将患者的错误认知、自动性想法作为假设，鼓励其在严格设置的行为情景或模式中进行检验，直至患者认识到原有观念中不合实际、荒谬之处，最终自觉放弃不合理信念与错误认知的一组技术，是认知治疗的核心。如"有哪些事情能证明结果会糟糕透了""怎么能让人相信事件的结果一定如此"的质疑式；按照患者假设的最坏情景逐步推理，直至其自认不一定发生而主动放弃的最坏假设法；护患双方互换角色，进行辩论的角色变换法；想象导致情绪困扰与不良行为的情景，充分体会其错误认知，并在想象中换一种想法，消除症状的理情心象演练（合理情绪想象技术）；或者通过建议、演示鼓励患者进行检验。

在所有技术中，苏格拉底式辩论是最富特色的常用技术。基本推论形式为：

患者："我之所以失眠，除了疾病之外，还因为感到拖累家人，不如死了省心。"

护士："按你所说，患病的人就一定要感觉对不起家人，一定要失眠，是吗？"

患者："是的。"

护士："因此，你信奉，只有失眠和死去才对得起家人，是吗？"

患者："好像也不是……"

（3）语义分析技术：因核心错误观念常表现为"主+谓+表"的特殊句式，如"我毫无价值"，并不针对具体事件和情景。治疗者可以让患者在主语"我"之后加上具体的事件和行为，表语界定相应的标准以纠正错误的自我概念。如"我躺在床上让妻子喂我，在健康人看来我暂时失去了价值，但并不说明我整个人都是毫无意义的"。

（4）认知家庭作业：让患者自己学会识别、梳理非理性观念，用治疗中学会的方法在离开治疗室之后仍能以逻辑推理的方式提出质疑，进行自我辩论，最后放弃错误认知的方法。同时，通过作业可监控焦虑与抑郁水平。实际上，所有情绪都具有开始、高峰、消退的过程性，而非原来所认定的那样，一直持续下去，从而增强自我控制的信心与能力。有时候，治疗者会安排患者阅读与改变认知有关的书籍，写出体会，共同讨论，也属于作业范畴。严格的认知行为治疗要求患者必须完成作业。

（二）行为疗法

20世纪初，巴甫洛夫（I. P . Pavlov）经典条件反射理论等一系列否认意识、放弃内省的学说启发美国心理学家华生（J. B. Watson）创立了行为主义心理学。至1954年，斯金纳（B. F. Skinner）及其同事应用操作性条件反射原理矫治精神疾病，提出"行为治疗（behavior therapy）"一词。后期，受社会心理学、认知心理学的启发，班杜拉（A. Bandura）建立社会学习理论，以示范法、角色扮演等技术为代表的新行为主义疗法应运而生。

行为疗法点是以不良行为矫正为基础，改善、缓解症状的一组心理治疗技术。针对性强、易操作、疗程短、见效快，但缺点是易复发，对行为不典型的患者难以奏效。治疗的第一步是分析行为，即对个体异常行为进行频率、强度的客观量化评估，往往只能选择单一的行为作为靶行为，如有多组行为，可分次进行。其次，依据经典条件反射、操作性条件反射和社会学习理论，探究异常行为的强化、习得条件与过程。最后，制定、实施方案，矫治不良行为。

1. 系统脱敏法　交互抑制理论认为神经系统无法同时处于放松和兴奋状态，因此，可以指导患者进行放松训练，再对恐惧或焦虑进行视觉想象，逐级用放松加以对抗，直至患者在相应情景中能迅速放松、不再回避为止。这是精神病学家沃尔普（J. wolpe）于20世纪50年代创立的治疗技术，称为系统脱敏法（systematic desensitization），是行为疗法中被最早系统使用的方法。

在行为分析后最关键的步骤是建立焦虑等级表。治疗双方共同讨论，将恐惧和焦虑反应归类整理，一般由患者对引发焦虑和恐惧的事物、情景进行主观等级评定，采用0~10分或0~100分的计分评定方法。注意等级之间须极差相同，有多少等级要视患者的具体情况而定（表8-2）。然后指导患者熟练掌握放松技术，并指导患者按等级表、从弱到强分别想象引发不良情绪的情景，配对使用放松予以拮抗，直至在想象最高等级的情景时，也不引起焦虑、恐惧反应。治疗次数视具体情况而定，如果某一等级在治疗后又重新出现不良情绪与回避行为，则需降低一个等级重新脱敏。因个体在放松状态下，心率减慢、平稳，呼吸均匀和缓，皮肤肌电反应降低，故可配合使用生物反馈仪。

在条件允许的情况下，让患者进入实际引起焦虑的情景，进行现实脱敏。

表 8 – 2　一位手术恐惧者的焦虑等级表

排序	事件	得分
1	医生告诉自己需要做手术时	10
2	查阅网络上的手术介绍时	20
3	与医生讨论手术注意事项时	30
4	看到其他病人将要进行手术时	40
5	看到同病房病人手术后的疼痛情形时	50
6	看自己的手术知情同意书	60
7	手术前想象自己躺在手术台上时	70
8	做术前准备时	80

2. 冲击疗法　冲击疗法又称满灌疗法，是指患者直接进入能引起最强烈焦虑或恐惧的真实、想象情景，并保持一段时间而不允许逃避，焦虑、恐惧情绪在消退性抑制作用下，必然耗竭而完全消失。该疗法无须制定焦虑等级，也不做逐级脱敏，因而起效快、疗程短，一般 5 次，最多不超过 20 次。但副作用也是显而易见的，年纪较小或较大、有心血管病史患者、心理承受能力差，以及无急救设备而条件欠缺等禁止使用。即便使用也需向患者详细说明，并签订知情同意书，中途经劝阻、说明仍执意回避或要求中止者，不能逼迫。

3. 厌恶疗法　厌恶疗法（aversion therapy）又称厌恶性条件法，是指把不良行为与令人产生厌恶的刺激相联系，因厌恶而消除和纠正病态行为的方法。临床多用于戒烟、戒酒等治疗。首先选择电击、巨响、恶臭、烟熏或催吐药、苦涩剂等作为厌恶剂。当靶行为出现时，立即给予厌恶剂刺激，使患者出现恐惧、痛苦等反应，数次之后，因产生回避性条件而消除不良行为。厌恶剂的选择应适度，以心理厌恶为主，躯体不适为辅，且不能损害或危及身体健康。但回避性的条件反射具有副作用，厌恶剂的惩罚法有违医学宗旨，需与患者共同协商、仔细斟酌，获得相应医学伦理的认可。

4. 生物反馈疗法　生物反馈疗法（biofeedback therapy）是指通过现代电子仪器，将人体通常情况下无法觉察到的内脏感官生理功能进行描记，并转换为数据、图形、声、光等反馈信号，配合各种训练使患者根据反馈信号的变化，了解、学习调节自己内脏及其他躯体机能，以防治疾病的方法。人体通常情况下无法觉察到的内脏感官生理功能包括：血压、皮肤肌电、皮肤温度、脑电波、心率、心电活动等。传统观念认为，骨骼肌可随意控制，而内脏平滑肌、腺体分泌受自主神经调控，是不随意的。而美国心理学家米勒（Miller）的动物实验，以及之后大量生物反馈的临床实践证实，通过一定的学习和训练，个体可以随意调控自己内脏器官的生理活动。在生物反馈治疗中，常常采用放松训练，对各种睡眠障碍，神经症的紧张、焦虑、恐惧情绪，心身疾病，适应性心理问题，残疾人功能恢复，因疗效显著而被广泛应用于临床心理治疗。但是与注射、手术等传统治疗不同，生物反馈对患者的主动参与性要求较高，因为电子仪器仅是记录、反馈的设备，受患者控制而非控制患者。

5. 行为塑造法　行为塑造法是综合应用阳性强化、自我管理与示范法，重建良性行为的治疗方法。

（1）阳性强化法（positive reinforcement）：又称为正强化技术，是基于操作性条件反射理论，通过正强化塑造、巩固某一良性行为的治疗方法。首先，确定某种良性行为作为目标，并量化评定其出现频率、条件。其次，选择、确定强化物，包括消费性强化物、活动性强化物、社会性强化物等。强化物必须是患者希望获得的奖励物。然后，实施强化治疗，一旦患者出现目标行为，须立即给予强化物奖励，而不能有任何拖延，直至目标行为被巩固。有时，可用代币筹码作为强化物，此即代币法（token economy）。同时需要注意，强化物应逐渐从物质奖励过渡到精神奖励为主。该疗法在康复及儿童患者护理中应用广泛。

（2）自我管理法（self management）：是以患者为主导，主动通过自我监察与自我强化以消除不良行为的治疗技术。由威廉斯和洛恩（Williams and Long）首先提出。自我监察要求患者自己记录问题行为及其出现的情景，如糖尿病患者记录体重、进食、血糖水平，以及导致血糖水平升高的应激性情景及行为习惯等。监测本身具有自控的意义，因患者往往无意识回避这些不良行为与环境。自我强化即达到某一效果时，给予自己物质或精神上的奖励。

（3）示范法（participant modeling）：又称为模仿法，是基于社会学习理论，通过让患者观察、模仿以矫正不良行为或神经症性反应的方法。包括：生活示范，即在生活中观察重复示范者的恰当行为并进行学习的方法；象征性示范，即让患者观看电影、电视或录像中示范者的行为，并进行模仿，已广泛应用于临床护理及其健康教育；角色扮演，即治疗者扮演患者生活中与心理问题相关的人，并在确定的情境中充分互动，然后再示范正确行为，促进患者领悟与学习；内隐示范，即当示范行为不可观察时，由治疗者描述并指导患者想象示范行为，起效较快、适用情境广泛。

三、来访者中心疗法

来访者中心疗法（client – center therapy）由美国心理学家罗杰斯（Rogers C）于1940年创立。是以人本主义心理学为指导，反对给予来访者疾病诊断，强调通过倾听、接纳、理解、共情调动来访者主观能动性，发掘潜能、完善人格的非指导性心理治疗方法。

（一）基本理论

罗杰斯认为人性本善，是与生俱来的特性。若提供一个良好的环境，其潜能便能获得自由发展，健康而富有建设性。价值条件化、心理防御、理想自我与现实自我的冲突是心理问题的根源而非出其本性。因此，意识和经验是行为的基础，人既不是本能的牺牲品，也不排斥道德、伦理和价值观。

该疗法的非指导性方式最早见于罗杰斯1942年的名著《咨询和心理治疗》。他认为，指导性意味着治疗者为来访者选择治疗目标，并指导其努力去达成，使来访者处于被动地位，无法自主选择。非指导性意味着治疗者与来访者是平等的，尽管双方的看法可能并不相同，但来访者有权利为自己的生活做出选择。决定疗效的关键是人本的治疗关系，可促使来访者领悟自身问题，并做出富有智慧的明智选择。

知识链接

人本主义心理学创始人马斯洛对自我实现的建议

1. 放宽情感的出口，有宽广的心胸。
2. 在任何情境中都尝试从积极乐观的角度看问题，从长远利益做决定。
3. 对生活环境中的一切多欣赏，少抱怨，有不如意之处，设法改善。
4. 设定并全力以赴去实现积极而可行的生活目标，而绝不期望结果一定不失败。
5. 对是非的争辩，只要认清真理所在，就坚持到底，即便可能违反多数人的意愿。
6. 保持思想与行为的弹性，偶尔放松身心，避免生活僵化。
7. 坦率相处，让人看见你的优势与缺点，分享你的快乐和痛苦。

（二）基本方法

1. 建立良好治疗关系 治疗者的主观态度是影响治疗关系的决定性因素。主要包括以下几个方面：

（1）真诚与尊重：具体内容见本章第一节"心理治疗的基本原则"。

（2）无条件积极关注：无条件关注意味着无论来访者的情感与表述多么荒谬、不合情理或错误，都乐于接受而不带任何条件，不强加价值判断、干预，也不暗示对方接受治疗者所认为正确的观念。事实上，心理冲突经常表现为价值观冲突，是心理治疗现象中的常态。应善于从心理内容和心理治疗角度回应来访者。如下所示：

患者："我现在发现，我之所以会如此痛苦，就是因为我以前太善良了，相信好人有好报。这到底是对了还是错了？"

治疗者："我觉得您以前是对的。您不能因为一次挫折就否定自己那些美好的观念。"（价值判断和说教）

治疗者："我觉得您现在的看法是错误的，还是应该坚持您过去的信念。"（价值干预）

治疗者："您以前相信好人有好报，现在有了动摇，似乎只有换个想法才能缓解现在内心的痛苦。"（共情性地回应价值冲突之下所隐藏的心理活动）

可以说，治疗者表现无条件积极关注的态度越多，来访者的人格便越趋于完善。

（3）共情：共情（empathy）又称为同感、通情，是指治疗者站在来访者的角度，设身处地去体会其情感、认识与态度，达到心领神会的能力。包括3种含义：治疗者走出自我经验的参考框架，从来访者的语言及非语言信息中把握其内心状态；用来访者的参考框架理解其心理行为反应与生活经历、人格的关系；治疗者应用语言、非语言行为表达对来访者的理解，并从来访者的反馈中验证是否共情及其程度。

共情包含同情的成分，但不等同于同情。如护理人员可能因特定的患者而感觉悲伤，提供资助，但不一定含有对患者感受的理解与体会，也不一定需要把理解反馈给患者。

2. 会谈技巧　表8-3简要列举了罗杰斯来访者中心疗法的常用技术，此技术具体应用十分灵活、巧妙，涵盖了消除疑虑、表示允许、理解审核、保持与打破沉默等各个方面。

表8-3　来访者中心疗法常用技术及其在护理中的应用举例

技术	内涵	举例
表达关注	通过倾听、专注的态度表达对患者的无条件接纳	肯定地点头，简短的"嗯"，目光接触
开放性提问	用"什么""怎样""如何"进行提问，让患者尽量、充分地表达，而非"是不是""会不会"等为结束语的封闭性提问	你的感觉是什么？你如何知道别人的这些看法？（封闭性提问：对于手术，你是担心还是失望？）
提出反问	治疗者通过反问，促进患者自己探索，获得问题的答案与方法	患者："我该采用怎样的心态面对我的疾病呢？" 治疗者："我想知道，你希望我如何回答？"
复述	通过重复患者叙述中的某个信息，表达理解、关注，并鼓励患者继续就该信息进行更广泛、深入的表达、探索。常常重复患者的某个词、某个短语	患者："马上就要手术了，但我却很矛盾。" 治疗者："很矛盾。"
内容反映与情感反映	治疗者准确理解患者所表达的陈述性内容及情绪、情感，并简明扼要地反馈给患者，是共情的基本技术	患者："我生了病，自然会有些担忧，但丈夫不理解我，我自己又没有能力克制，也没有解决的办法。" 治疗者："你因为生病而感到担心，希望先生能理解，但事与愿违，目前，有些不知所措。"
自我暴露	治疗者表达自己的个人经验，但应有助于推动患者自我探索，且是积极而必要的，而非自我发泄和漫无边际	我也有类似的……
具体化	治疗者通过提问协助患者清楚、准确地表达其观点、概念、情绪及所经历的事件，起到澄清作用	患者："自从生病以后，我很痛苦。" 治疗者："你很痛苦，请具体谈谈是怎样的，我很愿意听。"
对峙	治疗者指出患者表达中的矛盾之处	"你说要积极配合治疗，但不愿改变生活习惯，似乎有些矛盾，你怎么解释呢？"

四、团体心理疗法

1905 年，美国内科医生普拉特（J. H. Pratt）为帮助久治不愈而情绪低落的肺结核患者康复，开办了指导治疗的培训班，被认为是团体心理治疗的开创者。团体心理疗法（group psychotherapy）是由 1~2 名治疗者（领导者）主持，与数名或数十名成员组成团体，通过定期共同讨论，借助人际交互作用，提供心理支持与指导，促使个体在交往中认识、接纳自我，学习新的态度与行为，调整并改善人际关系，发展良好适应能力、完善人格的一种心理治疗形式。一般每周 1 次，每次 1.5~2 小时。

团体疗法可应用于各治疗取向的理论与方法，包括精神分析性团体、认知行为团体等。如果成员可以随时变动则为开放性团体，反之则为封闭性团体；如果成员在人格特质、教育程度、成长背景、个人经验等方面相似则称为同质团体，反之则为异质团体。在临床护理中，因科室患者疾病种类、高发年龄等具有一定的相似性与稳定性，因此，同气相求的同质团体较常被采用。

团体心理疗法的优势首先在于沟通的多向性，可以多角度相互学习团体成员间的良好经验，且每个成员都可获得多个成员的支持与帮助，起效快；其次可以缓解医护人员之不足，且效率较高；还能重现真实互动的人际关系而使疗效易巩固。团体心理疗法的局限性在于个体深层次的问题难于暴露；存在个体差异而难于面面俱到；有的成员可能在团体暴露中受到伤害。故而，该疗法对主持治疗的医护人员要求较高。

知识链接

家庭治疗简介

在精神分析学家阿德勒早期实践的基础上，伴随系统论、信息论、控制论逐渐引入心理治疗，于 20 世纪 50 年代中期，内森·艾克曼（Nathan Ackerman）在美国开创了家庭治疗的先河。至 90 年代之后，家庭治疗已经摒弃内部学派之争，逐渐走向整合，成为现代心理治疗领域的重要组成部分。

家庭治疗属于广义的团体心理治疗，是基于家庭动力系统而非个体人格，集中关注家庭成员间互动，理解并改变系统内部关系与结构的治疗模式。主要包括以鲍恩（Murray Bowen）为代表的历史派，以米努钦（Minuchin）为代表的结构派，以韦特克（Whitaker）和萨提亚（Virginia Satir）为代表的经验派，以及以哈利（Haley）为代表的策略派。在治疗中强调资源取向而非问题取向，采用循环性、关系性、差异性、假设性等新颖的提问方式，以及家庭图谱、家庭雕塑、积极赋义等技术扰动并调整家庭系统关系。

家庭因素与临床各科患者疾病发生、发展、治疗及康复关系密切，因此，在心理护理中针对性开展家庭治疗具有重大意义和广阔的应用前景。

五、中医心理疗法

中医心理治疗是以中医传统理论为指导，应用其心理学理论与传统技术治疗精神障碍与心身疾病的方法。其理论雏形最早见于《黄帝内经》。

（一）情志相胜疗法

《内经》提出肝木、心火、脾土、肾水和肺金（木、火、土、水、金）五行体系；《素问·阴阳应象大论》和《素问·五运行大论》提出的"怒伤肝，悲胜怒……喜伤心，恐胜喜……思伤脾，怒胜思……忧伤肺，喜胜忧……恐伤肾，思胜恐"，成为情志相胜疗法的基础理论。至金元时期尤以张子和与朱丹溪最为推崇。因此在护理工作中，应全面评估患者的情绪程度，通过改变认知等技术，去除损伤脏腑功能的过度情绪反应。

（二）言语开导疗法

言语开导疗法，源自祝由。祝，告也。由，病之所以出也。因此，祝由是一种直接采用语言说理，解释病因，改变患者错误认知的方法。《灵枢·师传篇》提出："人之情，莫不恶死而乐生，告之以其败，语之以其善，导之以其所便，开之以其所苦，虽有无道之人，恶有不听者乎。"清代名医吴鞠通在其著作《温病条辨》中指出："吾谓凡治内伤者，必先祝由，详告以病之所由来，使病人知之，而不敢再犯……婉言以开导之，重言以振惊之，危言以悚惧之。必使之心悦诚服，而后可以奏效如神。"

（三）移情易性疗法

移情易性疗法又称为移精变气疗法。《临证指南医案》有言："情志之郁，由于隐情曲意不伸……盖郁证全在病者能移情易性。"因此，该疗法通过转移患者的注意力，排遣思情，创造有利于心理疾病治愈的心理环境，即可移精气、利气血而祛除疾病。在护理中，鼓励患者改变致病环境，采用阅读、音乐、书画等方式转移注意力，有利于早日康复。

（四）顺志从欲法

《素问·移精变气论》云："闭户塞牖，系以病者，数问其情，以从其意。"因此，顺志从欲法是顺从病人的某种或某些意愿，满足其一定的欲望，借以改善其不良的情绪状态，形成良好的心境，从而调动自身抗病能力的疗法。

本章知识结构导图

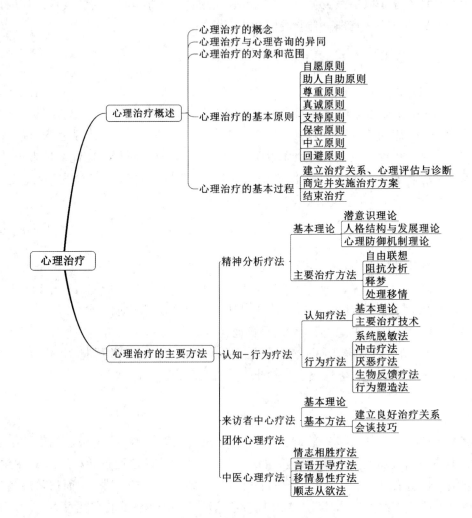

心理治疗概述
- 心理治疗的概念
- 心理治疗与心理咨询的异同
- 心理治疗的对象和范围
- 心理治疗的基本原则
  - 自愿原则
  - 助人自助原则
  - 尊重原则
  - 真诚原则
  - 支持原则
  - 保密原则
  - 中立原则
  - 回避原则
- 心理治疗的基本过程
  - 建立治疗关系、心理评估与诊断
  - 商定并实施治疗方案
  - 结束治疗

心理治疗的主要方法
- 精神分析疗法
  - 基本理论
    - 潜意识理论
    - 人格结构与发展理论
    - 心理防御机制理论
  - 主要治疗方法
    - 自由联想
    - 阻抗分析
    - 释梦
    - 处理移情
- 认知－行为疗法
  - 认知疗法
    - 基本理论
    - 主要治疗技术
  - 行为疗法
    - 系统脱敏法
    - 冲击疗法
    - 厌恶疗法
    - 生物反馈疗法
    - 行为塑造法
- 来访者中心疗法
  - 基本理论
  - 基本方法
    - 建立良好治疗关系
    - 会谈技巧
- 团体心理疗法
- 中医心理疗法
  - 情志相胜疗法
  - 言语开导疗法
  - 移情易性疗法
  - 顺志从欲法

拓 展 阅 读

森田疗法

森田疗法是日本森田正马博士结合东方传统文化与思维模式，于 1919 年创立的独特理论与治疗体系。1989 年传入中国，被广泛应用于临床实践，疗效显著，其理论学说对普通人的心理健康也大有裨益。

一、主要理论与治疗原则

森田疗法主要适用于非器质性、自知力完好、求治欲强，但症状影响到工作与生活的神经质患者。其具有较强的主观臆测性，常把日常生活中的正常生理与心理现象视为病态与异常，为此产生焦虑、紧张、抑郁、恐惧等心理困扰，并且总是强迫自己去消除，结果反而因无能为力而变得更痛苦。

（一）神经质症的形成机理

1. 疑病性素质是造成神经质症的基础 具有这种素质的人对自己的心身状况过分担忧，常把任何人都有的感受、情绪、思想和行为看作是病态的，并对此过分关注、苦恼。实际上并不是什么疾病，却在主观上构成了顽固的病感。

2. 精神交互作用和思想矛盾是神经质症发生发展的关键 每个人都有"生的欲望"，即自我保护、被人承认、向上发展的欲求，但在满足欲求的过程中，又害怕失败，产生对死亡、疾病的恐惧。这种恐惧与"生的欲望"平衡时，人是健康的。如果遇到困难、挫折使二者对立，而又不能通过正确的评价去看待负性情绪，就会加重不安，促使欲望演变为对死和疾病的恐惧，过分去关注自身的各种感觉，变得极为敏感，感觉越敏锐，注意越会集中在不良情绪上。这样，感觉与注意，彼此促进，交互作用，使得不健康的主观感觉越来越明显而严重，最终发展成为疾病，这就是精神交互作用。由于人经常理智地用"必须如此"的意志力试图解决"事已如此"的现实问题，所以，必然会产生尖锐的矛盾心理，加重病情，这就是矛盾心理。例如，某位具有疑病素质的怀孕妇女去做人工流产，虽然已经止血，且毫无后遗症状，身体也已康复，但是由于其过分担忧，更加注意身体的其他部位而使感觉变得十分敏锐，出现腹痛、呼吸困难等症状，久而久之，这种"只许无恙"的愿望就会与"偶染微恙"的现实发生矛盾，形成神经质。

（二）治疗原则

1. 顺应自然 顺应自然即凡事不可强求，是森田疗法的最基本治疗原则。首先，治疗者通过解释发病机制、布置治疗日记，并在日记上用评语进行指导的基本技术让患者接受不安、烦恼等负性情绪。其次，告之其接受可能出现的想法。人总会出现嫉妒、狭隘、自私、焦虑等想法，仅靠理智和意志难以改变，没有必要强迫自己去消除。再则，教会患者接受症状。越关注症状，它就会越强烈。只有接受它，不管它，才不会强化对症状的感觉。最后，进一步促进患者领悟事物的客观规律。任何情绪均有一定的过程性，只要病人忍受一段时间，症状会自然消失，而从神经质的冲突中解脱出来。

2. 为所当为 为所当为暗合了中国老子的思想，强调人行为的重要性，如"君子耻其言而过其行"，鼓励受苦、忍耐。森田疗法也提出人的行为可以控制，而情绪不可控制，尤其是不良的情绪。应该听之任之的同时为所当为，即做该做、能做的事。"为所当为"与"顺应自然"互为支撑、相互补充。要求病人忍受痛苦，不要把注意力集中到"怕"字上，而是集中到"治疗成效和行为"上，例如，回避社会交往者如果能忍受着痛苦去"见人"，坚持下去，"怕"也就逐渐消失了。

二、治疗程序简介

森田疗法分为门诊及住院两种主要形式。门诊治疗无须按住院治疗的程序完成所有步骤，每周 1 次，每次 60 分钟左右。现主要介绍住院治疗的 4 个时期。但必须指出，合并严重躯体疾病或躯体严重衰弱者、伴有自杀企图或冲动控制力差者、曾经有过暴力犯罪或性变态者、对焦虑忍耐力差而借助酒精或药物控制者、日常生活依赖家庭而自理能力差或 14 岁以下的少年，均不适合住院治疗。

第一期：绝对卧床期　隔离患者，禁止与他人会谈、看书、听音乐等一切娱乐活动，除饮食、大小便之外，几乎卧床。一般 7 天。在这一时段内，患者从一开始的安静和松弛过渡到烦闷，甚至开始怀疑本疗法的效果而无法忍受，渴望起床。此时，要求患者"任其不安，任其所痛"，始终保持情绪安静。一段时间之后，情绪的过程性起作用，烦闷自然消失，此时，应该抓住时机，指导患者体会"任其不安而后安"的原理，即做到认识"烦闷即悟"的道理。但是，当新的安静出现后，患者又会产生强烈的起床做事的愿望，此时应该更加严格地限制起床，目的是使患者在产生的无聊感觉中，培养起行动的强烈动机，为下一步的轻微工作期打下基础。

第二期：轻微工作期　此时允许患者轻微劳动，如喂鸟、浇花草、打扫卫生等。但仍禁止外出、看书等活动。晚上必须写日记，记下心得体会，晚上卧床必须 7~8 小时。此期需要 3~7 天的时间。在治疗中，患者首先会因为从第一期的无聊阶段突然解脱出来，产生愉快情绪。但几天之后，烦躁情绪又会出现，感到被愚弄，想停止治疗，离开医院。其实这是患者行为上意志力薄弱、退缩的表现，只有坚持下来才会培养"言必行，行必果"的性格。往往有的患者坚决要求中止治疗，离开了医院，但一段时间之后，症状又会复发。

第三期：重体力工作期　要求患者努力完成挖沟、割草、木工、手工操作，疏通水沟等重体力劳动。目的是为了培养患者对自己完成某项工作的自信心和忍耐力。一般 1~2 周。开始时，患者会体验完成任务后的喜悦，但劳动之后，有的可能暂时产生不快情绪，此时，医生不要去减轻患者的劳动项目和强度。让患者白天劳动，晚上去想并谈论劳动，日记中也只能记劳动。当患者能自觉自愿去劳动时，就已经养成了主动去做，而不是一遇到问题只会去想的习惯。

第四期：社会实践期　又称为生活训练期，是出院前的准备阶段。取消一切约束，让患者敞开个性，根据兴趣爱好读书、外出、自由交谈，为重返生活与工作岗位做好准备。但是，晚上必须回院住宿。目的是通过接触现实，实践从医生的指导中所获取的知识，以巩固治疗效果，防止复发。一般需要 1~2 周的时间。

实 训 项 目

认知疗法、来访者中心疗法主要技术的应用

实训目的

1. 熟悉心理治疗目标所必须达到的基本要素和认知疗法、来访者中心疗法的主要技术。

2. 具备商定恰当心理治疗目标的能力。

3. 初步培养应用认知疗法、来访者中心疗法主要技术的能力。

4. 培养尊重、理解、无条件积极关注、共情、中立的心理治疗态度。

实训用具与人员

1. 教师实训课前 1~2 周提出相关要求。

2. 若干个可移动的独立椅子。

3. 根据人数分为认知疗法、来访者中心疗法若干组。每组自定患者及治疗者各 1 名。

4. 非角色扮演的学生作为观察员。

实训评价

1. 教师根据学生参与度、完成情况进行点评。

2. 教师根据学生对主要技术的掌握程度进行评价。

3. 教师对角色扮演者及观察员的总结报告进行评阅。

目 标 检 测

一、名词解释

1. 心理治疗

2. 潜意识

3. 心理防御机制

4. 自由联想

5. 阻抗

6. 移情

7. 自动性想法

8. 共情

9. 无条件关注

10. 团体心理疗法

11. 中医心理疗法

二、填空题

1. 心理治疗的基本原则包括：_____，_____，_____，_____，_____，_____，_____，_____。

2. 心理治疗的基本过程顺序为：_____，_____，_____。

3. 弗洛伊德的潜意识理论把心理活动分为：_____，_____，_____。

4. 弗洛伊德把人格结构化分为三个部分：_____，_____，_____。

5. 弗洛伊德把移情分为_____，_____。

6. 在艾利斯合理情绪疗法的理论中，A 是指：_____；B 是指：_____；C 是指：_____；D 是指：_____；E 是指_____。并认为导致情绪困扰的主要是_____。

7. 认知治疗认为不合理信念的特征包括：_____，_____，_____。

三、单项选择题

1. 心理治疗的绝对适应证是（   ）
   A. 发作期精神障碍　　　　　B. 适应性心理问题　　　　C. 行为问题
   D. 神经症　　　　　　　　　E. 人格障碍

2. 精神分析疗法的创始人是（   ）
   A. 阿德勒　　　　　　　　　B. 弗洛伊德　　　　　　　C. 罗杰斯
   D. 艾利斯　　　　　　　　　E. 贝克

3. 精神分析最富特色的治疗技术是（   ）
   A. 阻抗分析　　　　　　　　B. 苏格拉底是辩论术　　　C. 自由联想
   D. 释梦　　　　　　　　　　E. 系统脱敏

4. 行为疗法的特点是（   ）
   A. 非指导性　　　　　　　　B. 长程性　　　　　　　　C. 缺乏针对性
   D. 见效慢　　　　　　　　　E. 易操作

5. 下列属于行为疗法的技术是（   ）
   A. 自由联想　　　　　　　　B. 处理移情　　　　　　　C. 情志相胜
   D. 系统脱敏　　　　　　　　E. 释梦

6. 系统脱敏的创始人是（   ）
   A. 雷米　　　　　　　　　　B. 沃尔普　　　　　　　　C. 斯金纳
   D. 荣格　　　　　　　　　　E. 迈切鲍姆

7. 罗杰斯认为，来访者中心疗法获得效果的关键是（   ）
   A. 治疗关系　　　　　　　　B. 熟练使用各种技术　　　C. 教育性指导
   D. 改变价值观　　　　　　　E. 逻辑辩论

四、简答题

1. 叙述心理防御机制的主要内容。
2. 简述心理治疗的基本原则。
3. 简述精神分析的主要方法。
4. 简述认知疗法的基本理论。
5. 叙述认知疗法的主要方法。
6. 简述常用行为治疗技术。
7. 叙述来访者中心疗法的基本理论与方法。

第九章 护患关系与护患沟通

【导学案例】

某医科大学附属医院神经科，一位新入院的患者问护理人员："护士，神经科治的都是些什么病？"

护理人员随口答道："多啦，都是些难治的病。"

患者又问："像我这样的病多久能治好？"

护理人员有些不耐烦了地回答："你只管好好养病，问这么多干啥。没听说么，神经科神经科，活得少死的多，剩下一个傻呵呵。"

这几句话对患者无疑是晴天霹雳，使他感到求生无望，当晚就跳楼自杀了。该事件导致了患者家属和医护人员的严重冲突。

美国学者研究发现，经常被投诉的医护人员并非是医疗护理技术水平最差的，而是医疗沟通技巧最差的。据中华医院管理学会的统计，我国医护人员83%以上不懂如何和患者沟通，沟通效果不良。所以，护患沟通是一门技术，更是一门艺术。

思考问题

1. 何谓护患关系？有哪些特征？
2. 护患关系有哪些行为模式？
3. 影响护患沟通的因素有哪些？
4. 常见的护患冲突有哪些类型？
5. 护理人员应如何和患者进行良好的沟通？

【学习目标】

知识目标

1. 掌握 护患关系的概念和特征。
2. 熟悉 护患关系的行为模式。
3. 了解 护患沟通的概念、特点和方式。

能力目标

1. 熟悉常见的护患冲突类型。
2. 熟练掌握处理护患冲突的常用方法及护患沟通技巧。

情感目标

1. 提高护患关系调控的能力。
2. 能够处理护患冲突，掌控护患沟通技巧，让患者满意。

第一节 护患关系

一、护患关系的概念和特征

（一）护患关系的概念

护患关系是指护患双方在相互尊重并接受彼此民族文化差异的基础上，在相互学习和促进的过程中形成的一种特殊的人际关系。护患关系有广义及狭义之分，广义的护患关系是指围绕服务对象的治疗及护理所形成的各种人际关系，包括护士与服务对象、医生、家属及其他人员之间的关系。狭义的护患关系是护士与服务对象之间在特定环境及时间段内互动所形成的一种特殊的人际关系。

许多调查研究发现，良好的护患关系能有效地减轻或消除患者来自环境、诊疗过程及疾病本身的压力，有助于治疗和加速疾病的康复进程。

（二）护患关系的特征

1. 护患关系是专业性的互动关系 护患之间是一个专业性的互动关系，即以解决患者在患病期间所遇到的生理、社会、心理、精神等方面的问题，满足患者需要为主要目的的一种专业性的人际关系。这种关系中的所有活动是以专业活动为中心，以保证患者的健康为目的的。

2. 护患关系是帮助性的工作关系 护患之间的人际交往是一种职业行为，也是护理工作的需要。在护理过程中，不管面对何种身份、性别、年龄、职业、素质的患者，也不管护理人员与这些人之间有无相互的人际吸引基础，出于工作的需要，护理人员都应与患者建立及保持良好的护患关系。因此，要求护理人员对所有的患者应一视同仁，设身处地地为患者着想，并真诚地给予帮助，以满足患者的健康需求。

3. 护患关系是一种以患者为中心的关系 护患关系的核心是患者的健康及安全。一切护理活动及护患交往都必须以解除患者疾病的护理问题为目的，以患者的健康为宗旨。护患关系的评价也应以对疾病的作用及影响为标准。

4. 护患关系是多元化多方位的人际关系 护患人际交往中，双方都会将自己的思想、情绪感受、价值观、行为模式、健康和疾病方面的经验带入关系中来，影响双方的感受与期望，并进一步影响彼此间的交往。护患关系不仅局限于护理人员和患者之间，还涉及医疗护理过程中多方面的人际关系。医生、家属、朋友、同事等也是护患关系中的重要组成部分。这些关系会从不同的角度，以多元化、多方位的互动方式影响护患关系。

5. 护患关系是短暂性的人际关系　护患关系是帮助者或帮助系统与被帮助者或被帮助系统之间的关系，只有在患者寻求健康帮助时才会产生。一旦患者病情缓解出院，这种人际关系一般就会结束。但随着护理服务的范畴不断拓宽，社区护理、居家护理等延伸服务的开展，护患关系将有进一步的扩展及延伸。

二、护患关系的建立与发展过程

护患关系是一种特殊的人际关系，它的建立与发展源于更好地满足患者的健康需求。在护患关系的形成过程中，护理人员的行为对护患关系的建立与发展起着决定性作用。在整体护理模式下，良好的护患关系的建立与发展过程大体可分为以下三个阶段：

（一）初期——取得良好第一印象阶段

在此阶段，护患之间彼此认识，护理人员与患者及家属初步交往过程中所展现的仪表、言行和态度等决定了患者对护理人员第一印象的好坏。患者通过语言和非语言行为检验护理人员的可信任和依赖程度。护理人员通过收集资料发现患者的健康问题，制定护理计划。

（二）工作期——取得相互信任阶段

此期护患关系发展的主要任务是与患者之间建立信任关系。护患之间的信任是建立良好护患关系的决定性因素之一，是以后进行护理活动的基础。护患双方在信任的基础上开始合作。此期的主要任务是采取具体措施为患者解决健康问题。在此阶段，护理人员在工作中所表现出来的态度、责任心、基本技能等是获得患者信任的关键。所以，护理人员在提供护理时，应注意拉近和患者的距离，调动患者的积极性主动性，鼓励其参与治疗护理活动，从而提高患者战胜疾病的信心，并对护理人员产生良好的信任感。

（三）终止期——留下满意评价阶段

护患密切协作，达到预期目标，患者出院或转院，或因护理人员休假、外出等原因，护患关系即进入结束阶段。此期，护理人员应与患者及家属共同回顾患者所取得的进步，收集患者对医院和护理质量的反馈意见，并交代患者出院后的注意事项，或者向患者说明离开的原因。护理人员应对整个护患关系进行评价，了解患者对其健康状况和护患关系的满意程度，并为患者日后的健康保健制定计划。

三、护患关系中的行为模式

依据护理人员和患者双方在交往中各自所发挥主导作用的程度不同，护患关系的行为模式划分为以下三种：

（一）主动－被动型模式

这是一种单向性的、以生物医学模式及疾病的护理为主导思想的护患关系模式，其特征为"护理人员为患者做什么"。在护理工作中，护理人员处于主动、主导的地位，所有对患者的护理活动，只要护理人员认为有必要即可实施；而患者处于完全被动的、接受的从属地位。

这种模式适用于病情危重、精神疾患或婴幼儿等患者，一般此类患者部分或完全失去正常的思维能力，无法做出自我决策，需要护理人员具有良好的职业道德、高度的工作责任心，使患者在单向的护患关系中能够较快战胜疾病，早日康复。

（二）指导－合作型模式

这是一种微弱单向，以生物－社会－心理模式及疾病的护理为指导思想的护患关系模式，其特征是"护理人员教会患者做什么"。护患双方在护理活动中都具有主动性，护理人员决定护理方案和措施，也指导患者有关缓解症状、促进康复的方法，而患者则尊重护理人员的决定并主动配合，向护理人员提供与自己疾病有关的信息，对护理方案和护理措施提出建议与意见。

这种模式主要适用于急性、病情较严重但意识清醒的患者。此类患者神志清楚，但病情严重、病程较短，对疾病的治疗和护理了解少，需要依靠护理人员的指导，以便更好地配合治疗及护理。此模式的护患关系需要护理人员具有良好的护理道德、高度的工作责任心、良好的护患沟通及健康教育技巧，以帮助患者早日康复。

（三）共同参与型模式

这是一种"双向性"的，以生物－社会－心理模式及健康为中心的护患关系模式，其特征为"护理人员帮助患者自我恢复"。这种模式以平等合作为基础，护患双方具有大致同等的权利，双方相互尊重，相互学习，相互协商，共同参与护理措施的决策和实施。患者在治疗护理的过程中不仅主动配合，而且还积极参与，如诉说病情，与护理人员共同制定护理目标、探讨护理措施，反映治疗和护理效果等。

这种模式主要适用于各类慢性躯体疾病及心身疾病患者。此类患者基本保持着自己能力的常态，参与意识较强，需要在护理人员的正确引导和积极影响下，逐步形成对自身疾病过程的适宜行为方式，以便较好的发挥主观能动性。这是一种新型的平等合作的护患关系，是目前"以患者为中心"的整体护理理念中较为理想的护患关系。护患双方共同探讨护理疾病的途径和方法，在护理人员的指导下充分发挥患者的积极性，并主动配合参与护理活动。此模式需要护理人员有丰富的知识结构、较强的建立良好护患关系的主导性及增进人际吸引的职业魅力，能与不同层次的患者实现最充分的人际沟通。让融洽的护患关系成为患者坚定康复信念、开发自我潜能的强大核心动力。

一般说来，在特定的情况下，这三种护患关系模式都是正确、行之有效的，而且三种模式也是难以截然分开的，需要哪种模式要根据患者的病情、环境、医疗设备、技术力量等条件来决定。但只要患者能表达自己的意见，护理人员就应该注意发挥患者的主动性和能动性，鼓励其共同参与疾病的诊疗和护理。

第二节　护患沟通

护患沟通是护理人员与患者之间信息交流和相互作用的过程。所交流的内容是与患者的护理及康复直接或间接相关的信息，同时也包括双方的思想、感情、愿望和要求等方面的交流。

一、沟通的概念和沟通过程

沟通是指人与人之间的信息交流过程。是人们以交换意见、表达情感、满足需要为目的，彼此间相互了解、认识和建立联系的过程。人们在共同生活中，需要他人的同情和理解，需要情感的交流。

护理情景中，从护理人员一接触患者就开始了双方的信息交流，护理人员询问病情，患者回答护理人员的提问及介绍自己的情况，同时也开始有了情感的沟通。良好的护患沟通就是一种治疗护理手段。治疗性沟通是一般性沟通在护理实践中的具体应用，信息发出者与接受者是护理人员和患者，而要沟通的事物是属于护理范畴以内的专业性事物，不仅仅限于医院范围内，还可包括家庭和社区所有与健康照顾有关的内容。并且治疗性沟通是有目的的，即为患者健康服务、满足患者需要。较好地运用沟通技巧能使护患之间真诚交往，以达到整体护理的效果。

因此，护理人员为使自己的沟通行为对患者起到积极的作用，不仅要学会如何将信息清楚地传递给患者，使患者能够接受和理解，而且要善于观察患者对各种信息的反馈，以判断患者是否准确地接收到信息。

二、沟通的特点

一般认为，人与人之间的沟通具有以下 4 个特点：

（一）沟通的发生不以人的意志为转移

在人的感觉能力可及的范围内，人与人之间会自然地产生相互作用，发生沟通，即沟通是不以人的意志为转移的。如在护理工作中，有的护理人员为了避免与患者发生冲突，干脆不与患者交流，以为这样做可以避免冲突。事实上，这一行为举止传递给患者的信息是冷漠和漠不关心，常常会导致患者的不满。在这一过程中，护患之间尽管没有语言的交流，但是存在非语言的沟通，护理人员的表情、举止等同样向患者传递着丰富的信息。

（二）沟通信息必须内容与关系相统一

任何一种信息沟通，无论是语言的，还是非语言的，在传递特定内容的同时，还表示了沟通者之间的关系。在沟通过程中，沟通者必须保持内容与关系的统一，才能实现有效的沟通。如在护患关系中，护患之间是平等的关系。因此，在护患沟通过程中，也应体现这种平等关系，不能居高临下。

（三）沟通是一个双向的动态过程

人际沟通是以信息发出者发出信息为开始，但是并不以信息接受者接受信息为结束，信息接受者通过反馈维持沟通的循环往复。在整个沟通过程中，沟通双方均为主体，当甲方为信息发出者，乙方为信息接受者时，甲方是主体，乙方是客体；相反，当乙方为信息发出者，甲方为信息接受者时，乙方是主体。在一般的沟通状态下，这种主客体关系总处于动态变化之中，沟通双方都对沟通的有效完成起着重要的作用。因此，在护患沟通中，护理人员应注意调动患者的积极性，以实现有效的沟通，完成沟通的目标。

（四）沟通是整体信息的交流

从表面上看，沟通不过是简单的信息交流，仅仅是去理解别人的语词或非语词信号。然而，事实上，任何一个沟通行为，都是在整个个性背景上做出的。它传递的是一个人的整体信息。我们说的一句话，做的一个动作，或者去理解别人的一句话、一个动作，投入的是整个身心，是整个个性的反映。

同样，在护患沟通过程中，护理人员的言谈举止、表情姿势等不仅仅是信息的传递，而且展现了护理人员对患者的态度、责任心等，是护理人员整个精神面貌的反映。因此，在临床护理工作中，护理人员应该注意自己的一言一行。

三、沟通的方式

根据沟通过程中所运用的符号系统的不同，沟通方式可分为语言沟通和非语言沟通。

（一）语言沟通

语言沟通是借助于语言符号实现的。在人类的社会交往中，语言沟通是人们使用最广泛的一种沟通方式。这种沟通方式不受时间和空间的限制，是其他任何沟通方式不可替代的。临床上，收集患者健康资料、了解患者需要，实施护理计划，都离不开语言沟通。

语言沟通可分为口头沟通和书面沟通。口头沟通是借助于发音器官实现的。在日常生活中，口头沟通是最常见的沟通形式，交谈、讨论、开会、讲课等都属于口头沟通。在人际交往中口头沟通可以直接、迅速地交流完整的信息，并可及时获得对方的反馈并据此对沟通过程进行调整。口头沟通在大多数情况下是面对面的，此时，除了语词信息的传递，其他非语词信息如表情、姿势、辅助语言等，也有助于理解沟通的内容。在所有的沟通形式中，口头沟通是最有效、最富影响力的一种沟通形式。

书面沟通是借助于书面文字材料实现的一种沟通方式，如通知、广告、文件、书籍杂志等，都属于书面沟通。书面沟通可以传递复杂完整的信息，不受时间和空间的限制。在临床上，一些患者因疾病或诊疗的原因不能说话，此时，采用书面沟通是一种非常有效的方式。

（二）非语言沟通

非语言沟通就是不使用语言文字，运用身体运动、姿势、表情、眼神和触觉等进行的沟通。它可以是有意识的或无意识的，其主要目的是表达感情，维护自我形象，验证语言信息的准确性。在护患沟通过程中，患者的非语言行为包含了丰富的信息，它有助于护理人员了解患者真实的感受和需要。同样，护理人员在此过程中所展示的非语言行为也为患者提供了丰富的信息，这些信息反映了护理人员对患者是否尊重、理解、体贴和友好，这对建立良好的护患关系起着极其重要的作用。

人类的面部表情十分丰富，它可以准确地传递成千上万种不同的情绪状态。在人际沟通中，来自面部表情的信息，更容易为人们所觉察和理解，它是人们理解对方情绪状态最有效的一种途径。面部表情可以受自我意识调节控制。

相对于面部表情，眼睛的运用更具有真实性。如人们可以做出与内心状态不一致的面部表情，但无法随意控制自己的目光。目光是最能反映一个人内心真实体验的非语言行为。

触摸在人际沟通中是表现情感的一种重要方式。在临床上，护理人员在适当的时机或范围内对患者的触摸行为，如拍肩、拉手等，能使患者感受到一种支持、鼓励和关注。

人际距离与朝向在交往初期十分重要，直接影响到双方继续交往的程度。研究表明，每个人都需要有一个属于自己的空间以进行思想、情感交流。美国心理学家霍尔将人际距离分为四种：亲密的，约0.5米以内；朋友的，0.5~1.2米；社交的，1.2~3.5米；公众的，3.5~7米。在护患交往中，护理人员应根据患者对象不同，选择适当的距离，避免不恰当的距离给患者带来心理压力。

语调表情也是很重要的非言语交往手段。它是一种超词语性提示，即说话时所用的语调、所强调的词、声音的强度、说话的速度、流畅及抑扬顿挫等，它会起到帮助表达语意的效果。在临床上，护理人员说话的语调和语气，常常是患者借以判断护理人员态度的重要信息。因此，工作中护理人员说话时应柔声细语，这有助于获得病人良好的印象。

四、护患沟通的目的

（一）收集资料

护理工作离不开对患者各种资料的收集。在日常的护理过程中，护理人员除了从常规的临床检查中获得患者身体状况的资料外，还需要了解患者的社会背景、心理状况、需求，以及患者对医院和护理工作的意见等，这些资料的获得必须通过沟通来实现。如交谈、填写调查问卷、观察患者的行为举止等。离开了沟通或无效的沟通，就难以获得必须资料或无法了解患者真实的情况。

（二）建立和改善护患关系

任何类型的人际关系，都是在人际交往的基础上建立的，护患关系也同样如此。至于形成怎样的护患关系，取决于护患沟通的效果。有效的沟通，不仅可以使护理人员获得患者完整真实的资料，而且在沟通过程中患者能体验到的友好态度、尊重、体贴，使患者对护理人员产生信任，从而形成良好的护患关系。反之，则可能导致护患冲突。

（三）治疗或辅助治疗

通过有效的沟通所建立的良好的护患关系本身就有治疗作用，它能满足患者的需要，使患者心情舒畅，机体功能增强从而达到治疗的效果。同时，沟通也是一种影响他人的重要手段，它可以调整或改变他人的观念、情绪和心态，使患者配合治疗或有助于治疗，在临床上起到辅助治疗的作用。例如，焦虑是影响手术成功和术后康复的因素，护理人员通过沟通可以有效地减轻或消除患者的焦虑。

五、影响护患沟通的因素

护患沟通过程中，存在各种影响护患沟通有效实现的因素。其中主要有以下几种：

（一）语言

临床护理工作中语言表达不当的主要表现有三个方面：①护理人员较多使用专业词汇或者患者不熟悉的术语，如"虚恭"等；②护理人员表达的内容含义模糊，如"明日检查前，您必须禁食"，患者很可能把"禁食"理解成"进食"；③护理人员选择了患者不懂的语言，如使用方言等。因此，护理人员在正式沟通前，应明确沟通内容，了解患者背景，选择恰当语言，对必须使用的专业术语予以通俗解释等。

（二）态度

护患沟通的目的不仅是简单地传递信息，更主要的是通过沟通去影响患者、了解患者的真实感受，因此，护理人员必须先取得患者的接纳和信任。患者能否予以接纳和信任，关键在于护理人员在沟通中对患者所展示的态度。热情友好的态度能使沟通深入进行，有效地实现沟通的目的；若护理人员以冷漠粗暴的态度，患者会拒绝交流。

（三）专业知识

知识是影响护患沟通的常见背景因素，护理人员缺乏专业知识可使沟通的各个环节出现障碍。例如可能影响信息的表达、影响对患者表达信息的理解等。尤其是随着现代护理观念进步，护患沟通已从原先一般的信息传递，上升到具有治疗性。欲使护患沟通达到治疗效用，护理人员需具有医学、护理学、心理学、社会学等综合性知识。如对心身疾病患者，护理人员不仅要实施临床护理，还应让患者了解与其疾病相关的社会心理因素，学会应对技巧。若护理人员没有健康教育等相关知识，护患沟通便无法达此目的。

（四）沟通技巧

良好的沟通技巧可使护患沟通迅速、顺利地完成，缺乏沟通技巧可使护患沟通的障碍重重。若护理人员与患者交谈中常打断患者说话，或东张西望，或在患者伤心痛哭、情绪波动时缺少适当反应等不良沟通行为，均会阻碍沟通的深入进行。总之，沟通技巧对整个沟通过程起着加速与催化的作用。

（五）社会文化背景

临床患者来自社会各个阶层，有不同的社会角色、观念和风俗习惯。虽然他们进入医院后的共同角色是患者，但其背景因素仍会无形地影响护患沟通。例如，社会地位较高的患者，可能在言谈举止中表现出优越感、支配欲；有的患者可能对护理人员存有偏见，对待医生与护理人员的态度有明显反差，以致挫伤护理人员的自尊，影响护理人员与之沟通的积极性。此外，我国的多民族国情，还要求护理人员对不同民族患者的文化风俗习惯有更多尊重、理解和谅解，若忽视这种差异，常会阻碍护患间的沟通。

知识链接

不同文化层次的患者采用不同沟通方式

在临床护理中，经常能遇到很多患同样疾病的病人，但由于文化程度的不同，对疾病的认知程度差距非常大，这是因为，文化层次高的病人，经常阅读自身所患疾病的书籍，而且他们对自己所服药物的作用、副作用了解得非常清楚，因此，对每日更改治疗药物非常敏感，护士应抓住这一时机，给这类病人讲解所更改药物的作用及副作用，并且就病人提出的问题进行准确的回答。然而，对文化程度低的病人，在沟通中要耐心地给病人讲解一些病人能接受的医学知识，引导病人提问，针对病人提问，实事求是进行回答，而且要通俗易懂，必要时可重复。

第三节 护患冲突与护患关系的调控

护患关系是社会人际关系的一部分。随着社会的进步和医学模式的转变，人们的道德观念、价值观念在变化，患者的参与意识、平等意识、法制意识日益增强，而护理人员由于受传统的工作模式、服务意识，以及护患沟通不良等因素制约，往往引发矛盾导致护患冲突。如果对冲突处理不当则极易引起护患纠纷。护患冲突是护患关系的杀手，激烈冲突可将已建立的良好护患关系毁于一旦。因此，每个护理人员都应具备迅速处理护患冲突的能力。

一、常见的护患冲突

诸多护患冲突，都可归结于患者"需要与满足"的冲突，最常见有以下几类。

(一) 期望与现实的冲突

"白衣天使"的称誉在社会上广泛流传，许多患者往往以此产生对护理人员职业素质的较高期望值。有患者不知不觉地形成护理人员群体形象的较完美定位，并以此衡量其现实中面对的每个护理人员，用较高标准要求客观上难以理想化的护理人员。当有些患者认为个别护理人员的职业行为与其过高期望值距离较大时，就会产生不满、抱怨等，并出现程度不同的护患冲突。有人表现为对护患关系冷漠；有人对个别护理人员采取不合作态度；有人还可能出现较冲动甚至过激的言行指向。与此同时，若有个别护理人员不了解患者的过度期望或不会适度引导，或完全不寻找自身存在的引发护患冲突的原因，甚至显现完全对立的情绪，认定患者过于苛求、挑剔等，可能导致更明显的护患冲突。

(二) 非专业与专业的冲突

此类冲突，多由患者关切自身疾病的转归所引起。患者的强烈康复愿望趋使其欲全面了解疾病诊治、护理过程的每个细节，凡与其相关的治疗、护理方案都亲自过问，对诊治新技术更是充满好奇心和疑惑，常纠缠护理人员，凡事追根究底。患者一方对疾病知识了解不多，所提问题常是护理人员眼中较零碎、简单、无关紧要的"枝节"问题；护理人员因长此以往、司空见惯而习以为常，有时不能设身处地体谅患者渴望康复的急切心情，对患者的反复提问缺乏耐心，或懒于解释或简单敷衍等，这也是引发护患冲突的常见原因。

(三) 偏见与价值的冲突

来自社会各层次的患者，对护理人员职业价值的认同总是受其自身社会、心理、文化等因素影响。有些患者很少与护理人员交往，只根据道听途说片面地认知护理人员，甚至把对护理人员职业的社会偏见带入护患交往，话语中常流露对护理人员职业的曲解。而部分护理人员长期受职业价值困惑，对他人对护理人员职业的消极评价特别敏锐、反感，很容易就此与他人当面发生争执，导致护患冲突。

（四）休闲与忙碌的冲突

护理人员为患者实施护理，整天面对大量烦琐、庞杂的事情，常常是几个护理人员除了负责几十名患者的常规护理，还需随时应对突发性的特别事务。患者则相对处于专心治病养身、看似"休闲"的状态，然而疾病给患者造成的较大压力不可能使其真正清闲，有患者几乎把全部注意力都集中于自身疾病，常对外界许多事物视而不见。有时表现为急于解除自身病痛，对他人处境无暇顾及等。当个别患者的急需和护理人员的工作安排发生冲突时，一方面患者会因其需求未得到及时解决而对护理人员产生不满，指责护理人员不尽责；另一方面个别护理人员也可能因疲惫、忙碌对患者失去耐心，抱怨患者不体谅。此时是否导致进一步的护患冲突，关键在护理人员。

（五）依赖与独立的冲突

此类冲突在患者疾病恢复期发生较多。患者经过较长病程，已逐步适应患者的角色，有的则形成疾病角色习惯化，对医护人员的依赖显著增强，有患者甚至在躯体已达到较完全康复的同时却产生回归社会角色的心理障碍。此期，护理人员需积极行使帮助患者重建自信、增强独立意识、提高社会适应性的重要职责，促使患者获得心理、躯体同步康复的最适宜身心状态。解决依赖与独立的矛盾，主要在于护理人员的较大耐心和正确引导，若护理人员不能就此与患者充分沟通，其良苦用心不仅难被患者接受，反而可能引起患者误解，导致护患冲突。

（六）伤残与健康的冲突

患者与护理人员交往时，对自身丧失健康的自卑、沮丧与羡慕、嫉妒他人健全体魄的这对矛盾常可引起其内心激烈冲突，特别是躯体严重伤残的患者，更易在身手敏捷的护理人员面前自惭形秽，个别患者甚至难以自控地把伤残的恼怒迁移于护理人员。如当某患者陷入病痛不能自拔时，情绪最为冲动，对护理人员的善意劝说、耐心解释等充耳不闻，反而产生逆反心理，包括拒绝护理计划等。此时，护理人员若不能识别患者的情绪状态而强行实施护理计划，则可能出现双方互不相让的紧张气氛，甚至引发较激烈的护患冲突。

（七）制度与己欲的冲突

医院为了有序地保障患者的诊疗秩序，制定了各种管理制度，但服务于患者的制度难免与患者的个人愿望相冲突，如医院的探视、陪护制度，常与某些患者及家人的意愿相抵触。护理人员作为医院管理制度的主要执行人，常成为患者不满的焦点。此时，当值护理人员易感到两头受压的苦恼，一面是患者及家属的不满，另一面是管理者的要求，情绪易激惹，可导致冲突的发生。

二、护患关系的调控

护患冲突是护患交往过程中的产物，是影响护患关系健康发展的一种客观状态。因此，我们在临床护理工作中应本着一切以患者为中心的原则，重视患者提出的所有问题，寻找造成护患冲突的主要症结，而不能回避或否认，才可能有的放矢地调控护患关系。

面对护患冲突，护理人员需冷静分析冲突的起因。发生任何冲突，总有双方的原因。即使起因主要源自患者，护理人员作为护患关系的主导者，也应从责任与义务的角度，去体谅、理解患者不稳定的心态与情绪，切忌以受伤者的心态对待患者的非理智行为。因此，处理护患冲突，从护理人员角度应主要注意以下几个方面：

（一）注重职业道德教育，树立以人为本的助人观念

护理人员要不断加强自我修养，注重职业教育，爱岗敬业，对患者尊重、真诚、体贴和同情。要公平对待患者，尊重患者的权利和要求，满足患者的心理需要，使其获得自我价值感。高尚的职业情感可以为病人创造一个安全温暖的氛围，使护患关系更为融洽和谐。

（二）加强心理素质训练，塑造良好性格

护理人员职业责任重，工作量大，再加上工作条件的限制和护理人员本身各方面压力，易引起情绪波动，出现工作倦怠，进而对护患关系产生负面影响。因此，护理人员要加强心理素质训练，不断提高自己的心理健康水平，增强耐受挫折及自我调控情绪的能力，避免过激情绪。

（三）掌握有效人际沟通技巧

护患关系是一种特殊的人际关系，如果注意掌握有效人际沟通技巧，则可以增强护理人员的人际吸引力。

1. 建立良好的"第一印象" 所谓"好的开始是成功的一半"，良好的第一印象对良好护患关系的建立起着事半功倍的作用。如仪表端庄、举止大方、修饰得体等都是护理人员建立良好"第一印象"的基本要素。给病人一个良好的第一印象，也就为建立融洽护患关系铺设了一条通道。

2. 充分利用接近效应 护理工作让护理人员与病人有较多的接触机会，接近效应能改善护患关系。但只是停留于表面的接触远不能发展良好的护患关系，护理人员还需利用与病人在时空上彼此接近的条件，在心灵的交流上增加与病人的接触频率，多与病人接触，增进相互了解和理解。一个甜甜的微笑，一句善意的提醒，一次真诚的搀扶，都会消除病人的紧张焦虑，温暖病人的心田。

3. 利用相似原理，增进护患交往 护理人员通过了解病人经历，寻找相似经历，

适当运用自我暴露，增进人际吸引。

沟通对护理工作来说有着特殊的意义，有效的沟通是解决护患冲突的基本方法，使双方达到求同存异。因此，护理人员要学习、掌握沟通技巧。

第四节 护患沟通技巧

护理工作大部分是通过护理人员与患者的沟通来实现的，护患间的良好沟通有助于了解患者的心身状况、向患者提供正确的信息、密切护患关系、减少不必要的纠纷。沟通过程是通过语言和非语言行为来完成的，因此，护理人员的沟通技巧也要从语言和非语言两大方面进行训练。

一、语言沟通技巧与训练

语言是护理人员与患者进行沟通最基本、最重要的工具，是沟通护理人员与患者思想、情感的重要媒介。护理人员对患者的语言可治病也可致病。理想的语言可促进护患沟通、增进护患关系、有利于整体护理水平的提高和患者的身心健康。因此护理人员的语言艺术、语言修养至关重要。护理人员与患者交流时应注意以下几个方面：

（一）语言通俗易懂、简单明确

护患共同参与护理活动是一种理想的活动形式。护理目标、计划、措施的制定和落实均需要患者的参与，用于交流的语言应能相互理解，用词应简单明了，避免过于专业化的术语和医院常用的省略句。如预防褥疮的护理，要向患者和家属说明褥疮是怎么一回事，是由于身体某个部位长时间受压，造成血脉不畅，导致受压部位组织缺血、营养障碍而致溃疡。因此，要勤翻身，按摩受压部位，否则就会发生褥疮。相反，如果告诉患者或家属要勤翻身以防褥疮发生，患者或家属也许难以理解，因不知褥疮是什么，有何严重性，而不重视护理要求和措施，难以主动配合。因此，应尽可能把一些医学术语变成通俗易懂的语言，以便理解、接受。对于有严格要求的注意事项，必须准确无误地再三交代清楚，绝不含糊，如服药的剂量、时间、用法等。

（二）使用礼貌性语言，尊重患者人格

"请""谢谢""对不起"等礼貌用语，可以反映一个人的素质；同时，使用礼貌性语言，会减少护患关系中的纠纷。如给患者送口服药，不应大声喊"吃药了"，而应以亲切和蔼的声音说"请您吃药"；早上进病房时可先问患者"夜间睡得好吧？吃早饭了吗？"等关怀的话语，让患者感到亲切，有同情心。

（三）使用安慰性语言

患者求医问药来到陌生的环境，对护理人员首先的期待是被同情，和蔼可亲的

态度，渴望得到体贴和温暖。病危、预后不佳的患者更是焦虑万分，更需要语言的慰藉。俗话说："良言一句三冬暖，恶语伤人六月寒。"安慰性的语言可以增强患者战胜疾病的信心，减轻焦虑和恐惧。如对疗效不明显的患者在晨间护理时说："您今天看上去气色好多了。"对于急诊患者或家属说："请您放心，我们正在尽一切努力积极抢救，希望转危为安。"这样，患者从语言信息中得到理解、安慰，感受到安全感。

安慰性的语言并不是说假话去欺骗患者，而是在语言上讲究婉转，让交流的对象能够接受，在临床护理工作中，护理人员用语言来安慰患者，可使遭受疾病折磨的患者感到亲人般的关怀。

（四）讲究语言的科学性、针对性和道德性

语言的科学性指从语言上实事求是，对疾病的解释和病情判断要有根据，回答患者提出的问题要合理，切不可因为患者不懂自身疾病的有关知识而胡编乱造，临时应付。特别是对于病情的判断，若病情很重时，切不可为了暂时安慰家属而把病情说得很轻，向家属保证或许诺没问题或很容易治好等。这样一旦病情恶化、生命不可挽回时，家属一时无法理解和接受现实而易导致对医疗效果的争议。

语言的针对性指语言应根据患者的个体差异而采取不同的沟通技巧，如根据年龄、性别、职业、受教育程度、社会家庭文化背景等。对于老人，语言不应唠叨，宜恭敬；对于青年人，宜风趣、幽默点；小儿则可以夸奖、活泼点；对于急危重患者，语言宜精炼、少而沉稳；对于慢性病患者，语言宜鼓励、多一些支持等。

同时，护理人员还应加强语言的道德修养，绝不能随便和患者开玩笑，对患者生理缺陷不要当众提出疑问，不要在患者面前议论其他患者，对患者的特殊病情治疗要保密，以职业道德来规范护理人员的言语活动。要做到认真听、有耐心，患者有指责性语言时不要急于辩解，不要随便打断患者的讲话，向患者解释时不要过于强调客观原因。

（五）掌握交谈的技巧

1. 倾听的技巧 积极有效的倾听是沟通技巧的核心部分。护理人员要使自己成为有效的倾听者，首先，在倾听过程中应全神贯注。一般在患者讲述病情时，不要随便打断患者讲话，表示你已经理解了患者的意思以鼓励其继续说下去。其次，是核实患者的意见，将理解的意思或了解的内容复述，让对方核实，对一些未理解的部分采用澄清方式予以核实。例如："您的意思是……"最后，用简单易懂的语言将患者所讲述的内容重复一遍作为小结。

2. 沉默的使用 沉默是沟通的一种技巧，运用得当可起到很有价值的作用。在患者焦虑时，护理人员可告诉患者："您不想说，可以不说，我可以陪您待一会。"这样可以使患者感到舒适和温暖，患者在沉默中能体会到护理人员在替她分担忧愁，能感受到护理人员与她的情感交流；在患者感到孤独、悲伤时，护理人员默默地陪其坐一

会儿，就能为患者提供支持力量，鼓舞其信心；在患者烦躁、情绪激动时，恰当的沉默能使其冷静下来。但有些初参加工作的护理人员，因害羞不习惯与患者沟通，只是无声地工作着，患者很难听到她们的声音。显然，这种沉默不利于护理工作的开展，是不提倡的。

总之，护理人员在与患者进行语言交流时，要注意选择患者易接受的、美好的语言，避免使用伤害性的话语；语速要适宜，不要过快也不要过慢，不要出现不合适的停顿；应时刻注意调整自己的情绪状态，努力克制自己，避免因自己不好的情绪状态影响说话的语调，从而传递一些影响沟通的信息；使用恰当的移情和安慰；使用简明扼要的词句可以减少一些不必要的混淆。

知识链接

利用移情提高沟通效果

护士要从患者的角度去思考、感受、理解患者的情感。在护理工作中，患者有许多生理和心理方面的需要，其中最强烈的需求是被人理解、同情，移情可使患者减少陷于困境的感受。如当患者了解到自己最后的诊断为宫颈癌时，你以同情的面部表情和语气去安慰鼓励她，使患者感觉到你非常理解她的身心痛苦与处境，因此她会很乐意与你沟通。

二、非语言沟通技巧与训练

美国心理学家艾伯特·梅拉比安认为，语言表达在沟通中起方向性和决定性作用，而非语言才能准确反映出人的思想感情。人与人之间的交往中，有60%～70%是非语言沟通方式，非语言交流的重要性由此可想而知。在医疗护理工作中，非语言沟通在一些特定的环境下显得尤为重要，如咽喉疾患、严重脑血栓等患者不能用语言向医护人员、家属表达他的要求，只能依靠表情、姿势或手势来反映他的感受。所以，在护患交流中，护理人员尤其要注意加强非语言沟通的技巧，以此弥补在某些状态下语言交流的不足。

（一）注重表情和体态

在人际沟通中，来自面部表情的信息，更容易为人们所理解和察觉，它是人们理解对方情绪状态最有效的一种途径，是非语言沟通中最丰富的源泉。护理人员的表情是护理人员的仪表、行为、举止在面部的集中体现，如护理人员面对患者时，必须控制有关惊慌、紧张、厌恶、害怕接触的表情，以避免患者误将这些表情与自己病情情况相联系。同样，护理人员也应从观察患者表情的变化中获得信息。当护患间达到真正的沟通，患者高兴时医护人员也会不自觉地露出微笑；患者伤感时，则会不自觉的表露同情。

微笑是人间最美好的语言，自然而真诚的微笑具有多方面的魅力，能使患者消除陌生感，增加对护理人员的信任感、安全感。有人说，微笑如阳光，可以驱散阴云；微笑如春风，可以驱散寒意。微笑虽无声，但它却可以表达出许多信息。医护人员的微笑对患者的安抚胜过良药，可使患者增添战胜疾病的信心和勇气。因此，护理人员的微笑应发自内心、展现真诚、体现关爱，应以微笑面对人生，以微笑面对患者，在微笑中为患者创造出一种愉快、安全和可信赖的氛围。

"眼睛是心灵的窗户"，通过眼神可以把内心的激情、学识、品行、情操、审美情趣等信息传递给别人，达到互相沟通的目的。不同的眼神可以起到不同的作用，如关爱的眼神可使人感到愉快，鼓励的眼光可使人感到振奋，责备、批评的眼光可使人产生内疚等。医护人员温和的眼神可使新入院的患者消除顾虑，亲切的目光可使孤独的患者得到亲人般的温暖，镇静自若的眼神可使危重患者获得安全感，凝视的眼神可使患者感到时刻在受到关注，而安详的眼神则可使濒死患者放松对死亡的戒备。因此，护理人员要学会善于运用眼神，尤其是对一些失语的患者，能达到有效交流的目的。

体态体现在人的举手投足中，优雅的体态是一个人健康、有教养、充满自信的表达。护理人员工作时体态是否得体，可以反映其职业修养和护理效应。当病人侧卧不言语时，护理人员主动靠近病人站立，身体微微前倾，耐心询问，可以让病人感到体恤、安慰。护理人员应加强形体语言沟通技巧的培训，对护理人员体态的基本要求是"秀雅合适、端庄稳重、自然得体、优美大方。"站立坐行都应体现护理人员的职业素养，使病人感到亲切、可信、放心。

（二）注重仪表修饰

在人际交往中，仪态服饰是一种"无声的语言"。南丁格尔说：护理人员其实就是没有翅膀的天使，是真善美的化身。医护工作具有特殊性，因此，社会对医护人员的仪表、举止提出了较为严格的要求。护理人员的仪表，应以庄重、典雅为美，医护人员应衣着整洁，容貌修饰自然大方，举止端庄，保持精神焕发。端庄的仪表、整洁得体的服饰、沉着冷静的举止、认真细心的态度是护理人员缩短护患距离的基础，给人以亲人般的感觉。护理人员可稍作面部修饰，淡妆上岗，不但是尊重患者的一种表现，也可展示护理人员群体素质和美感，有利于在工作中树立良好的威望，赢得患者的信任，减轻患者的心理压力，拉近护患距离。

（三）动作姿势

在护理工作中，护理人员应始终保持优美的体态，表现出自信直挺的姿势。在与患者交谈时，注意手势大方、得体。避免一些失礼的表现，如指手画脚、拉拉扯扯、手舞足蹈等，会令人感到不得体和缺乏教养。另外，不要频繁改变姿势，以免让患者觉得漫不经心和不耐烦，从而伤害患者的自尊心。

当患者痛苦时，轻轻抚摸他的手或拍拍他的肩；患者发高烧时，摸摸他的额部，都会带给患者无言的关心；产妇分娩阵痛时，紧握她的手或按摩她的腹部，不但可以稳定产妇的情绪，还可促使分娩顺利进行，从而降低剖宫率；在护理视觉或听觉方面有障碍的患者时，触摸还可以传递关怀之情。

手势运用可增强语言沟通的效果，对感觉有缺陷的患者，如老年患者和听力障碍患者，则应更多使用这种非语言性沟通方式。抚摸是非语言性沟通的特殊形式，在疾病的治疗和护理中起到特别的作用。如手术患者尽管在术前已做了心理护理，在手术时仍有些紧张，通过触摸使患者感觉有人在关心他，会增加其战胜疾病的信心，使患者得到很大的慰藉；对老年人护理人员抚摸其手或肩部，患者会觉得不再孤独；儿童通过触摸会更好配合治疗和护理；对于啼哭的婴儿，护理人员抱抱、拍拍，会使其停止哭泣。抚摸虽有积极的作用，但受年龄、性别、部位、文化因素的影响，对年龄相近的异性患者应慎用。

（四）物理环境

良好舒适的病室环境，是护患沟通能够进一步深入的条件。环境的性质决定着患者的心理状态，不良的病室环境使患者烦躁、淡漠，甚至影响患者的思维活动。因此，患者床单应保持清洁、干燥、平整，使患者有舒适感；病室需温湿度适宜，空气清新无异味，保持安静，避免噪音，光线应柔和，墙壁可为淡蓝色或淡绿色，使患者感到宁静。创造上述有利的物理环境可稳定患者情绪，利于护患间的理解支持，易取得患者对护理人员的信任感。另外，在采集病史或了解患者思想情感需长谈时，应避开患者治疗检查、进食或探视的时间。

（五）空间效应

空间效应又称为距离效应，是关于人们相互作用时如何利用空间进行交流的研究。在沟通过程中，不同距离产生不同的效果。如给患者做皮肤护理，宜采用约50cm的亲密距离；在采集病史或涉及患者隐私时，宜采用50~80cm的个人距离，在这种情况下，用社会距离（1.3~4m）则不合适。但距离并不是越近效果越好，通知患者去做某项检查时，若用亲密距离，患者会感到不适，此时应采用个人距离。因此，在与患者沟通时，需根据谈话内容选择不同的距离，以免影响护患间的沟通效果。

总之，沟通是一门科学，也是一门艺术。要做到有效的沟通，不但需要护理人员掌握沟通的知识和技巧，更需要护理人员在临床护理实践中自觉运用并不断地总结提高。

本章知识结构导图

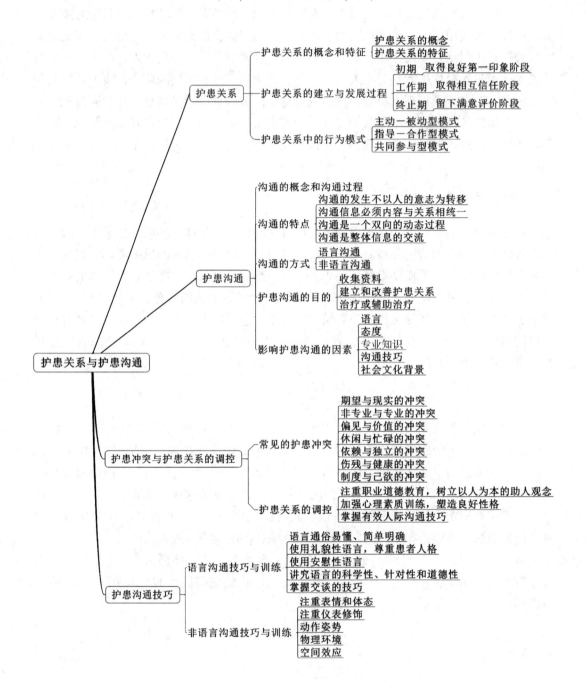

拓 展 阅 读

常见护患情景会话举例

1. 介绍式会话　患者入院后面对陌生的环境，易产生焦虑、恐惧心理，护理人员应主动介绍，并应注意患者的感受和信息反馈。

举例：患者入院会话。

护理人员："您好，李大爷，认识您很高兴！我是您的责任护士，我叫李玲，以后您就叫我小李好了，您的主管医生是白大夫，一会他会过来看您的，请您躺好，我先给您做个检查。"

患者："好的。"

护理人员："好了，我就在护士站，有事我会帮您的。"

2. 接待式会话　护理人员接待患者应起身站立，根据具体情况送水、让坐。例："您好，请喝水，请问您哪里不舒服？"

3. 送别式会话　患者出院护理人员要以礼话别，使用告别语，同时起身送出门，握手致意或挥手致意。

举例：患者出院会话。

护理人员："苏老师，经过一周的治疗，您的病已经痊愈，恭喜您今天出院。如果您对我们的工作有什么意见和建议的话，请填在意见卡上，我们一定虚心接受"。

患者："我对你们的服务很满意，出院后我要注意什么？"

护理人员："出院后您要注意劳逸结合，多吃新鲜蔬菜水果。这是我科的出院手册，上面有医生的联系电话，您要咨询什么，请来电话告知。再见！"

4. 告知式会话　告诉患者或家属有关医院的规章制度、住院须知，通报患者病情、诊断、治疗、用药情况。

举例：卫生宣教会话。

护理人员："您好！咱们医院有规定，不准在病室内吸烟。"

患者："为什么？"

护理人员："第一：吸烟有害健康，过度吸烟可引起黑肺，甚至可导致肺部肿瘤，吸烟也不利于伤口愈合。第二：病房有氧气管道，遇到明火可能引起爆炸。第三：您自己吸烟时可导致别的病友被动吸烟，引起大家的反感。如果您确实忍不住，可以到病室外吸烟，但是不能影响他人。"

患者："哦，我一定遵守纪律，不在病室吸烟，我还要尽量戒烟。"

5. 交代式会话　一般是指告诉患者或家属一件具体事宜，同时还需要他的密切配合。比如，患者手术、输血、特殊检查、特殊治疗、催交款等等。要求必须把事情说清楚、明白，让其理解，必要时签字，也可以两人同时在场交代，确保万无一失。

举例：手术前会话。

护理人员："王大姐，您好，明天要给您做手术，请问您有顾虑吗?"

患者："我有点紧张，害怕手术。"

护理人员："我理解，但您不必担心，您得的是子宫肌瘤，我们妇产科每年要做300多例，属于小手术，主刀医生和麻醉师都是一流的，请放心。"

患者："听您这么一说，我就放心了，那么今天我要做哪些准备呢?"

护理人员："今天晚上进流质饮食，明天早晨不能吃饭、不能喝水，另外今晚明早我们会给您清洁灌肠两次，希望您能合作。"

患者："为什么不能吃饭喝水?"

护理人员："是怕手术过程中引起呕吐窒息，另外我们还要给您备皮，主要是防止切口感染。"

患者："好的，我一定按您说的去做。"

护理人员："谢谢合作!"

6. 宣教式会话 要求护理人员做到三点:①业务熟悉，精通理论，语言表述准确，不含糊其辞，不懂装懂。②要把不易理解的专业术语变为通俗易懂的语言文字讲给患者，内容的深浅要根据患者的身份、文化修养、掌握健康知识的多少而定。③可以用生动活泼的典型病例教育患者。

举例:手术麻醉前会话。

护理人员："小朋友，医生在你背上打一个细细的针，这样做手术一点都不会疼。"

患者哭闹:"我不打。"

护理人员："刚才我听你妈妈说，你在学校是个乖孩子，也很勇敢，是吗?"

患者:"是。"

护理人员："今天你要听话，打针时不要哭，要在心里默默数数，从1数到100，数两遍就好了。"

患者停止哭闹，手术顺利进行。

7. 道歉式会话 道歉时态度要真诚，语言要得体，让患者切实感受到你的诚意。

8. 电话式会话 一般用于出院患者的随访和一般患者的健康咨询。注意三点:①内容简练，条理清楚，不浪费别人时间。②说话三原则:开口先问好，接着报家门，结束说再见。③语言文明，态度亲切，听话仔细，说话清楚，不留悬念。

9. 安慰式会话 患者带着伤痛，甚至不幸来到医院，最需要护理人员的关心、照顾和安抚。

举例:护理人员安慰死亡患者的家属。

护理人员："出现这样的情况，我们都很同情，我们已经做了最大努力，你们也尽到了责任，实在没有办法，请您节哀顺变。"

实 训 项 目

对护患冲突事件的应对训练

实训目的

1. 熟悉护理过程中常见的护患冲突。
2. 能够体会护理人员在面对护患冲突时的心理变化，掌握沟通技巧。

实训内容

结合该章节的学习，让同学自己设计几个护患之间的冲突情景，然后由同学扮演其中的患者和护理人员，共同完成整个冲突事件的解决过程。

实训评价

1. 教师根据学生参与度进行点评。
2. 教师根据学生应对的技巧进行评价。

目 标 检 测

一、名词解释

1. 护患关系
2. 护患沟通
3. 护患关系的共同参与模式
4. 非语言沟通
5. 语言沟通

二、填空

1. 护患关系的特征表现在_____，_____，_____，_____，_____。
2. 护患关系的模式有_____，_____，_____。
3. 护患沟通的方式主要有_____和_____。
4. 影响护患沟通的因素有_____，_____，_____，_____。
5. 语言沟通包括_____和_____。

三、单项选择题

1. 患者入院时仍昏迷不醒,应采用的护患模式为( )
   A. 指导 – 合作模式　　　　B. 共同参与模式　　　C. 主动 – 被动模式
   D. 权威型模式　　　　　　E. 以上均可
2. 了解患者情绪反应的主要途径是( )
   A. 面部表情　　　　　　　B. 身体表情　　　　　C. 语调表情
   D. 语速　　　　　　　　　E. 书写
3. 护患沟通最重要的是( )
   A. 患者的态度　　　　　　B. 护理人员的态度　　C. 患者所患疾病
   D. 医护人员的医疗技术水平　E. 护患双方的私人感情
4. 下列不是护患关系模式的是( )
   A. 指导 – 合作　　　　　　B. 共同参与　　　　　C. 接近 – 疏远
   D. 主动 – 被动　　　　　　E. 以上都不是
5. 关于护患关系的描述错误的是( )
   A. 一种专业性的互助关系
   B. 在护患关系建立的过程中,护理人员主要是给予帮助,没有获得帮助
   C. 平等性关系而非支配性关系
   D. 良好的护患关系可促进病人身心健康

四、简答题

1. 何谓护患关系?有哪些特征?
2. 简述护患关系的行为模式。
3. 影响护患沟通的因素有哪些?
4. 常见的护患冲突有哪些类型?
5. 简述护患关系中护理人员的沟通技巧。

第十章　患者心理与心理护理

【导学案例】

某国企总经理、高级工程师，男，51岁，平素身体健康，婚姻美满，家庭和睦，孩子尚幼。在一次例行健康体检中，初诊为肝癌，去医院进一步检查后确诊为晚期肝癌。一向事业顺利、家庭和美的他无法接受残酷的现实，陷入了极度绝望之中，对治疗十分抗拒，每天时而唉声叹气，时而烦躁不安、大发脾气，家人、朋友劝慰也不能缓解其心情。

这位患者出现这些心理变化是正常的吗？面对这位患者，护理人员该如何进行心理护理？

思考问题

1. 什么是患者角色？

2. 什么是患者的权利与义务？

3. 癌症患者的心理反应是什么？

4. 心理护理原则有哪些？

5. 如何进行癌症患者心理护理及干预？

【学习目标】

知识目标

1. 掌握　患者的一般需要、患者心理反应的一般特征、心理护理的原则与程序。

2. 熟悉　患者角色、求医行为、遵医行为、心理干预、心理护理的概念；熟悉心理干预的原则与方法。

3. 了解　疼痛患者、瘫痪患者、残疾患者、康复患者的心理反应及心理护理及干预。

能力目标

1. 熟悉门诊患者、急诊患者、慢性病患者、手术患者、传染病患者、癌症患者、临终患者的心理反应；熟悉儿童患者、青少年患者、中年（更年期）患者、老年患者的心理反应。

2. 熟练运用门诊患者、急诊患者、慢性病患者、手术患者、传染病患者、癌症患者、临终患者的心理护理及干预；熟悉儿童患者、青少年患者、中年（更年期）患者、老年患者的心理护理及干预。

情感目标

1. 面对各年龄段患者时，能采取正确的处理措施。

2. 能够正确面对护理工作中的不同患者的心理反应，调整心理状态，为患者提供优质护理服务。

第一节　患者角色与求医行为

个一旦患病，学习、工作和生活的规律就会被打乱，而生活状态的改变可以形成一种巨大的压力，从而影响到人的身心健康。所以护理人员必须了解患者的心理状态、心理需要及其心理活动的主要规律等，才能更好地做好心理护理工作。本节主要阐述患者角色、心理需要、心理反应特征、心理活动一般规律。

一、患者角色

患者角色，又称患者身份，指被医生或社会确认的患病者应具有的心理活动和行为模式。患者角色是以社会角色为基础的，社会角色是社会规定的用于表现社会地位的行为模式，社会中的一切行为都与各自特定的角色相联系。

二、患者的角色适应

角色适应是指个体承担并发展一个新角色的过程。当个体被诊断患有某种疾病时，原来已有的心理和行为模式，以及社会对他的期望和义务都随之发生了相应的变化。人们期望患者的行为应符合患者角色的要求，但在现实生活中，部分患者实际角色与期望角色常有一定差距，称为患者角色适应不良。通常患者角色适应不良有以下几种类型：

1. 患者角色缺如　患者角色缺如是指患者未能正常进入患者角色。表现为意识不到有病，或否定病情的严重程度，患者虽被确认为有病，但并未放在心上或意识不到疾病的程度，或有意否定其严重性，未能进入患者角色。

2. 患者角色强化　患者角色强化是指患者患病后出现心理反应过度的角色行为。表现为对自己所患的疾病过度关心，过度依赖医疗机构和医务人员的帮助，不愿从患者角色转为常态角色。

3. 患者角色减退　患者角色减退是指已经进入患者角色的患者，由于环境、家庭、工作及社会角色、责任、义务等因素的吸引而使患者角色行为减少或退出患者角色。

4. 患者角色冲突　患者角色冲突是指个体在适应患者角色过程中与其病前的各种角色发生心理冲突，使患者感到焦虑、不安、烦恼，甚至恐惧。

三、求医行为与遵医行为

(一) 求医行为

求医行为，指个体感到身体不适、有"病感"，或出现某种症状时，主动请求医疗机构或医护人员给予帮助的行为。了解患者求医行为的常见类型、影响因素等，是医护人员更好地服务患者的前提。患者通常有以下几种求医行为的基本类型：

1. 主动求医行为　当个体感到身体不适或产生病感时，在自我意识支配下产生就医动机，主动寻求医疗服务，成为主动求医行为。主动求医行为在求医个体中占绝大多数。

2. 被动求医行为　自我意识尚未发育成熟、意识丧失或缺乏自知能力的患者，由患者家长、家属或他人做出决定而产生的求医行为，都属于被动求医行为。

3. 强制求医行为　某些对社会人群健康有严重危害的特殊患者，虽本人不愿就医，但社会须对其给予强制性医治或隔离，即强制求医行为。如对某些烈性传染病、性传播疾病、某类具有伤害他人行为的精神障碍患者。

(二) 遵医行为

患者的遵医行为即患者对于医务人员医疗行为的认同与执行。遵医行为在患者的就医行为中是十分重要的组成部分，医生对患者诊治疾病的顺利、临床疗效，以及康复的完整都与患者的遵医行为有着密切的关系。

病人在遵医行为方面常常会有一些阻抗现象，了解这些阻抗，有助于与病人产生共感，改善医患关系。常见影响遵医行为的因素如下：

1. 与对医生的信任和满意程度有关。良好的医患关系是病人严格执行医嘱的基础。

2. 与治愈信心不足有关。

3. 与治疗方案不明有关。当病人对于医生的治疗方案不明白、不认识、不理解时，对执行医生的医嘱就会产生盲目或抵触心理。

4. 与患者主观意识过强有关。有些患者在个性方面表现为主观性较强，以自己的思维定式为准绳而忽视医护人员对他们默契的配合要求。

四、患者的权利与义务

(一) 患者的权利

1. 责任免除权　即可免除在健康状况时所担任的角色责任。如刑法中规定：精神病患者在没有自知力的情况下犯法，可免除其刑事责任。

2. 医疗享有权　即有权享有相应的治疗和护理。任何公民只要有求医的需要和行为，医生、护理人员就不能拒绝，这既是医务人员的义务和责任，也是患者应有的权利。

3. 知情同意权　主要包括：患者有权了解对自己的诊断、处方、治疗、预后等内容和结果，并对此享有通俗易懂说明的权力；在治疗处理之前，有权要求对其内容和选择进行说明并决定同意与否，尤其作为临床实验研究的对象时要强调这点，患者有权了解其副作用等；患者有权拒绝非诊断、非治疗活动；患者有权知道处方上的内容，在出院时和出院后有权索取处方的副本。

（二）患者的义务

患者除了享有一定的权力外，社会也要求他们承担一定的义务，主要包括以下内容：

1. 患者有义务提供真实的病史，告诉医生曾经治疗的情况（包括药物的副作用），不要隐瞒有关信息，否则会影响疾病的治疗。

2. 疾病确诊后，患者有义务关心疾病对他自己、对他人的影响。患传染病的患者有义务在医生指导下了解疾病的传播途径和不同，并采取措施防止进一步的传播。

3. 患者在同意治疗后有义务遵循医嘱，但患者没有义务遵循不必要的或有害的治疗。

4. 患者有尊重医务人员，以及尊重他们劳动的义务。疾病是患者和医务人员的共同敌人，医务人员和患者有着战胜疾病的共同目标。医务人员掌握诊治疾病、护理患者的专业知识，他们既要诊治患者，还要培养学生、从事研究，往往废寝记忘食。在我国，医务人员的报酬比较低，但仍然坚持献身于崇高的医疗卫生事业。所以患者及其家属应尊重、理解医务人员。

知识链接

有关知情同意权的立法

患者知情同意权源于第二次世界大战。在战后的纽伦堡审判中通过了《纽伦堡法典》，明确指出医疗研究中受试者的充分知情和自愿同意的重要性。从此，知情同意作为一项医疗法规规则在医学实验领域被认定下来，开始受到国际性法律的保护。1964年6月，第18届世界医学大会发表了《赫尔辛基宣言》，补充和修正了该法法律伦理原则。

我国法律也做了明文规定。《执业医师法》第二十六条规定：医师应当如实向患者或其家属介绍病情，但应当注意避免对患者产生不利后果；医师进行实验性临床医疗，应当经医院批准并征得患者本人或其家属同意。《医疗事故处理条例》第十一条规定：在医疗活动中，医疗机构及其医务人员应当将患者的病情、医疗措施、医疗风险等如实告知患者，及时解答其咨询；但是，应当避免对患者产生不利后果。

社会支持的价值医疗机构及其医务人员应当将患者的病情、医疗措施、医疗风险等如实告知患者，及时解答其咨询；但是，应当避免对患者产生不利后果。

第二节　患者的需要

患病后人生活的许多方面会随之发生改变，如住进一个陌生的医院，与不熟悉的人交往，不管其原来的职位如何，在这里都是患者角色，他们的心理也会发生很大的变化。作为医护人员要多了解患者的心理需要，掌握患者心理需要的特点，采取合理的应对措施，使患者以良好的心理状态接受医护救助，以促进患者早日康复。

一、患者的一般需要

（一）解除痛苦的需要

患者求医的主要目的是为了解除生理和精神上的痛苦和疾病对健康威胁。因此，患者希望尽快得到医生、护士的诊断和治疗；希望缩短候诊和办理各种手续的时间；在治疗方面，患者希望疗效迅速的治疗措施，相对缺乏耐心等。医护人员应充分理解患者此期的心情。

（二）安全的需要

安全感是人最普通、最重要的心理需要，患者更是如此。患者因受到疾病的威胁易产生不安全感。患者需要了解自己的病情，希望生命不再受到威胁、希望得到可靠、确切、安全的治疗和护理等。患者把生命安全和早日康复视为求医的最终目的。因此医护人员对患者应进行耐心细致的解释，以增强患者的安全感。

（三）人格尊重与隐私保密的需要

在患病前，患者都扮演着一定的社会角色，有自己的社会地位、荣誉和业绩，受人尊重。然而，一旦转变为患者角色，原来的那些角色都暂时地被免除或"忽视"，在这样一个角色转变过程中，患者自我评价往往较低，但却对别人如何看待自己极为敏感。因此，医护人员在称呼患者姓名、要求患者做某些特殊检查和治疗、要求患者（特别是女性患者）暴露胸、臀、会阴部时应尊重患者，取得他们的认可与配合。

（四）了解信息与参与的需要

对患者来说，不管是门诊就诊还是住院都在一个陌生的环境，并且自己还要把患病的身体交给陌生的医务人员诊治，因此，作为一种减轻心理压力的需要，患者迫切希望了解医院的各项规章制度，以及就诊、化验、治疗的地点，医生及护士对自己病情的诊断、治疗和护理方案，所患疾病的预后，各种有关检验结果及其分析等；同时患者还关心家人的生活、工作情况；另外还想了解单位领导和同事的工作及事业等方面的信息。总之，患者需要得到来自医院、家庭及社会信息刺激和情感支持。

（五）被爱与被关心的需要

患病后的患者很容易出现自卑、孤独、凄凉的心境，此时特别需要别人给予自己爱和关心，以得到心灵的慰藉和精神上的鼓舞，增强战胜疾病的信心和勇气。临床中偶尔见到一些自杀的患者，其实除了其身患重病或绝症的原因外，还常常与其缺乏家庭的关爱和社会支持有关。

（六）适度活动与和谐环境的需要

住院患者被束缚在病房这个窄小单调的小空间里，加之被不同程度限制活动，患者总觉得无事可干，加之疾病折磨，常感到度日如年。因此需要适当的活动，以调节和改善自己的情绪。

二、门诊患者的需要

门诊患者的心理需要主要是需要便捷的服务、准确的诊断、合理的收费；期望药到病除；大多想迫切体验到治疗效果。特别是慢性病患者，多次复诊常使他们怀疑医生的诊疗水平，有些病人甚至认为自己的病是治不好的，总希望一次就诊就能"立竿见影"。大多数患者都希望为自己诊疗的医生都是医术精湛的专家，希望医生的诊疗及时准确立即见效；对护士输液希望"一针见血"；总希望检查一次就能明确诊断。

三、急诊患者的需要

急诊患者一般为面临生命威胁，或者躯体遭受伤等急症，心理一般处于焦虑恐惧、紧张不安的状态，渴望得到最佳和最及时的抢救，以便转危为安。因此，医护人员要善于具体分析每个急诊患者的心理需要，以便有针对性地做好心理护理。由于急诊患者的主导心理活动是恐惧，因此，心理护理的中心任务是增加急诊患者的安全感。

四、住院患者的需要

住院患者除了具有患者的一般需要以外，还有以下需要：

1. 适应环境的需要　一个人面临新的环境，往往茫然不知所措，甚至会产生焦虑感。患者入院十分需要了解医院的各项规章制度，了解饮食起居规律，了解查房、处置、治疗时间，进而了解自身疾病的治疗原则及预后等。

2. 被认识的需要　每个患者一旦住进医院，新的环境使他产生一种陌生感。这时，除了他急切地想认识别人、熟悉环境以外，更需要自己被认识、被重视，取得良好的治疗效果和较好的治疗待遇。

3. 被接纳的需要　患者入院后，需认识同室的人，在情感上需要被病室人员接纳，满足个人的被认同感和归属感。

4. 娱乐与消遣的需要　病房是个狭小的天地，是个半封闭的特殊社会。患者刚入院感到处处陌生，事事新奇，不久，这种茫然不知所措的心情就被厌烦情绪所替代。再继续下去就会感到无聊、度日如年。

第三节　患者心理反应的一般特征

个体在患病的情况下，机体的生理功能会发生改变，个体的认知、情绪情感、意志等心理活动也会发生一系列变化。护士认识与掌握普通患者的心理反应特点，不仅有利于临床心理护理方案的确立与实施，而且也利于判断患者的异常心理反应，以保证患者得到及时医疗救治。

一、情绪改变

情绪变化是多数患者在患病中不同程度地体验到的最常见、最重要的心理变化，情绪反应涉及范围广，在疾病的早期、危重期和难以治愈的慢性疾病中更突出。

1. 焦虑　焦虑是一种内心紧张不安，预感到似乎将要发生某种不利情况而又难于应付的不愉快情绪。引起焦虑主要有以下几个方面：对疾病的病因、转归、预后不明确或是过分担忧；对某些对机体有威胁性的特殊检查不理解或不接受；手术所致的焦虑；医院环境的不良刺激，易使患者心情不佳，情绪低落。

2. 恐惧　恐惧是个体由于某种明确、具有危险的刺激源所引起害怕、惊吓的一种负性情绪。有回避、哭泣、颤抖、警惕、易激动等表现，生理方面可出现血压升高、心悸、呼吸加速、尿急、尿频、厌食等表现。

3. 抑郁　抑郁是以情绪低落为特点的消极情绪状态，抑郁的显著特征是心情低落，多见于身患重病、长期受疼痛折磨或久病不俞的患者，主要表现为轻重不等的消极压抑、抑郁寡欢、心境低沉、悲观失望、自我评价减低、孤僻少语，严重时悲观绝望，常有轻生意向和自杀行为。

4. 愤怒　愤怒是指个体因追求目标愿望受阻出现的一种负性情绪反应。患者的愤怒既是对患病本身的无奈，也见于治疗受挫或对医疗环境的不满。愤怒可导致患者的攻击行为，攻击的对象可以是使其受挫的人或事，也可以是自身，甚至迁移到无关的人和事。

二、认知改变

疾病可引起个体的生理和心理应激，两者均可直接或间接地影响患者的认知活动，甚至会造成认知功能障碍，出现感知、记忆和思维方面的特异和非特异性表现。患者常见的认知活动变化包括以下几个方面：

1. 主观感觉异常　正常情况下，人大多忽略自身的一些情况，而一旦患病，可能由于异常关注病情变化，注意力高度集中于自身，从而对某些刺激的感受性增高，对身体的生理活动方面的变化极为敏感。

2. 猜疑与怀疑　猜疑是一种消极的自我暗示，是缺乏根据的猜测，会影响人对客观事物的正确判断。患者的猜疑可以泛化涉及整个医疗过程，对治疗、用药、检验、护理等都会产生猜疑反应。

三、意志行为改变

1. 依赖行为 患者在接受医护人员和亲属的照料之后，容易成为关心、帮助的对象，使患者产生依赖行为。有些患者的行为可变幼稚，表现出行为退化。

2. 退化行为 个体重新使用原已放弃的行为或幼稚的行为来处理当前所碰到的困难。其主要特征有：以自我为中心；兴趣狭窄；依赖性增强；对自身状况全神贯注。

3. 攻击行为 治疗受挫与愤怒可导致患者的攻击行为。攻击的对象可以是使自己受挫的人或事物，称作"外惩型"；也可以是自己，导致自怨、自责、自恨、自伤，甚至自杀，称作"内惩型"。有时患者由于某种原因不能或不便对某一对象实施直接的攻击，于是便将攻击矛头转向无关的人或事物，称作"转移性攻击"。

四、人格改变

人格具有稳定性的特点，但稳定是相对的，疾病可改变人原有的反应和行为模式，甚至出现一些不鲜明的人格特征，且个体患病前的人格特征也可影响其病后的行为。特别是患慢性迁延性疾病、难治之症、毁容、截肢等，可导致个体的基本观念发生变化，引起人格的改变。

1. 心理活动过程中的人格变化 人格对其心理活动过程有重要影响，反过来，从心理过程也可推测其人格。一些患者对自己缺乏自信以及行为退化，说明患者的性格变得较少独立性、较多依赖性，或易感情用事、情绪不稳定；另一些患者提出过分的要求或要求过多，明知无用也要求护士或家属去做某些事，以寻求心理安慰，说明这类患者的意志缺乏自制力，变得以自我为中心。

2. 自我概念的变化 人格的一个重要侧面是自我概念。自我概念对个人的心理与行为起着重要的调控作用，包括自我评价、自我体验、自我监控。一个人患病，尤其是首次患病后，其自我概念常会发生变化。其主要变化与原因有：

（1）疾病所造成的应激反应会损害患者的自主感和自负感，使患者对自己控制生命的能力缺乏信心，从而产生无助和依赖感。

（2）疾病使患者丧失了包括健康在内的许多东西，患者感到忧郁、悲伤，导致自我价值感或自尊心降低。

（3）疾病的应激往往会使患者担心自己不能应对外界的挑战，从而使自信心下降。

第四节 心理干预与心理护理概述

心理护理是临床护理工作中必不可少的重要组成部分，在系统化整体护理过程中占有重要地位。随着现代医学模式的转变，心理护理的作用日益受到重视，作为一种理论技能要求高、实践性强的护理手段，心理护理是实现整体护理目标和提高临床护理工作绩效的关键环节，它贯穿于临床护理的全过程，涉及护理实践的每一环节。

一、心理干预与心理护理的概念

（一）心理干预的概念

心理干预是指在心理学理论指导下有计划、按步骤地对一定对象的心理活动、个性特征或行为问题施加影响，使之发生朝向预期目标变化的过程。

（二）心理护理的概念

心理护理是指在护理过程中，护士通过主动运用心理学的知识与技能，积极地影响患者的心理活动，帮助患者获得最适宜的身心状态。

心理护理概念有广义和狭义之分，就广义而言是指在护理全过程中，护理人员不拘泥于具体形式、给患者心理活动以积极影响的一切言谈举止。狭义的心理护理，是指护理人员主动运用心理学的理论和技能，按照程序，运用技巧，将患者的身心状态调整至最适宜水平的过程。护士的各种护理措施，只要是使患者保持或获得适宜的身心状态的护理行为，都属于心理护理范畴。

二、心理干预的原则与方法

（一）心理干预的原则

1. 心理干预是医疗工作的一个组成部分，应该与整体医疗工作结合起来，以促进医疗为前提患者康复。

2. 心理干预活动一旦进行，应该采取措施确保干预活动得到完整地开展。

3. 提供个体化帮助时，严格保护患者的个人隐私，不随便向第三者透露患者的个人信息。

4. 以科学的态度对待心理干预。明确心理干预是医疗工作中的一部分，而不是"万能钥匙"。

（二）心理干预的方法

心理问题的基本干预方法主要包括两类：

1. **一般性支持技术**　一般性支持技术旨在尽可能快地解决患者心理问题，使患者的情绪状态恢复到正常水平。包括暗示、疏泄、运动、饮食与营养、休息和时间的管理控制，必要时可以考虑镇静药物的应用。

2. **解决问题技术**　解决问题技术又称干预技术。是通过具体的方法，紧急处理患者当前的问题，重点是给予患者及时的心理支持，尽快地让患者接受当前应激性困境的现实，尽可能地帮助患者建立起建设性应对机制。具体措施有：

（1）保持与患者密切接触：医护人员或家属尽可能地陪伴在患者身旁，耐心地引导和倾听患者叙述，了解心理问题发生的原因，同时防止意外事件的发生。

（2）及时地给予患者心理支持：运用鼓励、安慰、暗示、保证的支持性心理治疗技术，尽快地消除极度的焦虑、紧张、抑郁等负性情绪。给患者提供疏泄的机会，鼓励其将自己的内心情感表达出来。

（3）利用放松技术为患者提供安全感，恢复安全感：放松疗法具有良好的抗应激效果，通过放松疗法可以稳定患者强烈的负性情绪，并且可以调整交感神经系统的功能，使其身心机能达到最佳状态。

（4）帮助患者调动和利用社会支持系统，建立新的社交天地：帮助患者多与家人、亲友、同事接触和联系，以减少孤独和心理隔离。鼓励患者积极参加活动，扩大社会交往，在现实生活中体验被尊重、被理解、被支持的情感，并且可以获得新的信息或知识。

（5）帮助患者了解和建立积极的应对方式：有些患者常常采用消极的应对措施而导致危机的加重，因此，要对患者使用的应对策略进行分析，引导他们用积极的应对方式取代消极的应对方式，以帮助他们积极面对情景。

（6）提供医疗帮助：及时处理出现的紧急情况，如晕厥、休克等。

三、心理护理与整体护理的关系

心理护理是整体护理的核心内容，利用护士与患者接触最密切的优势，对患者心理问题进行评估与解决，为患者营造良好的身心健康氛围。

心理护理与整体护理的关系如下：

（一）心理护理是整体护理的重要组成部分

随着医学模式的转变，个体心理状态对其躯体健康具有直接、重要影响的观念已被普遍接受。大量临床实践证明，疾病本身带来的躯体痛苦，器官或肢体的丧失，生理功能障碍，身体形象改变，对未来工作、家庭及社交的影响，甚至面临死亡等，都会产生负性情绪反应，继而阻碍躯体的康复进程，这就反映了身心互动的机制。

（二）心理护理贯穿于整体护理的全过程

心理护理是联系、动态的过程，护士为患者提供连续的床边护理服务的同时，需要时刻关注和评估患者的心理状态，分析导致患者产生心理问题的主要原因，选择适宜的方式实施心理护理，使患者以积极的心态面对疾病和生活的改变。

四、心理护理的原则与程序

（一）心理护理的原则

1. 沟通性原则　心理护理是在一系列护患人际交往的过程实施的，通过交流，护理人员一方面为患者提供心理支持，另一方面可以帮助患者协调好治疗活动中的各种人际关系。

2. 个性化原则　心理护理无统一模式。护理人员应结合患者个性特征，有针对性地采取各种措施。

3. 助人自助原则　心理护理不是一种代替过程，而是协助和促进患者提高对疾病的认识，自觉转化行为，并积极建立和发挥自我护理能力的过程。因此，要求护理人员帮助患者树立正确的健康观，消除对疾病的错误认识、错误观念，促使其在治疗过程中变被动为主动。

4. 发展性原则　心理护理应遵循疾病发生、发展和转归的规律，把握好疾病各阶段患者出现的心理反应，及时调整心理护理的方案与措施，灵活有效地运用心理学的知识与技能。帮助患者达到最适宜的心理状态。

（二）心理护理的程序

心理护理程序是以护理程序为基础，针对患者的现存或潜在的心理健康问题、心理需要及心理状态，应用护理心理学的理论和方法，进行有计划的、系统地心理护理，使其达到最适宜身心状态的动态过程。

1. 建立良好的护患关系　把"建立良好的护患关系"置于心理护理基本程序的首位，要求护士在实施心理护理的过程中，始终把建立良好的护患关系放在首要位置，并贯穿心理护理过程的始终。此环节需要注意两个方面：

（1）遵循伦理学三原则：遵循心理护理伦理学的三原则，切实做到"无损于患者身心健康，不违背患者主观意愿，不泄露患者个人隐私"。

（2）有效的沟通技巧：运用语言沟通和非语言沟通等人际交往技巧，主动与患者建立融洽的关系。

2. 心理社会评估　心理社会评估是贯穿整个心理护理过程最基础、最关键的一步。护理人员通过访谈、观察和心理测试等方法，有目的、有计划、全面系统地收集资料，将患者的个性特征、心理需要、现存的或潜在的心理社会问题等，和异常生理信息有机地结合起来，为下一步护理活动提供可靠依据。

心理社会评估的内容主要包括以下 8 个方面：

（1）一般社会情况：如年龄、性别、体重、婚姻及家庭情况，生活习惯及有无特殊嗜好，营养与代谢，排泄功能，活动与锻炼。

（2）入院前一年中应激水平的评估：包括家庭和工作两大方面，有利于寻找疾病的触发因素。

（3）应对能力评估：了解患者在面对重大问题时通常采用何种解决方式（如忽略、退缩、吵闹、喝酒、焦虑等），效果如何等。

（4）自主神经功能评估：了解患者是否睡眠、食欲、精力、体力、性功能等身体功能的改变。

（5）对健康问题和医院环境的感知：如对自身健康问题的感受如何，能否正确认识自己的疾病，是否对住院、诊断、治疗护理等有不切实际的期望，是否有角色适应等问题。

（6）精神状态是否正常的评估：包括定向力、意识水平、注意力、感知能力、思维与记忆、语言与非语言的交流、判断能力、情绪状态、仪表和举止行为等。

（7）人格类型及自我认知：包括患者属于什么类型的人格，是否有人格障碍，患者对其人格、自尊、自我概念、自我控制力等方面是否造成影响。

（8）患病后主要的心理社会问题：如是否存在焦虑、恐惧、否认、绝望、愤怒、无助等情绪问题，是否发生信任改变，有无自尊、自我概念、自我形象方面的变化，是否有归属和爱及应对无效方面的问题。

心理社会评估是制定心理护理诊断及心理护理计划的重要依据。评估的好与坏，直接关系到心理护理的成效。因此，在信息采集过程中需要注意：①护理人员必须具有良好的沟通技巧，注意观察，认真倾听，善于引导，适时鼓励，并以和蔼、诚恳的态度，同情、关怀的心情，心平气和地进行交谈；②通过交谈建立良好的护患关系，以取得患者的信任；③保护患者的隐私，尊重其人格、自尊、主观意愿和个人习惯等；④必须以科学的、系统的和量化的方式收集，获取的资料必须客观、全面、准确，尽量从患者那里获取第一手资料。

3. 提出心理护理诊断 心理护理诊断是对一个人生命过程中的心理、社会、精神、文化方面的健康问题反应的陈述，这些问题是属于心理护理职责之内，是能用心理护理方法加以解决的，提出心理护理诊断是心理护理程序中专业性最强、最具有护理特色的一步。

（1）心理护理诊断的步骤：心理护理诊断一般包括5个步骤：①确定患者主要心理反应的性质，如以焦虑为主，还是以恐惧或忧郁为主；同时确定其心理问题是现存的，还是潜在的；②确定患者主要心理反应的强度，如患者的焦虑是轻度、中度还是重度；③确定导致患者心理反应的主要原因，如疾病认知、社会支持、人格特征或环境影响等；④形成恰当的心理护理诊断：在选择护理诊断时，有支持诊断的依据；⑤确定诊断的排序。

（2）心理护理诊断的排序和描述：一个患者可能同时存在几种不同的心理问题或心理障碍，护理人员应首先列出患者所有的心理问题，根据功能范围提出护理诊断，按照心理问题的轻重缓急，以一定的次序排列，优先解决最紧急的心理问题，然后逐项解决其他心理问题。

心理护理诊断的结构包括三部分（PES公式），即健康问题（P）、产生问题的原因（E）、症状和体征（S）。在书写心理护理诊断时，用PES公式将心理问题、原因、症状反映出来，如睡眠紊乱，与学习压力有关，表现为入睡困难、惊醒、多梦。心理护理诊断应采用现象学的方法加以描述，要做到确切、规范、具体，其内容用从生理性、心理性、社会性多角度考虑。一项护理诊断只针对一个护理问题。

4. 制定心理护理计划 心理护理计划是针对心理护理诊断制定出解决问题的具体方案和相应的心理护理措施，要求体现个体化护理原则，是护理人员运用专业知识来解决患者心理问题的关键步骤。

（1）确定心理护理的目标。心理护理目标是针对患者的护理诊断，以期通过心理护理使患者的心理状态达到最佳状态。心理护理目标同时也是检验心理护理有效性的标准。目标确定的依据是心理护理诊断。目标可以是长期的（一般是 6 个月以上），也可是中期的（一般是 3 ~ 6 个月），还可是短期的（3 个月以内，一般是数小时或数天）。

心理护理目标的书写要求：①目标的确定必须以患者为中心，描述患者行为、情绪、认知等方面的改变，而不是描述护士的行为；②内容必须是患者心理状况及心理需要，必须有确切、可衡量的行为动词，不能使用无法衡量的行为动词；③必须有相应的确切时间安排。

（2）选择恰当的护理措施。

（3）写出切实可行的心理护理计划。

5. 实施心理护理计划 心理护理计划的实施，除了正确决策以外，心理护理技巧起着决定性的作用。在实施计划中，护理人员应以患者为中心，建立良好的护患关系。在实施过程中，护理人员还应将每一项结果及反应记录下来，不断修改计划，对计划进行评价，对不合理计划及时纠正。

6. 心理护理效果评价 心理护理效果的评价，主要是对已实施的各种心理护理措施是否有效、计划目标是否达到做出客观的估计，以此检验原定计划的可行性，为修订护理计划提供依据。效果评价包括以下两个方面：

（1）由护士长根据患者的病情来评价：评价护士提出的心理护理诊断是否正确、恰当，制定的措施是否有效，评价患者对心理护理措施的反应，评价护理目标是否在预定期限内实现等。若未达到目标，要帮助护理人员一起分析、调整或修改护理计划。

（2）护理人员的自我反馈和评价：护理人员在完成整个心理护理程序后，应从心理社会评估直至效果评价，一步步地进行自我检验，写出自我评价，找出原计划及计划实施中尚存在的不足，及时修正计划，更换实施方法。

7. 制定新的计划 护士经过心理护理效果的评定，小结前阶段心理护理实施的效果，并根据不同结果，确定新的方案。

对患者实施心理护理的过程是动态的。因此，心理护理的程序是相对的，心理护理的步骤是灵活的。

第五节 各年龄段患者的心理反应、心理护理及干预

一、儿童患者

（一）心理反应

患病对儿童的心身发展是一种威胁，因此，只有对儿童生病后的心理反应有充分的认识，采取相应的心理护理措施，才可使患儿迅速康复。儿童患者常见心理问题有：

1. 分离性焦虑 儿童从 6 个月起，开始建立起一种"母子联结"的关系，在这种以母爱为中心的氛围中保持着对周围环境的安全感和信任感。一旦孩子离开母亲，大都

恐惧不安，常常哭闹、拒食、不服药，而母亲与孩子在一起时，这些反应很快消失。1岁半左右的幼儿与母亲分离时最易产生分离性焦虑。

2. 恐惧 患儿一般没有疾病和住院的概念，一旦生病住院，会误认为被父母抛弃或惩罚。医院陌生的环境、医护人员的白色工作服、抢救的紧张气氛，均会使患儿产生惶恐不安和恐惧心理。此时，若医生和护士对患儿态度不当，呵斥恐吓患儿，则会加重其心理反应。

3. 反抗 有的患儿抗拒住院治疗，乘人不备逃跑；有的患儿即使不逃跑，对医护人员也不理睬，或者故意喊叫、摔东西，拒绝接受各种诊疗措施，或者对前来探视的父母十分怨恨。面无表情，沉默抗拒，以此表示反抗。当前我国儿童大都是独生子女，一旦生病，父母过于紧张、焦虑，对医护人员要求过高或加以指责，而家长对护士的不满情绪可以转变为患儿对护士的愤怒或抗拒，如拒绝喂食、打针等，这很不利于患儿康复。

4. 抑郁自卑 久治不愈、长期疾病的折磨，会使患儿丧失治愈的自信心。年长患儿已能意识到严重疾病的后果，难免有所担忧。由于住院治疗，长期不能上学，学龄儿童会担心影响学习成绩，从而加重忧虑，过去学习成绩一直优秀的儿童更易表现出这种心理反应。这些患儿有的表现沉默寡言，唉声叹气；有的则不愿继续治疗，认为病已不能治好，严重者出现拒食和自杀的念头。

（二）心理护理及干预

1. 根据患儿不同年龄心理特点采取不同的心理护理方法

（1）婴幼儿：婴幼儿正值哺乳期，此期应尽量让母亲陪伴，通过母亲在喂奶时与婴幼儿皮肤之间的接触，产生温暖感。护士在喂药时应将婴儿抱在怀里，眼睛与婴儿对视，温存地对他讲话，亲密的进行躯体接触，以满足婴儿对爱的需要。同时要有适当的环境刺激，通过感情上的温暖和感官上的刺激，促进他们的身心康复和发育。

（2）学龄前患儿：护理此期患儿时，应对其各种有益的主动行为加以表扬，对其提出的问题给予耐心的解释，对一些自创活动给予更多的支持。对住院心理反应明显的患儿，如情况允许最好由家长陪伴，帮助患儿建立起对周围环境的安全感和信任感。在做各种治疗时，耐心讲述治疗的必要性，操作时尽量减少患儿痛苦，鼓励他们勇敢地接受治疗，以取得合作。

（3）学龄期患儿：应帮助患儿在住院期间继续完成学习任务，鼓励他们把业余爱好带到医院，帮助儿童适应医院的环境。对年龄大又有活动能力的患儿，可让他们做些力所能及的事情，使住院生活富有情趣、和谐、愉快。

2. 创造条件满足患儿的情绪需要

（1）病房布置应符合儿童心理特点：墙壁的颜色应鲜艳多彩，布置一些图案，放置吸引儿童的玩具。儿科护士着装颜色可多样化，以缓和紧张的气氛，减少患儿惶恐不安的心理。

（2）保护患儿自尊：对待患儿应一视同仁，避免偏爱；交流时应注意尊重患儿人格，满足其自尊的心理需要；患儿出现反抗行为时，护士应尽量安慰、鼓励，不要训斥责骂。

（3）让患儿有安全感：鼓励父母陪伴患儿，尽量安排同一位护士固定地护理患儿。允许患儿携带自己心爱的物品或玩具住院，以得到安慰。鼓励患儿与家庭以外的人接触、交流。

二、青少年患者

（一）心理反应

1. 自强、要求独立 青少年患者对疾病的反应较为强烈，不愿屈从，自以为是，不愿受纪律约束，易激怒。他们常因这种心理而对疾病满不在乎，不遵从医院制度，不配合治疗，不安心休养等。对疾病的认识常有片面性，如疾病一旦好转就盲目乐观，不认真执行医疗护理计划。

2. 焦虑、急躁 青少年患者由于缺乏心理准备，大多数患者又是初尝疾病的痛苦，往往表现急躁、焦虑。患病初期不能很快适应患者角色，有的甚至怀疑医生的诊断；治疗过程中，他们常常幻想能很快治愈疾病，若不能如期好转，则更加急躁、焦虑，常以发泄的方式对待疾病，迁怒于家长或医护人员，甚至出现攻击性行为。

3. 悲观、失望 慢性病患者、危重病患者，尤其是因疾病致残的青少年患者，常为前途、工作、生活、婚姻等问题忧虑痛苦，深感前途渺茫而悲观、失望，容易产生自暴自弃心理，有的拒绝治疗，甚至产生自杀想法和行为。

4. 寂寞、孤独 由于疾病，离开熟悉的家庭和学校环境，进入陌生的医院，周围没有熟悉的同学和朋友，又不能经常和家人见面，只有独自默默忍受疾病的折磨。故入院初期，他们对周围环境感到茫然，而后被寂寞、无聊、孤独所代替。

（二）心理护理及干预

1. 理解、疏导、安慰 针对某些不良情绪和行为，应理解和适当迁就，对他们的情绪冲动和过激行为要进行循序善诱的帮助和善意的批评。给患者做任何操作前，首先做解释和说明，取得患者同意，不可强求，适当宣传良好的榜样，以暗示疏导的方法，使其获得良好的学习机会。应特别注重患者情绪变化，给予真诚的关心，主动帮助其解决实际问题，选择恰当的方法为患者提供有关病情的信息。

2. 根据年龄特点合理安排病床 青少年注重友谊，具有向群性。据此特点，可尽量把同龄患者安排在同一病室，使他们之间相互交流思想，增进友谊，活跃病室气氛，利于患者从孤独中解脱出来，解除寂寞感。

3. 适当娱乐，消除不良情绪 护士可让患者参与适宜的娱乐活动。如下棋、听音乐、看电视、讲故事、户外散步等，转移注意力，激发生活情趣，保持乐观情绪。

4. 保护患者自尊心 青少年自尊心强，重视自我价值，希望能够得到他人的承认和尊重，任何消极刺激都可能对青少年的心理产生不良的影响。

三、中年（更年期）患者

（一）心理反应

1. 悲观、抑郁　中年人家庭负担沉重，患病或致残后不能正常工作，给家庭带来经济困难。昂贵的医疗费用，更加重了其心理上的负荷，导致患者忧心忡忡。若身患重病或绝症，面对家庭生活安排、老人赡养、子女教育等问题，更易导致患者情绪抑郁、悲观失望，甚至出现轻生念头。

2. 忘我、回避　中年正值出成果时期，患病后将停止一切工作，强烈的工作责任感和事业心可压倒其对自身健康的重视，迫切要求早检查、早治疗、早出院。有的担心因病失去原有职位而不愿承认其疾病，有的为不增加亲友的痛苦而隐瞒病情、回避现实。

3. 更年期综合征　中年是体力和精神上向老年移行的时期。一旦患病，会加速移行过程，出现更年期综合征。患者可有心理和行为退化表现，如以自我为中心，希望医护人员多照顾自己；患病前感兴趣的事情，现在不感兴趣了；情感脆弱，好发脾气、多疑等。

（二）心理护理及干预

1. 了解、尊重患者　护士应将患者视为合作者，掌握患者的心理特点，注意尊重患者人格，细心倾听患者陈述，征求其意见，使患者感到自己是被尊重的人，是有社会价值的人。

2. 适时告知病情　鉴于中年人心理较成熟，心理承受能力相对较强，应酌情、适时告知病情，讲明病情性质、严重程度，以便患者合理安排工作和生活，对疾病治疗有较充分的心理准备。

3. 做好健康指导　中年人身体各器官机能开始衰退，应注意有序工作、规律生活、适当营养、持之以恒的体育锻炼及保持愉快的情绪。帮助患者用科学的态度正确认识更年期的生理变化，消除不必要的顾虑和思想负担，消除紧张、焦虑等消极情绪。

四、老年患者

（一）心理反应

老年人一般都希望自己健康长寿。因此，一旦生病，就意味着对健康产生了重大威胁，易产生较强烈的心理反应。老年人对疾病的态度通常是宁愿被动地接受，而不愿主动寻求有效的治疗。老年患者的心理反应一般有如下几种：

1. 否认　有些老年人由于害怕别人说自己年老体弱，或害怕遭到家人的嫌弃而拒绝承认有病，不愿就医，尽管患病仍勉强操劳，以示自己无病。

2. 自尊　老年人一般自我中心意识较强，固执、自怜、自弃、坚持己见，喜欢别人恭顺服从，不愿听从别人安排，尤其不重视年轻医护人员的意见。有时甚至突然拒绝治疗和护理，有时又争强好胜，做一些力不能及的事情，易引起一些意外事故的发生。

3. 恐惧　当病情较重时，常意识到死亡的来临，故而出现恐惧、激惹等情绪反应。有的是害怕发生严重并发症，担心无人照顾，出现焦虑不安等情绪。

4. 退行　有的老年患者表现天真，提出难以实现的要求，情绪波动大，稍不顺心就与护士、病友发生冲突，容易哭泣，自控力差。有的老年患者小病大养，不愿出院，对家人和医护人员过度依赖，自己能做的小事情也要他人帮助。

5. 自卑、抑郁　由于长期的孤独寂寞、社会角色改变、家庭地位下降等因素，使很多老年人产生悲观情绪，一旦生病，感到自己在世日子不会太长，许多想做的事情又力所不及，往往更加悲观、自卑、无价值感，因此而自杀的老年患者并不少见。

（二）心理护理及干预

1. 尊重老年患者，满足其情感需求　老年患者突出的心理需求是希望得到重视和尊重，因此护士称呼老年患者要恰当。非原则之事应尊重或尽量多迁就他们，不可强词相争而激怒患者。听他们讲话要专心、耐心，回答咨询语速要慢，切忌冷淡、不理睬或故意疏远。

2. 关心老年患者　老年人依赖性强，易孤独，特别需要护士关心。所以护士要有耐心，平常多巡视，在生活起居上给予协助。多与他们交谈，倾听他们的意见和建议，使其从心理上得到满足，对护士信赖。

3. 调节老年患者情绪　鼓励老年患者回忆美好往事，使其获得心理上的愉悦感和满足感，有助于其情绪的稳定。切记生硬强迫患者改变日久形成的癖好。

4. 尽可能多的社会支持　调动老年患者各种社会关系，在精神上和物质上给予关怀。如有意识地提醒其家人常探望，带些老人喜爱的食品；鼓励其老友、老同事前来探望。

第六节　各类患者的心理反应、心理护理及干预

一、门诊患者

（一）心理反应

门诊患者的心理反应除与其就医行为的短暂性、临时性密切相关外，还在很大程度上受到患者疾病性质及情境等的影响。其心理特点主要有：

1. 慕名择医，以求高明　初诊患者对自己的疾病知之甚少，希望有经验、技术好的医生诊治。复诊患者对病情了解较多，对医院诊疗过程比较熟悉，迫切希望熟悉的、技术好的医生继续治疗。

2. 焦躁不安，急于就诊　门诊患者因疾病的威胁，大多数情绪急躁，紧张不安，

希望得到医护人员的重视、尊重、同情和关心，及时诊治。遇到和自己疾病相类似的患者，又急于知道其诊断结果，往往喜欢偷听、偷看诊治过程，以探听医生的医术是否高明。

3. 审时度医，期待正确诊疗 患者一旦面对医生，都希望多占有医生的时间。患者详述自己的患病经过，期望医生对他的发病经过全面了解，以免漏诊。期望医生准确诊治。如有的患者在医生处置完毕后，仍不断地问这问那，申述其请求，甚至影响医生对其他的患者进行诊治。

（二）心理护理及干预

1. 主动热情接待患者，建立良好的第一印象 门诊护士是第一时间与患者接触的医务工作者护士。美观整洁的仪表，亲切的微笑与问候都能营造出宽松和谐的气氛，对患者焦虑、恐惧心理起到安抚作用；护士在施治过程中要讲究语言的技巧，针对不同患者、不同病情、不同心态使用不同的语言表达方式。如安慰、鼓励、劝说、疏导、解释或指令等，使用暗示性语言，通过积极巧妙的暗示，使治疗发挥最好的效果。

2. 创造良好的就医环境 设立咨询服务台，减轻患者焦虑紧张情绪和盲目心理；保持候诊室安静、整洁，护士注意维持良好的就诊秩序；在各诊区设立鲜明详尽的指示标牌，尽可能减少在就诊环节中的无效往返。

3. 耐心细致的解释 由于对疾病的关注和医疗知识的缺乏，门诊患者就诊时，往往许多问题搞不明白，甚至满腹疑虑。门诊护士应主动询问患者的诊断，及时介绍疾病的相关知识。护士科学的解答，可消除患者的心理负担，对疾病的恢复产生积极作用。

二、急诊患者

现代医学的进步，使许多急诊患者的躯体疾病得以救治的同时，伴随生理改变患者会产生恐惧、焦虑等一系列心理反应，若得不到及时的调节、控制，则可能影响其原有疾病的转归和患者的生活质量。因此，关注急诊患者的心理反应，实施相应的心理护理，对促使其身心的全面康复尤为重要。

（一）心理反应

急诊患者的临床特点是病情重、发病急、病情变化快，如果抢救不及时、处理不妥当，可能危及患者的生命。因此，相对于一般患者，急诊患者及其家属的心理活动更为复杂。

1. 情绪激动 由于起病突然或病情凶猛且发展迅速，急诊患者及其家属往往出现情绪冲动、不知所措、心情急躁的心理特点，急切渴望在第一时间内得到抢救和治疗，高度紧张地关注起自身健康问题，对任何自认为有可能影响康复的细节都十分敏感、计较，希望医护人员给予自己更多的关注。而这与急诊室患者多、医护人员少且忙碌之间存在较大矛盾，患者及其家属易与医护人员发生冲突。

2. 认知狭窄 急诊患者常处于强烈的应激状态。此时，患者的认知范畴变得比较狭窄，多数急诊患者的就诊心理都是："我的病是最重的，必须尽快得到救治。"对周围其他事物的判断很容易出现偏差，甚至发生过激言行等。

3. 意志减弱 急诊患者的心理活动还有独立性下降、依赖性增强、自我约束力减弱的心理特点，他们较多依赖于医生尽快解除病痛，却较少考虑如何积极配合医护人员。

因此，对于急诊患者的心理活动特点，既要掌握其共性规律，还要考虑其个体差异，力求在综合分析的基础上，对患者的心理状态做出较明确判断。

（二）心理护理及干预

急诊患者复杂的心理状态要求护士在抢救生命的同时针对其不同的心理特点，用爱心、细心、耐心去温暖急诊患者，使其能够在短时间内积极配合诊断治疗，以保证抢救工作顺利进行，从而提高抢救成功率和护理质量，减少医疗纠纷，构建和谐的医患关系。

1. 主动、迅速、热情地迎接患者 时间就是生命，尤其是抢救急诊患者。急诊护士对患者要有高度的责任感和同情心。看到患者进入急诊室应立即主动迎接患者、用简短的语气安抚患者，使患者感受到护士的同情与关心，心理上得到安慰。

2. 提供专业的护理技术服务 娴熟的护理技术与人性化的接诊流程，会使患者得到安慰，严谨的工作态度，恰到好处的细节处理，无须言语就能向患者家属展示高素质、高质量的医疗服务内涵，在争取抢救时间、挽救患者生命的同时，增加患者对护士的信任感和自身的安全感。

3. 进行有效的信息沟通 护士应在治疗护理中给予患者支持、安慰，鼓励他们配合治疗、战胜疾病。治疗前要做好解释工作，让患者有思想准备，避免紧张心理；及时告知患者病情信息，以增强其信心。此外，急诊室要保持环境安静，在诊治和抢救患者时不谈论与工作无关的事，以免增加患者的焦虑不安心理。

4. 取得家属的配合 急诊患者家属也会因患者的疾病产生焦虑、恐惧心理，而当急诊患者家属不能有效控制感情时，将严重影响患者情绪。护士应充分理解家属的心情和需求，真实的告知病情变化和治疗的方案进展，及时耐心地解答家属的疑问，并说明利害关系，取得家属的配合，也可避免发生不必要的医疗纠纷。

三、慢性病患者

慢性病患病时间长，疾病易反复，疗效欠佳，疾病顽固，有的甚至终生带病，给患者的心理带来了沉重负担。了解他们的心理活动特征，并给予有效的心理护理，是保证其处于最佳身心状态的必要条件。

（一）心理反应

1. 主观感觉异常，注意力转向自身 慢性病患者由于长期患病，造成患者角色强化，过度认同疾病状态，注意力转向自身，感觉异常敏锐，甚至对自己的心跳、呼吸、胃肠蠕动的声音都能听到，心中总想着自己的病，而对其他事物很少关心。

2. 沮丧、无助　由于疾病需长期治疗且经久不愈，患者易产生沮丧、不安等情绪，有的患者经受长期疾病折磨后对治疗丧失信心，会产生一种无能为力、听之任之、被动的情绪反应。

3. 揣测、猜疑　久治不愈或反复发作的慢性病患者，往往顾虑重重，怀疑自己患有不治之症，病情的细微变化常常影响到患者的情绪，易喜怒无常。揣测心理严重地影响患者的身心健康，使本来可以早日治愈的疾病变得恢复缓慢，甚至于恶化。

4. 依赖　慢性患者易产生角色退化，由于不断受到亲人的关怀与照顾，患者会变得被动、依赖性增强，本来自己可以做的事情也不愿动手；情感变得脆弱，总希望亲友多照顾、多探视、多关心自己。

（二）心理护理及干预

1. 建立良好的护患关系，增强患者的安全感　患者入院时，护士要积极热情的接待患者及家属，并自我介绍，消除患者的陌生感，使其尽快适应病房的环境；介绍主管医生和护士，让患者感觉到对他的尊重和关心；详细询问患者病情，及时向患者提供有关疾病的信息；在特殊检查、治疗前向患者详细地解释和说明，以取得其理解配合。

2. 帮助患者树立信心，面对现实积极治疗　热情关心，用心指导，帮助患者树立战胜疾病的信心。向患者说明"既来之，则安之"的道理，帮助他们正视现实，抓紧当前的治疗，说明坚持治疗、完成疗效的重要性。

3. 鼓励患者适当参与娱乐活动，丰富空闲生活　慢性病患者大都空闲时间多，在病情允许情况下适当安排文娱活动、体育活动，适当的活动有助于克服消极情绪的滋长，驱散患者心头的忧郁与烦闷。

4. 指导患者控制情绪，学会自我调节　护士可选择适当的时间与患者讨论保持良好情绪对于疾病恢复的重要意义，并指导患者掌握一些情绪调节的方法，如生物反馈放松法等。

四、疼痛患者

疼痛是身体遭受伤害和患病时产生的保护性反应，也是一种复杂的生理和心理现象。减轻疼痛感，对于提高生命和生存质量具有重要意义。

（一）心理反应

疼痛是许多疾病的常见临床症状，也是人们求医的常见原因。心理因素会加剧或减轻疼痛对疾病的治疗康复有一定影响。总之，疼痛是一种非常复杂的心理、生理状态。

1. 兴奋性反应　常见于疼痛开始时。心理反应表现为皱眉咬牙，烦躁不安，不断呻吟、哭泣，甚至有吵闹、抱怨和愤怒。常见于忍受性差的患者。

2. 抑制性反应　疼痛持续时间长，往往带有焦虑、抑郁成分。心理反应表现为疲惫、淡漠、悲观、失望、少语。多见于性格内向或忍受性较强的患者。

3. 退化性反应　持续不断的疼痛不仅对患者的心理是一种负性刺激，同时也可造成机体的免疫功能下降，内分泌紊乱，导致病情恶化，对疼痛的敏感性更高，从而形成恶性循环，最终使患者对治疗持怀疑态度，丧失信心，机体所有功能出现退化状态。多见于癌症患者。

4. 反馈性反应　患者经常流露出焦虑、抑郁情绪，很容易影响到家属的心情。家属也会表现出悲观、焦虑的情绪，再反馈到患者，使其疼痛加剧。

（二）心理护理与干预

根据患者的心理反应特点，可大致拟定以下几种护理对策：

1. 建立信任关系　良好的信任关系有助于患者护理的实施。

2. 尊重患者对疼痛的反应　对于忍受性差的患者必要时可使用止痛剂。

3. 介绍有关疼痛的知识　了解疼痛的有关知识，有利于患者配合治疗。

4. 减轻心理压力　当患者疼痛剧烈时，告诉患者疼痛是机体的一种保护性反应，说明机体正处在调整状态，疼痛感是暂时的，鼓励患者增强同病魔做斗争的决心和信心。

5. 分散注意力　可通过看电视、听轻音乐、讲故事、聊天、读书看报等方式，使患者的情绪由烦躁不安、紧张、焦虑转为安静、平和与稳定。

6. 行为疗法　如深呼吸放松疗法、松弛止痛法、刺激健侧皮肤法、行为自我控制训练等。

五、手术患者

无论何种手术，对患者都是比较强烈的刺激，会产生一定的心理反应，严重的消极心理反应可直接影响手术效果，导致并发症的发生。因此，护士应及时了解手术患者的心理特点，采取相应的心理护理措施，减轻患者的消极心理反应程度，使患者顺利渡过手术难关，取得最佳手术效果。

（一）心理反应

1. 术前患者

（1）焦虑：术前焦虑程度对手术效果及预后恢复快慢有很大的影响。一般认为，有轻度焦虑患者手术效果最好，因为轻度焦虑恰恰反映了患者正常的心理适应功能，但过度焦虑则会影响手术和麻醉效果。

（2）恐惧：手术和麻醉的风险、术中术后的疼痛及手术室的陌生环境都会使患者感到恐惧。如有的患者手术前替自己立下遗嘱。曾有1例等待肾移植的患者由于对手术恐惧，看到手术室的推车来接她时，突然出现四肢冰冷、意识模糊，最后不得不放弃等待已久的移植机会而在病房里进行抢救。

2. 术后患者

（1）焦躁：患者经过手术，尤其承受大手术者一旦从麻醉中清醒过来，意识到自己已安全，深感幸运，他们渴望了解疾病的真实情况和手术效果。由于躯体组织受到不同程度的损伤，会体验到伤口疼痛，加之躯体不能自主活动，又怕伤口流血或裂开，多产生焦躁不安的心情。

（2）抑郁：部分外科手术在一些情况下为了挽救患者的生命，不得不摘除某些器官或改变某些器官功能，术后个人形象的改变给患者心理上、生活上带来了沉重的负担，患者表现忧郁压抑，严重者甚至有悲观失望、生不如死的感觉。

（二）心理护理及干预

1. 术前患者

（1）提供手术治疗的必要信息：及时给患者提供有关手术治疗的必要信息，减少其恐惧、焦虑，增强自信心。

（2）应用生物反馈技术，帮助患者学会放松方法：生物反馈技术可以减轻患者术前焦虑，顺利渡过手术期，促进疾病的恢复。如松弛训练法、分散注意法、示范法。

2. 术后患者

（1）及时反馈手术情况：患者从麻醉中醒来，医护人员应及时告知手术已顺利完成，即使术中不顺利，或肿瘤扩散无法切除，暂时也不能告诉患者。应向患者多传达有利信息，给予支持和鼓励，以免患者术后过度痛苦和焦虑。

（2）帮助患者缓解疼痛：术后疼痛是普遍存在的。护士应体谅患者，鼓励患者树立坚强的意志，提高耐受力。

（3）做好出院前的健康教育：多数患者伤口拆线后即可出院，但其各方面功能均未完全恢复，因此应向患者详细介绍出院后自我锻炼的相关知识。有些患者为了保存生命，不得不摘除某些器官、截肢或改变某些器官的功能，给患者心理上、生活上带来了沉重的负担，护士应针对患者的心理状态，给予深切的同情和热忱的劝慰，使患者勇敢地面对现实，正确对待人生。

六、传染病患者

（一）心理反应

1. 自卑与自疑 由于疾病的传染性，医护人员及患者家属在与传染病患者接触时，都要采取一定的隔离措施，有些患者对隔离防护措施不理解，误认为护士怕脏不愿意接近自己或对自己冷漠，甚至认为被人瞧不起，产生自卑心理。

2. 孤独与寂寞 传染病病房因隔离措施严密，患者的活动被限制在病室内或病区内，患者之间不能相互来往，也不能有正常的社交活动，患者感到生活单调、无聊，产生的被限制和孤独寂寞感比一般患者强烈。

3. 焦虑 传染病患者经常处于既渴望住院治疗又怕被其他传染病患者传染，既盼望见到亲人又担心亲人受到传染的矛盾心理中。许多传染性疾病所具病程长、难根治、反复发作等特点，易使患者产生急躁、悲观、敏感、猜忌等负性情绪。

（二）心理护理与干预

1. 提供相关信息　向患者和家属讲解传染病防治相关知识，使患者认识到治疗期间采取必要的防护措施是隔离的需要，是防止传染病流行的重要措施，而绝非冷淡与歧视。以帮助患者解除顾虑，消除自卑感和自疑感。

2. 增加社会支持　关心体贴患者，合理安排治疗与探视计划，防止治疗与探视冲突。有条件的医院可采用电话、视频等方式，增加患者与家属沟通交流的机会。

3. 纠正不良认知　护士应耐心向患者解释，只要能遵守隔离要求，加强隔离防护措施即可避免传染上其他疾病；加强健康教育，督促指导与患者有接触史的家人进行必要的医学检查。

七、癌症患者

癌症患者可产生强烈的恐惧、焦虑、忧伤、悲观失望等负性情绪，这种不良心理直接影响患者疾病的转归和生存的质量。此时做好患者的心理护理，对患者的治疗效果及生活质量的提高起着举足轻重的作用。

（一）心理反应

患者的得知癌症的诊断消息后，一般心理反应分为以下 4 个阶段：

1. 否认 – 怀疑期　患者突然得知确诊为癌症，常以否认的心理防御机制来应对疾病所带来的紧张和痛苦。怀疑医生的诊断或检查的结果有错误，特别是对那些以往身体很好而自觉症状不明显的人，对诊断结果会更加怀疑，否认自己得病的事实，并要求多次检查。

2. 愤怒 – 发泄期　当患者意识到自己的癌症诊断已无法改变时，情绪会变得激动，对世间的一切都有无限的愤怒和不平，有被生活遗弃、被命运作弄的感觉，并把这种愤怒向周围的人发泄。

3. 悲观 – 沮丧期　这一时期，手术所带来的痛苦和化疗的副作用，常常使患者陷入趋避式冲突之中，加剧心理应激。患者感到悲伤沮丧，甚至产生抑郁自杀行为。

4. 接受 – 适应期　患者经历了复杂的心理过程基本接受了患癌的现实。疾病的反复，病程的迁延，使患者对自己疾病预后有了模糊的或清晰的认识。

（二）心理护理与干预

1. 适时地告知病情　国内目前对癌症患者的病情一般都是先告知患者家属，在征得家属同意的情况下再决定告诉或不告诉患者本人。对于是否应告知患者诊断结果至今观点不一，大多数学者，包括世界卫生组织均主张在恰当的时机给癌症患者提供诊疗的真实信息。这样，既有利于患者了解自己的病情，接受癌症诊断的事实，及时进入角色适应，又有利于患者积极配合治疗，对治疗中出现的各种副作用、并发症及预后有心理准备。

2. 帮助患者正确认识疾病　应帮助患者建立对癌症的正确认识，一方面承认癌症的危害性，另一方面要让患者相信积极的治疗、良好的心态是可以战胜癌症的。

3. 根据患者的性格特点进行心理护理　对性格内向、抑郁的患者，护士应耐心引导患者面对现实，鼓励患者宣泄心中的疑惑、烦恼及不安，并给予恰当安慰；对性格开朗、乐观的患者可主动向其介绍所患疾病，并指出情绪稳定、安心治疗对恢复健康的重要意义。

4. 处理患者的情绪问题　护士应及时给予心理干预和精神支持。为患者讲解心理因素对治疗癌症的重要性，鼓励患者发挥主观能动性，树立与疾病坚持斗争的信念，奋起抗癌，争取延长生命。

5. 提供尽可能的社会支持

（1）积极沟通，提高家属参与性：患者家属的态度会对患者情绪产生关键的影响。家属要先建立信心，避免消极的情绪或行为感染患者。

（2）关爱癌症患者：应鼓励患者参加一些抗癌组织，各成员一起交流感受，沟通体会，相互倾诉，使患者感受到病友也在与癌症抗争，减轻孤独感。

八、瘫痪患者

（一）心理反应

瘫痪是由于神经系统发生损伤而造成的运动功能障碍。由于起病急，患者生活不能自理，心理和生理承受较大的压力。

1. 情绪波动　当患者面临突然由健康变为瘫痪这一残酷事实时，心理上受到的打击十分沉重，担心瘫痪肢体不能恢复，病情严重无法治疗，失去生活能力，因此情绪不稳定。

2. 孤独　患者因生活环境突然改变，感到与世隔绝，度日如年，因瘫痪、生活不能自理，整日躺在床上，身边亲人和朋友较少，感到孤独。希望家人、朋友多来探望自己。

3. 自卑、意志薄弱　患者表现为情感冷漠、情绪消沉、强压内心痛苦，认为自己给单位及家庭带来很大负担，对生活失去信心，从而不愿接受治疗或自行体罚。

（二）心理护理与干预

1. 稳定患者情绪　护士应因人而异，不失时机地及时疏导患者的不良情绪，鼓励患者说出心中的苦闷和烦恼，使其产生共鸣和被理解，以保持良好的情绪，增加恢复健康的信心。

2. 重建合理认知　护士应帮助患者正视现实，接受目前的客观情况，教会患者认识并改变自己的不合理的想法。

3. 做好日常生活安排　护士要从帮助患者的日常生活的困难着手，来表示关怀和体贴，并给患者心理上的启迪，解除或减轻其精神痛苦。

4. 社会支持　护士应说服患者家属理解、体谅患者的各种负性心理反应，给予患者耐心细致的关心照顾。可选择患者最信赖且对患者最具影响作用的人来陪伴。

九、临终患者

临终患者一般指生命随时都面临终止的患者。在患者的临终阶段，各种治疗已基本无效。得知自己将不久于人世，对每个人而言都是一个巨大的打击。护士是临终患者的主要照顾者，需了解其生理和心理特点，采取相应的护理措施，给予临终患者最大关怀，让患者有尊严地走完其人生的最后旅程。

（一）心理反应

由于临终患者直接面临着死亡的威胁，其心理状态与一般患者有明显的不同。美国著名的心理学家罗斯（Kubler－Ross E.）将大多数临终期的患者心理活动变化分为 5 个阶段：

1. 否认阶段　得知自己将离开人世的消息，人常见的反应是运用否认进行心理防御。否认机制源于极度的焦虑，试图阻止威胁性事实进入意识，保护自己的精神不至于过度痛苦。

2. 愤怒阶段　噩耗被证实，患者气氛、暴怒、嫉妒、愤恨。患者会问："为什么是我?"年轻医生和护士很容易成为临终患者的泄愤对象，家属也感到内疚和愧对于患者。

3. 妥协阶段　此期患者的愤怒反应平息，开始接受临终的事实。患者希望延长生存时间，提出许多承诺作为交换条件，此期患者变得和善，仍对其康复抱有希望，愿意配合治疗。

4. 抑郁阶段　当挣扎成为过去，身体状况起来越遭，患者的失落情绪会取代愤怒。迅速增长的各种治疗费用、失去工作、为家庭生计担忧，这些现实因素均可导致抑郁。患者急于安排后事，留下自己的遗言。

5. 接受阶段　在一切努力、挣扎后，患者对病情不再有侥幸心理，变得平静。如果患者能进入这个阶段，患者的体力也已处于极度疲劳、衰竭的状态，常会表现出平静，常处于嗜睡状态，情感减退，对外界反应淡漠。

以上 5 个阶段并非每一个患者都遵循此规律发展，有的可重合，有的可提前，有的可推后，也有的始终停留在某一阶段。

（二）心理护理与干预

帮助临终患者坦然、宁静地面对死亡，并尽可能减轻临终前的生理和心理反应，使之有尊严而无憾地、安详地度过人生旅程的最后一站，是护士应尽的职责。对临终患者及其家属的照护即为临终关怀。对于临终患者，护士应尽可能帮助患者满足各种生理需要及心理需要，使患者尽可能享受最后的时光。

1. 真诚、忠实的态度　对处于否认期的患者，既不揭穿患者的防御机制，也坦诚地回答患者对病情的询问，注意医护人员、家属对患者病情的言语一致性。经常巡视病房、陪伴在患者身边。家属的支持非常重要。

2. 宽容和接纳　　对处于愤怒期的患者，护士要认真倾听患者的心理感受、洞察患者的内心世界，允许、谅解、宽容患者以发怒、抱怨、不合作的行为来宣泄内心的不快。

3. 安慰患者，满足患者的要求　　对处于妥协期的患者，鼓励患者说出内心的感受，尊重患者的信仰，并引导患者积极配合治疗和护理，减轻痛苦，控制症状。

4. 允许其用哭泣等方式宣泄情感　　对处于抑郁期的患者，护士要同情患者，要给予细致入微的关怀，静静地聆听会取得较好的护理效果。尽量满足患者的需求，允许家属陪伴和亲友探望。此期要注意患者的安全，预防患者的自杀倾向。

5. 加强生活护理　　对处于接受期的患者，护士应安排患者在安静、明亮、单独的环境，减少外界干扰，但尽量让家属陪伴。尊重患者的信仰，保证患者临终前的生活质量，让其安详、平静地离开人间。

第七节　残障心理与康复心理

患者所患疾病不同，就医需要和动机有异，他们对待疾病的心理及行为反应存在差别，残障患者因所患疾病的特殊性导致相应的心理变化和反应，熟悉此类患者的心理特点，采取有针对性的心理指导与护理，以减少不良情绪对患者治疗和康复的不利影响。

残障患者，主要是指因外伤或疾病而致的心理状态、生理功能、解剖结构等异常或丧失，部分或全部失去健全人群从事某项活动的能力，在社会生活中难以充分发挥常人作用的人。

一、残障患者心理

（一）心理反应

1. 自卑与孤独　　孤独感和自卑感是残障人群中普遍存在的一种心理状态。多数残障患者认为从形体、外貌到缺陷部分的功能都无法和健康人相比，尤其是后天引起的缺陷给患者造成的内心创伤更严重。由于生理和心理上的缺陷，他们在婚姻、事业、家庭、学习方面都会受到影响，得不到足够的支持和帮助，甚至遭到亲人和社会的抛弃和歧视，患者自认为处处低人一等，自卑心理严重。

2. 敏感与多疑　　残障状态会导致残疾人过多地注意别人对自己的态度，对于别人的评价极为敏感。别人对自己带有贬义的、不恰当甚至是无意的称呼，常常会引起他们的反感。当别人称她们"聋子、瞎子、瘸子"时，会感到人格受到污辱，非常气愤，甚至导致暴力行为。

3. 悲观与失望　　残障患者对自己的不幸感到悲观，抱怨命运对自己的不公。有时因受到一些非礼的歧视，容易产生意志消沉、悲观失落的心理。

4. 愤恨与嫉妒　　由于身体的缺陷，某些患者产生了强烈的应激心理反应。如某些残障患者抱怨父母、抱怨领导、抱怨命运不公，认为自己多余，爱发脾气，易激惹，感情脆弱，易激怒，甚至将心中的愤怒向他人、社会发泄，甚至会威胁到他人的安全和社会的稳定。

（二）心理护理与干预

1. 理解与尊重　理解、同情患者的痛苦心情，尊重他们的人格，与患者交流时注意谨慎用词和注意语气，切不能在背后议论患者。应耐心倾听患者的谈话，鼓励患者说出自己的顾虑，要以护士的职业情感体会患者的困难，尽量满足患者的各种需要，加强生活护理，还可通过对患者无微不至的关怀和照顾，使缺陷患者受创的心灵得到安慰。

2. 加强社会支持　残障患者非常渴望社会的尊重，渴望能正常地参与到社会的各项活动中去。残障患者的康复工作必须取得家属、社会的支持与鼓励。领导、同事、家人的探望，鼓励的话语，社会相关组织的关怀，都会使患者感到没有被社会和家人所抛弃，使孤独、寂寞的心得以慰藉。护士还应鼓励主要亲友参与到支持、鼓励和加强患者独立的活动中。

3. 调动自身潜力　护士应对患者进行全面的指导，如情感指导及功能锻炼指导、矫形手术前后的指导、使用矫形工具的指导、可能资源的信息等，并具体讲述功能锻炼的意义、锻炼的方法及注意事项、如何使用辅助工具等。鼓励及支持建立切合实际的进展目标，鼓励患者克服困难，坚持锻炼，对患者功能锻炼的微小进步都要及时给予肯定、赞赏和鼓励，从而调动患者积极性，挖掘自身潜力。

二、康复患者心理

（一）心理反应

康复期常见心理反应如下：

1. 心理危机　患者在致残康复初期，因机体生理功能改变心理机能受到强烈刺激，往往会陷入严重的焦虑之中，不思饮食，目光呆滞，严重的处于意识蒙眬状态。对因致残处于心理危机的患者，首先要分散注意力，避免其陷入消极情绪中不能自拔，争取积极心境的产生。其次，引导患者注意力转移到经过努力较容易实现的康复目标上，一旦成功将获得心理上的支持，其产生的成就感会缓解不良的情绪状态。第三，根据心理危机患者容易受他人暗示的特点，让他们生活在充满朝气的社会生活氛围中，通过潜移默化作用，帮助患者重新树立正确的人生观，走出困境。

2. 抑郁与自杀倾向　焦虑和抑郁是残障患者康复期常出现的心理特征，但如果经常显现或程度严重而不能克服，则容易对未来生活失去信心，自杀念头。这一类型生活中饮食量减少，沉默寡言，语调悲观，常常半夜失眠。对此，在康复治疗中，应当针对其心理特征采取相应的心理疗法，使其重建起新的生活目标；也可以让同一类残障患者患者共同生活，在医护人员帮助下，通过患者之间的情感沟通，提高他们的自信心。

3. 依赖性　致残后患者在医务人员及其亲属关心照顾下，普遍会产生依赖性。一般在病情趋于稳定后，通过康复指导会自行消失。但也有部分残障患者在病情好转后由于习惯性的养成，反而依赖性更趋严重，这将严重影响康复目标的实现。此时患者表现出对康复训练不感兴趣，乐于接受他人的生活服务，认为既已残疾，就应当接受照顾的错误观点。

4. 个性特征的变化 部分残障康复患者可出现敏感、多疑、偏激、宿命观、自我封闭、痛耐受性降低和夸大伤残严重程度等个性方面的变化。

（二）心理护理与干预

1. 培养积极的情绪状态 通过心理和社会的支持及一定的心理指导等，鼓励康复患者培养乐观、积极、自信、自尊自爱、顽强的心理状态，以促进机体的抗病能力和发挥器官肢体的代偿功能。

2. 纠正错误认知活动，建立正确的求医行为 错误的认知活动会歪曲客观事实，耽误治疗和康复的时机。

3. 动员生理代偿功能 当人们不幸丧失了某种生理功能时，其他生理功能就会予以代偿。护理人员可以督促或指导患者家属帮助患者发掘和训练另一部分可以代偿的生理功能，使患者能重新适应生活并积极接受当前的治疗和康复计划。如有的无臂人经过锻炼后可以用足穿针引线、绣花作画，并能做到生活自理。

4. 应对方式指导 帮助患者积极应对自身的不幸，避免产生屈服、回避甚至幻想或坐以待毙等心理；反之，要鼓励他们能够顽强拼搏，自学成才，成为学有专长的人。

拓 展 阅 读

残障人的康复指导

1. 提供信息 残障人的心理康复是一项社会系统工程。通过医疗康复、教育康复、职业康复和社会康复等途径帮助残障人适应工作、适应生活、适应社会的过程。

2. 医疗康复 除了必要的药物治疗和心理治疗外，运动训练是常用的一种积极康复手段。

（1）运动训练对消极情绪作用：消极情绪是残障人普遍的心理状态。运动锻炼可以减轻紧张焦虑状态。

（2）运动锻炼改善其他心理行为：研究表明，经常性的运动锻炼可以使残障人产生欣快的自我体验，形成和保持积极稳定的心境。这对于心理康复是十分有利的。通过锻炼也可以改善 A 型性格的患者。

3. 职业康复 为残障人提供一定的职业技能训练和就业环境，使其成为一个自食其力的劳动者。职业康复一般要经过三个阶段：

（1）职业评价：通过检查和心理测评，对每个残障人的职业能力、身体状况、个人特长和心理素质进行评价，从而选择适当就业机会。

（2）职业指导：即岗前培训，对就业残障人进行必要的专业知识咨询和指导，培养其就业自信心和专业基本技能。

（3）就业：根据职业指导和训练结果，安排合适的工作岗位。

4. 社会康复 残障人心理康复过程中，社会环境的效应是一个十分重要因素。大力发展社会保障体系，建立健全社会残障人的福利事业，形成对残障人平等相待的良好风气。为残障儿童与青少年提供适合他们特点与需要的教育机会，注重残障人良好心理素质的培养。提倡良好的社会精神文明，同时，帮助残疾人培养自强自立的意识，提高残障人社会应变能力。

本章知识结构导图

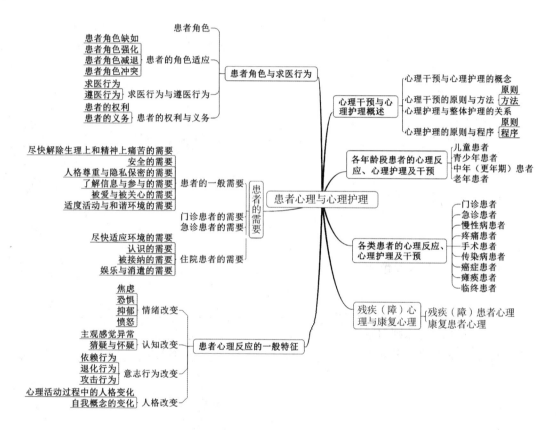

实 训 项 目

对住院患者心理状态的评估及心理护理及干预

实训目的

1. 熟悉住院患者的心理需要及心理反应。
2. 熟练运用心理护理及干预技术对住院患者不良心理状态进行干预。

实训用具

1. 模拟患者若干名。
2. 纸、笔。

实训评价

1. 教师根据学生参与度进行点评。
2. 教师根据学生对心理护理及干预技术的掌握程度进行评价。

目 标 检 测

一、名词解释

1. 患者角色
2. 求医行为
3. 遵医行为
4. 心理干预
5. 心理护理

二、填空题

1. 患者的一般需要包括：＿＿＿＿，＿＿＿＿，＿＿＿＿，＿＿＿＿，＿＿＿＿，
＿＿＿＿。
2. 患者心理反应的一般特征：＿＿＿＿，＿＿＿＿，＿＿＿＿，＿＿＿＿。
3. 心理护理的原则包括：＿＿＿＿，＿＿＿＿，＿＿＿＿，＿＿＿＿。
4. 心理护理的程序包括：＿＿＿＿，＿＿＿＿，＿＿＿＿，＿＿＿＿，＿＿＿＿，
＿＿＿＿，＿＿＿＿。

三、单项选择题

1. 门诊患者的心理反应是（　　　）
   A. 慕名择医，以求高明
   B. 焦躁不安，急于就诊
   C. 审时度医，期待正确诊疗
   D. 不慌不忙，安静等待
   E. 以上都是
2. 急诊患者心理反应是（　　　）
   A. 迟钝　　　　　　　B. 认知狭窄　　　　　C. 消极的
   D. 焦虑的　　　　　　E. 以上都不对

3. 癌症患者的心理反应是( )

    A. 悲观　　　　　　　　　　B. 愤怒　　　　　　　　C. 怀疑

    D. 接受　　　　　　　　　　E. 以上都是

4. 儿童患者的心理反应是( )

    A. 麻木　　　　　　　　　　B. 分离性焦虑　　　　　C. 乐观

    D. 恐惧　　　　　　　　　　E. 以上都是

四、思考题

1. 如何使患者顺利实现角色转换，并能正确地行使其权利和义务？
2. 请举例说明患者的需要与常人的需要有何区别。
3. 请举例说明如何指导角色适应不良的患者。
4. 试述心理护理的定义及在整体护理中的作用。
5. 在临床护理工作中，如何保障心理护理的实施效果。
6. 如何依据慢性病患者的心理特点为其身心全面康复提供心理支持。

附录

临床常用心理量表（问卷）

附表 1 气质类型问卷

姓名：_____ 性别：_____ 年龄：_____ 测量日期：_____ 编号：_____

指导语：下面共有 60 道题，只要你能根据自己的实际行为表现如实回答，就能帮助你确定自己的气质类型。在回答下列问题时，你认为很不符合自己情况的，记 – 2 分；认为较不符合自己情况的，记 –1 分；介乎符合与不符合之间的，记 0 分；较符合自己情况的，记 1 分；认为很符合自己情况的，记 2 分。

注意问题：

1. 回答时请不要猜测题目内容要求，也就是说不要去推敲答案的正确性，以下题目答案本身无所谓正确与错误之分。回答要迅速，整个问卷限在 5 ~ 10 分钟之内完成。

2. 每一题都必须回答，不能有空题。

项　目	-2	-1	0	1	2
1. 做事力求稳妥，不做无把握的事	□	□	□	□	□
2. 遇到可气的事就怒不可遏，想把心里话全说出来才痛快	□	□	□	□	□
3. 宁肯一个人干事，不愿很多人在一起	□	□	□	□	□
4. 到一个新环境很快就能适应	□	□	□	□	□
5. 厌恶那些强烈的刺激，如尖叫、噪音、危险镜头等	□	□	□	□	□
6. 和人争吵时，总是先发制人，喜欢挑衅	□	□	□	□	□
7. 喜欢安静的环境	□	□	□	□	□
8. 善于和人交往	□	□	□	□	□
9. 羡慕那种善于克制自己感情的人	□	□	□	□	□
10. 生活有规律，很少违反作息制度	□	□	□	□	□
11. 在多数情况下情绪是乐观的	□	□	□	□	□
12. 碰到陌生人觉得很拘束	□	□	□	□	□
13. 遇到令人气愤的事，能很好地自我克制	□	□	□	□	□
14. 做事总是有旺盛的精力	□	□	□	□	□
15. 遇到问题常常举棋不定，优柔寡断	□	□	□	□	□
16. 在人群中从不觉得过分拘束	□	□	□	□	□
17. 情绪高昂时，觉得干什么都有趣；情绪低落时，又觉得什么都没有意思	□	□	□	□	□

续表

项　目	-2	-1	0	1	2
18. 当注意力集中于某一事物时，别的事很难使我分心	☐	☐	☐	☐	☐
19. 理解问题总比别人快	☐	☐	☐	☐	☐
20. 碰到危险情景，常有一种极度恐怖感	☐	☐	☐	☐	☐
21. 对学习、工作、事业怀有很高的热情	☐	☐	☐	☐	☐
22. 能够长时间做枯燥、单调的工作	☐	☐	☐	☐	☐
23. 符合兴趣的事情，干起来劲头十足，否则就不想干	☐	☐	☐	☐	☐
24. 一点小事就能引起情绪波动	☐	☐	☐	☐	☐
25. 讨厌做那种需要耐心、细致的工作	☐	☐	☐	☐	☐
26. 与人交往不卑不亢	☐	☐	☐	☐	☐
27. 喜欢参加热烈的活动	☐	☐	☐	☐	☐
28. 爱看感情细腻，描写人物内心活动的文学作品	☐	☐	☐	☐	☐
29. 工作学习时间长了，常感到厌倦	☐	☐	☐	☐	☐
30. 不喜欢长时间谈论一个问题，愿意实际动手干	☐	☐	☐	☐	☐
31. 宁愿侃侃而谈、不愿窃窃私语	☐	☐	☐	☐	☐
32. 别人说我总是闷闷不乐	☐	☐	☐	☐	☐
33. 理解问题常比别人慢些	☐	☐	☐	☐	☐
34. 疲倦时只要短暂的休息就能精神抖擞，重新投入工作	☐	☐	☐	☐	☐
35. 心理有话宁愿自己想，不愿说出来	☐	☐	☐	☐	☐
36. 认准一个目标就希望尽快实现，不达目的，誓不罢休	☐	☐	☐	☐	☐
37. 学习、工作同样长时间，常比别人更疲倦	☐	☐	☐	☐	☐
38. 做事有些莽撞，常常不考虑后果	☐	☐	☐	☐	☐
39. 老师或师傅讲授新知识、新技术时，总希望他讲慢些，多重复几遍	☐	☐	☐	☐	☐
40. 能够很快地忘记那些不愉快的事情	☐	☐	☐	☐	☐
41. 做作业或完成一件工作总比别人花的时间多	☐	☐	☐	☐	☐
42. 喜欢运动量大的剧烈体育活动，或参加各种文艺活动	☐	☐	☐	☐	☐
43. 不能很快地把注意力从一件事转移到另一件事上去	☐	☐	☐	☐	☐
44. 接受一个任务后，就希望把它迅速解决	☐	☐	☐	☐	☐
45. 认为墨守成规比冒风险强些	☐	☐	☐	☐	☐
46. 能够同时注意几件事物	☐	☐	☐	☐	☐
47. 当我烦闷的时候，别人很难使我高兴起来	☐	☐	☐	☐	☐
48. 爱看情节起伏跌宕、激动人心的小说	☐	☐	☐	☐	☐
49. 对工作抱认真严谨、始终一贯的态度	☐	☐	☐	☐	☐
50. 和周围人们的关系总是相处不好	☐	☐	☐	☐	☐
51. 喜欢复习学过的知识，重复做已经掌握的工作	☐	☐	☐	☐	☐
52. 希望做变化大、花样多的工作	☐	☐	☐	☐	☐
53. 小时候会背的诗歌，我似乎比别人记得清楚	☐	☐	☐	☐	☐
54. 别人说我"出语伤人"，可我并不觉得是这样	☐	☐	☐	☐	☐
55. 在体育活动中，常因反应慢而落后	☐	☐	☐	☐	☐
56. 反应敏捷，头脑机智	☐	☐	☐	☐	☐
57. 喜欢有条理而不甚麻烦的工作	☐	☐	☐	☐	☐
58. 兴奋的事常使我失眠	☐	☐	☐	☐	☐
59. 老师讲新概念，常常听不懂，但弄懂以后就会很难忘记	☐	☐	☐	☐	☐
60. 假如工作枯燥无味，马上就会情绪低落	☐	☐	☐	☐	☐

气质类型评分及解释：把每题得分填入下表题号中并相加，计算各栏的总分。

1. 如果某一气质类型得分明显高于其他 3 种，均高出 4 分以上，可定为该气质类型。如果该气质类型得分超过 20 分，则为典型型；如果该气质类型得分在 10 ~ 20 分，则为一般型。

2. 两种气质类型得分接近，其差异低于 3 分，而且又明显高于其他两种类型，高出 4 分以上，则可定为这两种气质类型的混合型。

3. 三种气质类型得分相接近而且均高于第四种，则为三种气质类型的混合型。如多血 - 胆汁 - 黏液质混合型或黏液 - 多血 - 抑郁质混合型。

气质类型计分表

胆汁质	2	6	9	14	17	21		27	31	36	38	42	48	50	54	58	总分
多血质	4	8	11	16	19	23		25	29	34	40	44	46	52	56	60	总分
黏液质	1	7	10	13	18	22		26	30	33	39	43	45	49	55	57	总分
抑郁质	3	5	12	15	20	24		28	32	35	37	41	47	51	53	59	总分
结果	气质类型：																

附表 2　90 项症状自评量表（SCL - 90）

姓名：_____　性别：_____　年龄：_____　测量日期：_____　编号：_____

指导语：以下表格中列出了有些人可能有的病痛或问题，请仔细阅读每一条，然后根据最近一星期以内（或过去一周）下列问题影响你自己或使你感到苦恼的程度，在方格内选择最合适的一格，划一个"√"。请不要漏掉问题。

项　目	没有 1	很轻 2	中度 3	偏重 4	严重 5
1. 头痛	□	□	□	□	□
2. 神经过敏，心中不踏实	□	□	□	□	□
3. 头脑中有不必要的想法或字句盘旋	□	□	□	□	□
4. 头晕或晕倒	□	□	□	□	□
5. 对异性的兴趣减退	□	□	□	□	□
6. 对旁人责备求全	□	□	□	□	□
7. 感到别人能控制您的思想	□	□	□	□	□
8. 责怪别人制造麻烦	□	□	□	□	□
9. 忘性大	□	□	□	□	□
10. 担心自己的衣饰整齐及仪态的端正	□	□	□	□	□
11. 容易烦恼和激动	□	□	□	□	□
12. 胸痛	□	□	□	□	□

项　目	没有1	很轻2	中度3	偏重4	严重5
13. 害怕空旷的场所或街道	☐	☐	☐	☐	☐
14. 感到自己的精力下降，活动减慢	☐	☐	☐	☐	☐
15. 想结束自己的生命	☐	☐	☐	☐	☐
16. 听到旁人听不到的声音	☐	☐	☐	☐	☐
17. 发抖	☐	☐	☐	☐	☐
18. 感到大多数人都不可信任	☐	☐	☐	☐	☐
19. 胃口不好	☐	☐	☐	☐	☐
20. 容易哭泣	☐	☐	☐	☐	☐
21. 同异性相处时感到害羞不自在	☐	☐	☐	☐	☐
22. 感到受骗，中了圈套或有人想抓住您	☐	☐	☐	☐	☐
23. 无缘无故地突然感到害怕	☐	☐	☐	☐	☐
24. 自己不能控制地大发脾气	☐	☐	☐	☐	☐
25. 怕单独出门	☐	☐	☐	☐	☐
26. 经常责怪自己	☐	☐	☐	☐	☐
27. 腰痛	☐	☐	☐	☐	☐
28. 感到难以完成任务	☐	☐	☐	☐	☐
29. 感到孤独	☐	☐	☐	☐	☐
30. 感到苦闷	☐	☐	☐	☐	☐
31. 过分担忧	☐	☐	☐	☐	☐
32. 对事物不感兴趣	☐	☐	☐	☐	☐
33. 感到害怕	☐	☐	☐	☐	☐
34. 您的感情容易受到伤害	☐	☐	☐	☐	☐
35. 旁人能知道您的私下想法	☐	☐	☐	☐	☐
36. 感到别人不理解您、不同情您	☐	☐	☐	☐	☐
37. 感到人们对您不友好，不喜欢您	☐	☐	☐	☐	☐
38. 做事必须做得很慢以保证做得正确	☐	☐	☐	☐	☐
38. 心跳得很厉害	☐	☐	☐	☐	☐
40. 恶心或胃部不舒服	☐	☐	☐	☐	☐
41. 感到比不上他人	☐	☐	☐	☐	☐
42. 肌肉酸痛	☐	☐	☐	☐	☐
43. 感到有人在监视您、谈论您	☐	☐	☐	☐	☐
44. 难以入睡	☐	☐	☐	☐	☐
45. 做事必须反复检查	☐	☐	☐	☐	☐
46. 难以做出决定	☐	☐	☐	☐	☐
47. 怕乘电车、公共汽车、地铁或火车	☐	☐	☐	☐	☐
48. 呼吸有困难	☐	☐	☐	☐	☐
49. 一阵阵发冷或发热	☐	☐	☐	☐	☐
50. 因为感到害怕而避开某些东西、场合或活动	☐	☐	☐	☐	☐
51. 脑子变空了	☐	☐	☐	☐	☐
52. 身体发麻或刺痛	☐	☐	☐	☐	☐
53. 喉咙有梗塞感	☐	☐	☐	☐	☐
54. 感到前途没有希望	☐	☐	☐	☐	☐
55. 不能集中注意力	☐	☐	☐	☐	☐
56. 感到身体的某一部分软弱无力	☐	☐	☐	☐	☐
57. 感到紧张或容易紧张	☐	☐	☐	☐	☐
58. 感到手或脚发重	☐	☐	☐	☐	☐

项 目	没有1	很轻2	中度3	偏重4	严重5
59. 想到死亡的事	□	□	□	□	□
60. 吃得太多	□	□	□	□	□
61. 当别人看着您或谈论您时感到不自在	□	□	□	□	□
62. 有一些不属于您自己的想法	□	□	□	□	□
63. 有想打人或伤害他人的冲动	□	□	□	□	□
64. 醒得太早	□	□	□	□	□
65. 必须反复洗手、点数	□	□	□	□	□
66. 睡得不稳不深	□	□	□	□	□
67. 有想摔坏或破坏东西的想法	□	□	□	□	□
68. 有一些别人没有的想法	□	□	□	□	□
69. 感到对别人神经过敏	□	□	□	□	□
70. 在商店或电影院等人多的地方感到不自在	□	□	□	□	□
71. 感到任何事情都很困难	□	□	□	□	□
72. 一阵阵恐惧或惊恐	□	□	□	□	□
73. 感到公共场合吃东西很不舒服	□	□	□	□	□
74. 经常与人争论	□	□	□	□	□
75. 单独一人时神经很紧张	□	□	□	□	□
76. 别人对您的成绩没有做出恰当的评价	□	□	□	□	□
77. 即使和别人在一起也感到孤单	□	□	□	□	□
78. 感到坐立不安心神不定	□	□	□	□	□
79. 感到自己没有什么价值	□	□	□	□	□
80. 感到熟悉的东西变成陌生或不像是真的	□	□	□	□	□
81. 大叫或摔东西	□	□	□	□	□
82. 害怕会在公共场合晕倒	□	□	□	□	□
83. 感到别人想占您的便宜	□	□	□	□	□
84. 为一些有关性的想法而很苦恼	□	□	□	□	□
85. 您认为应该因为自己的过错而受到惩罚	□	□	□	□	□
86. 感到要很快把事情做完	□	□	□	□	□
87. 感到自己的身体有严重问题	□	□	□	□	□
88. 从未感到和其他人很亲近	□	□	□	□	□
89. 感到自己有罪	□	□	□	□	□
90. 感到自己的脑子有毛病	□	□	□	□	□

附表3 焦虑自评量表（SAS）

姓名：_____ 性别：_____ 年龄：_____ 测量日期：_____ 编号：_____

指导语：下面有20道题，请仔细阅读每一道题目，然后根据您最近一周的实际感觉，选择符合自己的状态，在适当的方格内划一个"√"。每道题目后面有4个方格：A：没有或很少时间；B：少部分时间；C：相当多的时间；D：绝大部分或全部时间。

项 目	A	B	C	D
1. 我觉得比平时容易紧张或着急	☐	☐	☐	☐
2. 我无缘无故地感到害怕	☐	☐	☐	☐
3. 我容易心里烦乱或觉得惊恐	☐	☐	☐	☐
4. 我觉得我可能将要发疯	☐	☐	☐	☐
5. 我觉得一切都很好，也不会发生什么不幸	☐	☐	☐	☐
6. 我手脚发抖打颤	☐	☐	☐	☐
7. 我因为头痛、颈痛和背痛而苦恼	☐	☐	☐	☐
8. 我感觉容易衰弱和疲乏	☐	☐	☐	☐
9. 我觉得心平气和，并且容易安静坐着	☐	☐	☐	☐
10. 我觉得心跳得很快	☐	☐	☐	☐
11. 我因为一阵阵头晕而苦恼	☐	☐	☐	☐
12. 我要晕倒发作，或觉得要晕倒似的	☐	☐	☐	☐
13. 我吸气呼气都感到很容易	☐	☐	☐	☐
14. 我的手脚麻木、刺痛	☐	☐	☐	☐
15. 我因为胃痛和消化不良而苦恼	☐	☐	☐	☐
16. 我常常要小便	☐	☐	☐	☐
17. 我的手脚常常是干燥温暖的	☐	☐	☐	☐
18. 我脸红发热	☐	☐	☐	☐
19. 我容易入睡并且一夜睡得很好	☐	☐	☐	☐
20. 我做噩梦	☐	☐	☐	☐

附表4 抑郁自评量表（SDS）

姓名：_____ 性别：_____ 年龄：_____ 测量日期：_____ 编号：_____

指导语：请仔细阅读每一条，把意思弄明白。然后根据您最近一星期的实际情况在适当的方格里面划一个"√"。每一条文字后面有四个方格：A：没有或很少时间；B：少部分时间；C：相当多的时间；D：绝大部分或全部时间。

最近一周以来，你是否感到：	A	B	C	D
1. 我觉得闷闷不乐，情绪低沉	☐	☐	☐	☐
2. 我觉得一天中早晨最好	☐	☐	☐	☐
3. 我一阵阵哭出来或觉得想哭	☐	☐	☐	☐
4. 我晚上睡眠不好	☐	☐	☐	☐
5. 我吃得跟平常一样多	☐	☐	☐	☐
6. 我与异性密切接触时和以往一样感到愉快	☐	☐	☐	☐
7. 我发觉我的体重在下降	☐	☐	☐	☐
8. 我有便秘的苦恼	☐	☐	☐	☐
9. 我心跳比平常快	☐	☐	☐	☐
10. 我无缘无故地感到疲乏	☐	☐	☐	☐
11. 我的头脑跟平常一样清楚	☐	☐	☐	☐
12. 我觉得经常做的事情并没有困难	☐	☐	☐	☐
13. 我觉得不安而平静不下来	☐	☐	☐	☐

续表

最近一周以来，你是否感到：	A	B	C	D
14. 我对将来抱有希望	☐	☐	☐	☐
15. 我比平常容易生气激动	☐	☐	☐	☐
16. 我觉得做出决定是容易的	☐	☐	☐	☐
17. 我觉得自己是个有用的人，有人需要我	☐	☐	☐	☐
18. 我的生活过得很有意思	☐	☐	☐	☐
19. 我认为如果我死了，别人会生活得好些	☐	☐	☐	☐
20. 平常感兴趣的事我仍然照样感兴趣	☐	☐	☐	☐

附表 5   A 型行为问卷

姓名：＿＿＿＿＿　性别：＿＿＿＿＿　年龄：＿＿＿＿＿　测量日期：＿＿＿＿＿　编号：＿＿＿＿＿

指导语：请回答下列问题，凡是符合您的情况就在"是"字下方的方格内打个"√"，不符合的就在"否"字下方的方格内打个"√"。每个问题都必须回答，答案无所谓对与不对、好与不好。请尽快回答，不要在每道题目上太多思索，只要按您平时"是怎样的"回答便可。

项　目	是	否
1. 我常常力图说服别人同意我的观点	☐	☐
2. 即使没有什么要紧事，我走路也很快	☐	☐
3. 我经常感到应该做的事情很多，有压力	☐	☐
4. 即使是已经决定了的事，别人也很容易使我改变主意	☐	☐
5. 我常常因为一些事大发脾气或与人争吵	☐	☐
6. 遇到买东西排长队时，我宁愿不买	☐	☐
7. 有些工作我根本安排不过来	☐	☐
8. 我上班或约会时，从来不迟到	☐	☐
9. 当我正在做事，谁要是打扰我，不管有意无意，我都非常恼火	☐	☐
10. 我总看不惯那些慢条斯理、不紧不慢的人	☐	☐
11. 有时我简直忙得透不过气来，因为要做的事情太多了	☐	☐
12. 即使跟别人合作，我也总想单独完成一些更重要的部分	☐	☐
13. 有时我真想骂人	☐	☐
14. 我做事喜欢慢慢来，而且总是思前想后	☐	☐
15. 排队买东西，要是有人加塞，我就忍不住指责他或出来干涉	☐	☐
16. 我觉得自己是一个无忧无虑、逍遥自在的人	☐	☐
17. 有时连我自己都觉得，我操心的事远远超过我应该操心的范围	☐	☐
18. 无论做什么事，即使比别人差，我也无所谓	☐	☐
19. 我总不能像有些人那样，做事不紧不慢	☐	☐
20. 我从来没想过要按照自己的想法办事	☐	☐
21. 每天的事情都使我的神经高度紧张	☐	☐
22. 在公园里赏花、观鱼等，我总是先看完，等着同来的人	☐	☐
23. 对别人的缺点和毛病，我常常不能宽容	☐	☐

续表

项　目	是	否
24. 在我所认识的人里，个个我都喜欢	☐	☐
25. 听到别人发表不正确的见解，我总想立即纠正他	☐	☐
26. 无论做什么事，我都比别人快一些	☐	☐
27. 当别人对我无礼时，我会立即以牙还牙	☐	☐
28. 我觉得我有能力把一切事情办好	☐	☐
29. 聊天时，我也总是急于说出自己的想法，甚至打断别人的话	☐	☐
30. 人们认为我是一个相当安静、沉着的人	☐	☐
31. 我觉得世界上值得我信任的人实在不多	☐	☐
32. 对未来我有许多想法，并总想一下子都能实现	☐	☐
33. 有时我也会说人家的闲话	☐	☐
34. 尽管时间很宽裕，我吃饭也快	☐	☐
35. 听人讲话或报告时，我常常替讲话人着急，我想还不如我来讲	☐	☐
36. 即使有人冤枉了我，我也能够忍受	☐	☐
37. 我有时会把今天该做的事拖到明天去做	☐	☐
38. 人们认为我是一个干脆、利落、高效的人	☐	☐
39. 有人对我或我的工作吹毛求疵时，很容易挫伤我的积极性	☐	☐
40. 我常常感到时间晚了，可一看表还早呢	☐	☐
41. 我觉得我是一个非常敏感的人	☐	☐
42. 我做事总是匆匆忙忙的，力图用最少的时间办尽量多的事情	☐	☐
43. 如果犯错误，我每次都愿意全部承认	☐	☐
44. 坐公共汽车时，我总觉得司机开车太慢	☐	☐
45. 无论做什么事，即使看着别人做不好我也不想拿来替他做	☐	☐
46. 我常常为工作没做完，一天又过去了而感到忧虑	☐	☐
47. 很多事情如果由我来负责，情况要比现在好得多	☐	☐
48. 有时我会想到一些坏得说不出口的事	☐	☐
49. 即使受工作能力和水平很差的人所领导，我也无所谓	☐	☐
50. 必须等待什么的时候，我总是心急如焚，像热锅上的蚂蚁	☐	☐
51. 当事情不顺利时，我就想放弃，因为我觉得自己能力不够	☐	☐
52. 假如我可以不买票白看电影，而不会被发觉，我可能会这样做	☐	☐
53. 别人托我办的事，只要答应了，我从不拖延	☐	☐
54. 人们认为我做事很有耐性，干什么都不会着急	☐	☐
55. 约会或乘车、船，我从不迟到，如果对方耽误了，我就恼火	☐	☐
56. 我每天看电影，不然心里就不舒服	☐	☐
57. 许多事本来可以大家分担，可我喜欢一个人去干	☐	☐
58. 我觉得别人对我的话理解太慢，甚至理解不了我的意思似的	☐	☐
59. 人们说我是个厉害的爆性子的人	☐	☐
60. 我常常比较容易看到别人的缺点而不大容易看到别人的优点	☐	☐

附表6 非精神科患者心理状态评估量表（MSSMS）

姓名：_____ 性别：_____ 年龄：_____ 测量日期：_____ 编号：_____

指导语：以下有38道题，请仔细阅读每一道题目，把意思弄清楚，然后根据您最近一段时间的实际感受，选择出最符合您的一种情况，并在相应的数字上打"√"。每题必须选一个答案。1为没有或很少；2为有时有；3为相当多时间有；4为绝大多数时间有。

项目	1	2	3	4
1. 我觉得比平时容易紧张和着急	1	2	3	4
2. 我感到我正在受罚	1	2	3	4
3. 我想大叫或摔东西	1	2	3	4
4. 我经常与人争论	1	2	3	4
5. 我经常责怪自己	1	2	3	4
6. 一想到疾病的后果，我就感到害怕	1	2	3	4
7. 我担心会发生不好的事	1	2	3	4
8. 我对将来感到悲观	1	2	3	4
9. 我感到一阵阵的恐惧	1	2	3	4
10. 我想结束自己的生命	1	2	3	4
11. 我想找人发泄怒气	1	2	3	4
12. 我感到发料	1	2	3	4
13. 我感到害怕	1	2	3	4
14. 我感到孤独	1	2	3	4
15. 我有想摔坏或破坏东西的冲动	1	2	3	4
16. 我感到他人对我不公平	1	2	3	4
17. 我感到人们围着我但并不关心我	1	2	3	4
18. 我感到烦乱	1	2	3	4
19. 我希望身边有人陪伴	1	2	3	4
20. 我觉得闷闷不乐，情绪低沉	1	2	3	4
21. 我认为如果我死了别人会生活得好些	1	2	3	4
22. 我不能控制地大发脾气	1	2	3	4
23. 我对治疗感到害怕（放疗、手术等）	1	2	3	4
21. 我对他人现在毫无兴趣	1	2	3	4
25. 我的思想处于混乱状态	1	2	3	4
26. 当我考虑我目前的病情时，我就陷入紧张状态	1	2	3	4
21. 我感到缺乏交谈	1	2	3	4
28. 我感到我是一个彻底失败的人	1	2	3	4
21. 我感到命运对我不公平	1	2	3	4
30. 我对周围的仪器设备感到害怕	1	2	3	4
31. 我有想打人或伤害他人的冲动	1	2	3	4
32. 我对身体的不适（如疼痛、麻木、恶心等）感到恐惧	1	2	3	4
33. 我感到寂寞	1	2	3	4
31. 我对事物不感兴趣	1	2	3	4

续表

项目	1	2	3	4
35. 我感到坐立不安、心神不定	1	2	3	4
36. 我常常想起过去快乐的日子	1	2	3	4
37. 我害怕一个人待在病房	1	2	3	4
38. 我想找人倾诉	1	2	3	4

附表 7 特质应对方式问卷（TCSQ）

姓名：_____ 性别：_____ 年龄：_____ 测量日期：_____ 编号：_____

指导语：当您遇到平日里的各种困难或不愉快时（也就是遇到各种事件时），您往往是如何对待的？回答从"肯定是"到"肯定不是"，采用 5、4、3、2、1 共 5 级评分。"肯定是"选择 5，"肯定不是"选择 1。

项目	5	4	3	2	1
1. 能尽快地将不愉快忘掉	5	4	3	2	1
2. 陷入对事件的回忆和幻想之中而不能自拔	5	4	3	2	1
3. 当作事情根本未发生过	5	4	3	2	1
4. 易迁怒于别人而经常发脾气	5	4	3	2	1
5. 通常向好的方向想，想开些	5	4	3	2	1
6. 不愉快的事很容易引起情绪波动	5	4	3	2	1
7. 将情绪压在心底里不表现出来，但又忘不掉	5	4	3	2	1
8. 通常与类似的人比较，就觉得算不了什么	5	4	3	2	1
9. 将消极因素化为积极因素，例如参加活动	5	4	3	2	1
10. 遇烦恼的事很容易想悄悄哭一场	5	4	3	2	1
11. 旁人很容易使你重新高兴起来	5	4	3	2	1
12. 如果与人发生冲突，宁可长期不理对方	5	4	3	2	1
13. 对重大事情往往举棋不定，想不出办法	5	4	3	2	1
14. 对困难和痛苦能很快适应	5	4	3	2	1
15. 相信困难和挫折可以锻炼人	5	4	3	2	1
16. 在很长时间里回忆所遇到的不愉快的事	5	4	3	2	1
17. 遇到困难往往责怪自己无能而怨恨自己	5	4	3	2	1
18. 认为天底下没有什么大不了的事	5	4	3	2	1
19. 遇苦恼事喜欢一人独处	5	4	3	2	1
20. 通常以幽默方式化解尴尬局面	5	4	3	2	1

附表 8　领悟社会支持量表（PSSS）

姓名：＿＿＿＿　性别：＿＿＿＿　年龄：＿＿＿＿　测量日期：＿＿＿＿　编号：＿＿＿＿

指导语：以下有 12 个句子，每个句子后面有 1~7 共 7 个答案，请您根据自己的实际情况在每句后面选择一个答案。例如，选择 1 表示您极不同意，即说明您的实际情况与这一句子极不相符；选择 7 表示你极同意，即说明你的实际情况与这一句子极相符；选择 4 表示中间状态，以此类推。

项目	1	2	3	4	5	6	7
1. 在我遇到问题时有人会出现在我的身旁	1	2	3	4	5	6	7
2. 我能够与有些人共享快乐与忧伤	1	2	3	4	5	6	7
3. 我的家人能够确实具体地给我帮助	1	2	3	4	5	6	7
4. 在需要时我能从家庭获得感情上的帮助和支持	1	2	3	4	5	6	7
5. 当我有困难时，有些人是安慰我的真正源泉	1	2	3	4	5	6	7
6. 我的朋友能真正地帮助我	1	2	3	4	5	6	7
7. 在发生困难时我可以依靠我的朋友们	1	2	3	4	5	6	7
8. 我能与我的家人讨论我的难题	1	2	3	4	5	6	7
9. 我的朋友能与我分享快乐与忧伤	1	2	3	4	5	6	7
10. 在我的生活中有些人关心着我的情感	1	2	3	4	5	6	7
11. 我的家人能心甘情愿地协助我做出各种决定	1	2	3	4	5	6	7
12. 我能与朋友们讨论自己的难题	1	2	3	4	5	6	7

附表 9　一般自我效能感量表（GSES）

姓名：＿＿＿＿　性别：＿＿＿＿　年龄：＿＿＿＿　测量日期：＿＿＿＿　编号：＿＿＿＿

指导语：以下 10 个句子关于是您平时对自己的看法，请您根据您的实际情况（实际感受）在右边相应的数字上打"√"。

项目	完全不准确	有点正确	多数正确	完全准确
1. 如果我尽力去做的话，我总是能够解决问题的	1	2	3	4
2. 即使别人反对我，我仍有办法取得我所要的	1	2	3	4
3. 对我来说，坚持理想和达成目标是轻而易举的	1	2	3	4
4. 我自信能有效地应付任何突如其来的事情	1	2	3	4
5. 以我的才智，我定能应付意料之外的情况	1	2	3	4
6. 如果我付出必要的努力，我一定能解决大多数的难题	1	2	3	4
7. 我能冷静地面对困难，因为我信赖自己处理问题的能力	1	2	3	4
8. 面对一个难题时，我通常能找到几个解决方法	1	2	3	4
9. 有麻烦的时候，我通常能想到一些应付的方法	1	2	3	4
10. 无论什么事在我身上发生，我都能应付	1	2	3	4

附表 10　工作倦怠量表（2002，李超平标准）

姓名：_____　性别：_____　年龄：_____　测量日期：_____　编号：_____

指导语：请您根据您自己的感受和体会，判断它们在您所在的单位或者您身上发生的频率，请在符合您情况合适的数字上打"√"。

0 = 从不；1 = 极少，1 年几次或更少；2 = 偶尔，1 个月 1 次或者更少；3 = 经常，1 个月几次；4 = 频繁；每星期 1 次；5 = 非常频繁，1 星期几次；6 = 每天。

情绪衰竭
1. 工作让我感觉身心疲惫　　　　　　　　0　1　2　3　4　5　6
2. 下班的时候我感觉筋疲力尽　　　　　　0　1　2　3　4　5　6
3. 早晨起床不得不去面对一天的工作时，我感觉非常累　0　1　2　3　4　5　6
4. 整天工作对我来说确实压力很大　　　　0　1　2　3　4　5　6
5. 工作让我有快要崩溃的感觉　　　　　　0　1　2　3　4　5　6

玩世不恭
1. 自从开始干这份工作，我对工作越来越不感兴趣　0　1　2　3　4　5　6
2. 我对工作不像以前那样热心了　　　　　0　1　2　3　4　5　6
3. 我怀疑自己所做的工作的意义　　　　　0　1　2　3　4　5　6
4. 我对自己所做的工作是否有贡献越来越不关心　0　1　2　3　4　5　6

成就感低落
1. 我能有效地解决工作中出现的问题　　　0　1　2　3　4　5　6
2. 我觉得我在为公司做有用的贡献　　　　0　1　2　3　4　5　6
3. 在我看来，我擅长于自己的工作　　　　0　1　2　3　4　5　6
4. 当完成工作上的一些事情时，我感到非常高兴　0　1　2　3　4　5　6
5. 我完成了很多有价值的工作　　　　　　0　1　2　3　4　5　6
6. 我相信自己能有效地完成各项工作　　　0　1　2　3　4　5　6

附表 11　护士用住院患者观察量表（NOSIE）

姓名：_____　性别：_____　年龄：_____　测量日期：_____　编号：_____

项　目	0（无）	1（有时）	2（较常）	3（经常）	4（总是）
1. 肮脏	0	1	2	3	4
2. 不耐烦	0	1	2	3	4
3. 哭泣	0	1	2	3	4
4. 对周围活动感兴趣	0	1	2	3	4
5. 不督促就一直坐着	0	1	2	3	4
6. 容易生气	0	1	2	3	4
7. 听到不存在的声音	0	1	2	3	4
8. 衣着保持整洁	0	1	2	3	4
9. 对人友好	0	1	2	3	4

项　目	0（无）	1（有时）	2（较常）	3（经常）	4（总是）
10. 不如意便心烦	0	1	2	3	4
11. 拒绝做日常事务	0	1	2	3	4
12. 易激动发牢骚	0	1	2	3	4
13. 忘记事情	0	1	2	3	4
14. 问而不答	0	1	2	3	4
15. 对好笑的事发笑	0	1	2	3	4
16. 进食狼藉	0	1	2	3	4
17. 与人攀谈	0	1	2	3	4
18. 自觉抑郁沮丧	0	1	2	3	4
19. 谈论个人爱好	0	1	2	3	4
20. 看到不存在的东西	0	1	2	3	4
21. 提醒后才做事	0	1	2	3	4
22. 不督促便一直睡着	0	1	2	3	4
23. 自觉一无是处	0	1	2	3	4
24. 不太遵守医院规则	0	1	2	3	4
25. 难以完成简单任务	0	1	2	3	4
26. 自言自语	0	1	2	3	4
21. 行动缓慢	0	1	2	3	4
28. 无故发笑	0	1	2	3	4
29. 容易冒火	0	1	2	3	4
30. 保持自身整洁	0	1	2	3	4

附表 12　创伤后应激障碍自评量表（PTSD – SS）

姓名：_____　性别：____　年龄：____　测量日期：_____　编号_____

项　目	没有	轻度	中度	较重	很重
1. 灾害对精神的打击	1	2	3	4	5
2. 想起灾害恐惧害怕	1	2	3	4	5
3. 脑子里无法摆脱灾害发生时的情景	1	2	3	4	5
4. 反复考虑与灾害有关的事情	1	2	3	4	5
5. 做噩梦，梦见有关灾害的事情	1	2	3	4	5
6. 灾害后兴趣减少了	1	2	3	4	5
7. 看到或听到与灾害有关的事情担心灾害再度发生	1	2	3	4	5
8. 变得与亲人感情疏远	1	2	3	4	5
9. 努力控制与灾害有关的想法	1	2	3	4	5

续表

项　目	没有	轻度	中度	较重	很重
10. 对同事（学）、朋友变得冷淡	1	2	3	4	5
11. 紧张过敏或易受惊吓	1	2	3	4	5
12. 睡眠障碍	1	2	3	4	5
13. 内疚或有罪感	1	2	3	4	5
14. 学习或工作受影响	1	2	3	4	5
15. 注意力不集中	1	2	3	4	5
16. 回避灾难发生时的情景或活动	1	2	3	4	5
17. 烦躁不安	1	2	3	4	5
18. 出现虚幻感觉似灾害再度发生	1	2	3	4	5
19. 心悸、出汗、胸闷等不适	1	2	3	4	5
20. 无原因的攻击冲动行为	1	2	3	4	5
21. 悲观失望	1	2	3	4	5
22. 遗忘某些情节	1	2	3	4	5
23. 易激惹、好发脾气	1	2	3	4	5
24. 记忆力下降	1	2	3	4	5

主要参考文献

1. 蓝琼丽. 护理心理学［M］. 西安：西安交通大学出版社，2014.

2. 林国君. 心理与精神护理［M］. 南京：江苏凤凰科学技术出版社，2014.

3. 汪勇，张柏华，达芳菊. 护理心理学［M］. 西安：西安交通大学出版社，2013.

4. 李丽萍. 护理心理学［M］. 北京：人民卫生出版社，2012.

5. 杭荣华，刘新民. 护理心理学［M］. 合肥：中国科学技术大学出版社，2013.

6. 韩冰，苑秋兰. 护理心理学［M］. 北京：中国协和医科大学出版社，2013.

7. 林国君. 医学心理学［M］. 北京：军事医学科学出版社，2013.

8. 胡永年，郝玉芳. 护理心理学［M］. 第2版. 北京：中国中医药出版社，2012.

9. 陈军，刘立新. 护理心理学［M］. 第2版. 西安：第四军医大学出版社，2012.

10. 赵小玉. 护理心理学［M］. 南京：江苏凤凰科学技术出版社，2012.

11. 徐传庚，宾映初. 心理护理学［M］. 第2版. 北京：中国医药科技出版社，2012.

12. 李研. 护理心理学［M］. 北京：人民卫生出版社，2011.

13. 蒋小剑，李世胜. 护理心理学［M］. 中南大学出版社，2011.

14. 吴斌. 护理心理学［M］. 合肥：安徽大学出版社，2011.

15. 翟惠敏. 护理心理学［M］. 北京：中国协和医科大学出版社，2011.

16. 蒋继国. 护理心理学［M］. 第2版. 北京：人民卫生出版社，2011.

17. 周英，姬栋岩. 护理心理学［M］. 武汉：华中科技大学出版社，2010.

18. 邓红，胡岗. 护理心理学［M］. 西安：第四军医大学出版社，2010.

19. 张贵平. 护理心理学［M］. 北京：科学出版社，2010.

20. 钱明. 护理心理学［M］. 北京：人民军医出版社，2010.

21. 肖丹. 心理学基础［M］. 第2版. 北京：人民卫生出版社，2008.

22. 郭少三. 护理心理学［M］. 西安：第四军医大学出版社，2008.

23. 陈军，刘立新. 护理心理学［M］. 西安：第四军医大学出版社，2007.

24. 韩继明. 护理心理学［M］. 北京：清华大学出版社，2006.

25. 刘晓虹. 护理心理学［M］. 上海：上海科学技术出版社，2005.

26. 王颖，张银玲. 护理心理学［M］. 北京：中国医药科技出版社，2005.